国家卫生健康委员会"十三五"规划教材

全国中医住院医师规范化培训教材

中医妇科学

第 2 版

主　审　罗颂平　谈　勇　李丽芸

主　编　梁雪芳　徐莲薇　刘雁峰

副主编　许　昕　张建伟　朱　玲　任青玲　姜丽娟

编　委　（按姓氏笔画排序）

王　剑（湖南中医药大学第一附属医院）

王艳萍（长春中医药大学附属医院）

王晓滨（黑龙江中医药大学附属第二医院）

王铁枫（北京中医药大学东直门医院）

玉　华（广西中医药大学附属瑞康医院）

朱　玲（广州中医药大学第一附属医院）

任青玲（江苏省中医院）

刘　弘（中日友好医院）

刘音吟（南京中医药大学）

刘雁峰（北京中医药大学东直门医院）

闫　颖（天津中医药大学第一附属医院）

许　昕（首都医科大学附属北京中医医院）

张　丽（芜湖市中医医院）

张建伟（山东中医药大学附属医院）

陈　萍（河南中医药大学第一附属医院）

陈　颐（广东省中医院）

周艳艳（河南中医药大学第二附属医院）

赵　莉（上海中医药大学附属龙华医院）

姜丽娟（云南中医药大学第一附属医院）

徐莲薇（上海中医药大学附属龙华医院）

徐晓宇（黑龙江中医药大学附属第二医院
哈南分院）

梁雪芳（广东省中医院）

秘　书　陈　颐（兼）　赵　莉（兼）

人民卫生出版社

·北　京·

版权所有，侵权必究！

图书在版编目（CIP）数据

中医妇科学 / 梁雪芳，徐莲薇，刘雁峰主编 . —2
版 . —北京：人民卫生出版社，2021.1
ISBN 978-7-117-31054-3

Ⅰ．①中…　Ⅱ．①梁…②徐…③刘…　Ⅲ．①中医妇
科学 – 教材　Ⅳ．①R271.1

中国版本图书馆 CIP 数据核字（2021）第 003689 号

中医妇科学
Zhongyi Fukexue
第 2 版

主　　编：梁雪芳　徐莲薇　刘雁峰
出版发行：人民卫生出版社（中继线 010-59780011）
地　　址：北京市朝阳区潘家园南里 19 号
邮　　编：100021
E - mail：pmph @ pmph.com
购书热线：010-59787592　010-59787584　010-65264830
印　　刷：三河市国英印务有限公司
经　　销：新华书店
开　　本：787×1092　1/16　印张：25
字　　数：562 千字
版　　次：2015 年 4 月第 1 版　　2021 年 1 月第 2 版
印　　次：2021 年 4 月第 1 次印刷
标准书号：ISBN 978-7-117-31054-3
定　　价：85.00 元
打击盗版举报电话：010-59787491　E-mail：WQ @ pmph.com
质量问题联系电话：010-59787234　E-mail：zhiliang @ pmph.com

数字增值服务编委会

主　编　梁雪芳　徐莲薇　刘雁峰

副主编　许　昕　张建伟　朱　玲　任青玲　姜丽娟

编　委　（按姓氏笔画排序）

王　剑（湖南中医药大学第一附属医院）　　　　张建伟（山东中医药大学附属医院）

王艳萍（长春中医药大学附属医院）　　　　　陈　萍（河南中医药大学第一附属医院）

王晓滨（黑龙江中医药大学附属第二医院）　　陈　颐（广东省中医院）

王铁枫（北京中医药大学东直门医院）　　　　周艳艳（河南中医药大学第二附属医院）

玉　华（广西中医药大学附属瑞康医院）　　　赵　莉（上海中医药大学附属龙华医院）

史　云（北京中医药大学东直门医院）　　　　姜丽娟（云南中医药大学第一附属医院）

朱　玲（广州中医药大学第一附属医院）　　　袁红霞（广东省中医院）

任青玲（江苏省中医院）　　　　　　　　　　徐莲薇（上海中医药大学附属龙华医院）

刘　弘（中日友好医院）　　　　　　　　　　徐晓宇（黑龙江中医药大学附属第二医院

刘音吟（南京中医药大学）　　　　　　　　　　　　　　哈南分院）

刘雁峰（北京中医药大学东直门医院）　　　　梁雪芳（广东省中医院）

闫　颖（天津中医药大学第一附属医院）　　　曾　诚（广州中医药大学第一附属医院）

汤倩珏（上海中医药大学附属龙华医院）　　　温明华（广东省中医院）

许　昕（首都医科大学附属北京中医医院）　　游　卉（湖南中医药大学第一附属医院）

张　丽（芜湖市中医医院）　　　　　　　　　黎小斌（广东省中医院）

修订说明

为适应中医住院医师规范化培训快速发展和教材建设的需要,进一步贯彻落实《国务院关于建立全科医生制度的指导意见》《医药卫生中长期人才发展规划(2011—2020年)》和《国家卫生计生委等7部门关于建立住院医师规范化培训制度的指导意见》,按照《国务院关于扶持和促进中医药事业发展的若干意见》要求,规范中医住院医师规范化培训工作,培养合格的中医临床医师队伍,经过对首版教材使用情况的深入调研和充分论证,人民卫生出版社全面启动全国中医住院医师规范化培训第二轮规划教材(国家卫生健康委员会"十三五"规划教材)的修订编写工作。

为做好本套教材的出版工作,人民卫生出版社根据新时代国家对医疗卫生人才培养的要求,成立国家卫生健康委员会第二届全国中医住院医师规范化培训教材评审委员会,以指导和组织教材的修订编写和评审工作,确保教材质量;教材主编、副主编和编委的遴选按照公开、公平、公正的原则,在全国60余家医疗机构近1000位专家和学者申报的基础上,经教材评审委员会审定批准,有500余位专家被聘任为主审、主编、副主编、编委。

本套教材始终贯彻"早临床、多临床、反复临床",处理好"与院校教育、专科医生培训、执业医师资格考试"的对接,实现了"基本理论转变为临床思维、基本知识转变为临床路径、基本技能转变为解决问题的能力"的转变,注重培养医学生解决问题、科研、传承和创新能力,造就医学生"职业素质、道德素质、人文素质",帮助医学生树立"医病、医身、医心"的理念,以适应"医学生"向"临床医生"的顺利转变。

根据该指导思想,本套教材在上版教材的基础上,汲取成果,改进不足,针对目前中医住院医师规范化培训教学工作实际需要,进一步更新知识,创新编写模式,将近几年中医住院医师规范化培训工作的成果充分融入,同时注重中医药特色优势,体现中医思维能力和临床技能的培养,体现医考结合,体现中医药新进展、新方法、新趋势等,并进一步精简教材内容,增加数字资源内容,使教材具有更好的思想性、实用性、新颖性。

本套教材具有以下特色:

1. **定位准确,科学规划** 本套教材共25种。在充分调研全国近200家医疗机构及规范化培训基地的基础上,先后召开多次会议深入调研首版教材的使用情况,并广泛听取了长期从事规培工作人员的意见和建议,围绕中医住院医师规范化培训的目标,分为临床学科(16种)、公共课程(9种)两类。本套教材结合中医临床实际情况,充分考虑各学科内亚专科的培训特点,能够满足不同地区、不同层次的培训要求。

2. **突出技能,注重实用**　本套教材紧扣《中医住院医师规范化培训标准(试行)》要求,将培训标准规定掌握的以及编者认为在临床实践中应该掌握的技能与操作采用"传统"模式编写,重在实用,可操作性强,强调临床技术能力的训练和提高,重点体现中医住院医师规范化培训教育特色。

3. **问题导向,贴近临床**　本套教材的编写模式不同于本科院校教材的传统模式,采用问题导向和案例分析模式,以案例提示各种临床情境,通过问题与思路逐层、逐步分解临床诊疗流程和临证辨治思维,并适时引入、扩展相关的知识点。教材编写注重情境教学方法,根据诊治流程和实际工作中的需要,将相关的医学知识运用到临床,转化为"胜任力",重在培养学员中医临床思维能力和独立的临证思辨能力,为下一阶段专科医师培训打下坚实的基础。

4. **诊疗导图,强化思维**　本套教材设置各病种"诊疗流程图"以归纳总结临床诊疗流程及临证辨治思维,设置"临证要点"以提示学员临床实际工作中的关键点、注意事项等,强化中医临床思维,提高实践能力,体现中医住院医师规范化培训教育特色。

5. **纸数融合,创新形式**　本套教材以纸质教材为载体,设置随文二维码,通过书内二维码融入数字内容,增加视频/微课资源、拓展资料及习题等,使读者阅读纸书时即可学习数字资源,充分发挥富媒体优势和数字化便捷优势,为读者提供优质适用的融合教材。教材编写与教学要求匹配、与岗位需求对接,与中医住院医师规范化培训考核及执业考试接轨,实现了纸数内容融合、服务融合。

6. **规范标准,打造精品**　本套教材以《中医住院医师规范化培训实施办法(试行)》《中医住院医师规范化培训标准(试行)》为编写依据,强调"规范化"和"普适性",力争实现培训过程与内容的统一标准与规范化。其临床流程、思维与诊治均按照各学科临床诊疗指南、临床路径、专家共识及编写专家组一致认可的诊疗规范进行编写。在编写过程中,病种与案例的选择,紧扣标准,体现中医住院医师规范化培训期间分层螺旋、递进上升的培训模式。教材修订出版始终坚持质量控制体系,争取打造一流的、核心的、标准的中医住院医师规范化培训教材。

人民卫生出版社医药卫生规划教材经过长时间的实践和积累,其优良传统在本轮教材修订中得到了很好的传承。在国家卫生健康委员会第二届全国中医住院医师规范化培训教材评审委员会指导下,经过调研会议、论证会议、主编人会议、各专业教材编写会议和审定稿会议,编写人员认真履行编写职责,确保了教材的科学性、先进性和实用性。参编本套教材的各位专家从事中医临床教育工作多年,业务精纯,见解独到。谨此,向有关单位和个人表示衷心的感谢!希望各院校及培训基地在教材使用过程中,及时提出宝贵意见或建议,以便不断修订和完善,为下一轮教材的修订工作奠定坚实的基础。

人民卫生出版社有限公司

2020 年 3 月

国家卫生健康委员会"十三五"规划教材
全国中医住院医师规范化培训
第二轮规划教材书目

序号	教材名称	主编		
1	卫生法规(第2版)	周 嘉	信 彬	
2	全科医学(第2版)	顾 勤	梁永华	
3	医患沟通技巧(第2版)	张 捷	高祥福	
4	中医临床经典概要(第2版)	赵进喜		
5	中医临床思维(第2版)	顾军花		
6	中医内科学·呼吸分册	王玉光	史锁芳	
7	中医内科学·心血管分册	方祝元	吴 伟	
8	中医内科学·消化分册	高月求	黄穗平	
9	中医内科学·肾病与内分泌分册	倪 青	邓跃毅	
10	中医内科学·神经内科分册	高 颖	杨文明	
11	中医内科学·肿瘤分册	李和根	吴万垠	
12	中医内科学·风湿分册	刘 维	茅建春	
13	中医内科学·急诊分册	方邦江	张忠德	
14	中医外科学(第2版)	刘 胜		
15	中医皮肤科学	陈达灿	曲剑华	
16	中医妇科学(第2版)	梁雪芳	徐莲薇	刘雁峰
17	中医儿科学(第2版)	许 华	肖 臻	李新民
18	中医五官科学(第2版)	彭清华	忻耀杰	
19	中医骨伤科学(第2版)	詹红生	冷向阳	谭明生
20	针灸学	赵吉平	符文彬	
21	推拿学	房 敏		
22	传染病防治(第2版)	周 华	徐春军	
23	临床综合诊断技术(第2版)	王肖龙	赵 萍	
24	临床综合基本技能(第2版)	李 雁	潘 涛	
25	临床常用方剂与中成药	翟华强	王燕平	

国家卫生健康委员会
第二届全国中医住院医师规范化培训教材
评审委员会名单

前　言

　　为贯彻实施《关于深化医教协同进一步推进医学教育改革与发展的意见》及"全国医学教育改革发展工作会议"和"全国中医药工作会议"精神,在国家卫生健康委员会的组织规划下,我们按照全国中医住院医师规范化培训目标,确立本课程的教学内容并编写了本教材。

　　本教材是原国家卫生和计划生育委员会"十二五"规划教材,中医、中西医结合住院医师规范化培训教材《中医妇科学》的修订版。全书共分为十章,兼有附录。第一至四章,介绍妇科医师医德规范、中医妇科诊法与治法、病案书写、妇科症状的辨析与急症处理,为做好一名规培医生做准备。第五至十章分别介绍月经病的诊治、带下病的诊治、妊娠病的诊治、正常分娩与急难产的处理、产后病的诊治、妇科杂病的诊治。在各病种的编写上,运用病例导入式的方法,以问题为导向,用知识点将学习内容串联起来,具有临床实时感,最后总结临证要点、归纳诊治流程图,便于读者掌握。整个编排过程实现基本理论、基本知识、基本技能向临床实践转化。同时运用数字资源补充、拓展纸质教材内容,通过PPT课件,扫一扫、测一测,复习思考题等形式多样的数字资源丰富了学习的方式与内容。

　　本教材面向中医、中西医结合专业规范化培训医师,中医、中西医结合专业实习医师,并可以作为中医师承者临床指导用书。本教材由全国各地中医院校中具有丰富临床经验的中西医妇产科医生共同编写而成。其中,第一章和第二章由梁雪芳编写,第三章由赵莉编写,第四章由朱玲编写,第五章由王艳萍、刘雁峰、王剑、任青玲、许昕、张建伟、赵莉、王铁枫、陈颐、徐莲薇、梁雪芳、王晓滨编写,第六章由徐晓宇、陈萍、许昕编写,第七章由刘音吟、朱玲、梁雪芳、张丽编写,第八章由玉华、陈萍、许昕编写,第九章由姜丽娟、周艳艳、刘弘、梁雪芳编写,第十章由王晓滨、王铁枫、陈颐、许昕、刘弘、徐莲薇、任青玲、张丽、闫颖、梁雪芳编写。

　　本教材在编写过程中得到广东省中医院(广州中医药大学第二附属医院)的大力支持,得到罗颂平教授、谈勇教授、李丽芸教授的指导,各编委在百忙中按时完成教材的修订工作,在此表示最诚挚的感谢!由于编者水平有限,教材中难免有不足之处,希望广大师生在使用过程中提出宝贵意见,以便修订时纠正和改进。

《中医妇科学》编委会
2020 年 3 月

目　录

第一章

妇科医师医德规范

PPT 课件

01章PPT

培训目标

1. 掌握中医妇科医师在诊疗过程中必须遵守的医德规范。
2. 熟悉现代医患沟通的原则与方法。

中医历来重视医德修养。唐代孙思邈《备急千金要方·论大医精诚》指出："凡大医治病,必当安神定志,无欲无求,先发大慈恻隐之心,誓愿普救含灵之苦……如此可为苍生大医。"这是最早的医德规范。而作为妇科医师,由于患者的陈述与病情往往涉及私隐、生殖方面的情况,更应注重医德修养,遵循专业的行为规范,既要耐心与患者沟通,又要保护患者隐私,尊重患者的选择,保障患者的权益。

第一节 怎样做一名中医妇科医师

古医籍精选

FR-1-1

为医者,要有仁心、仁术。中医妇科医师应该做到以仁心待人、以诚心慎行、以仁术治病救人、以学术提升诊治能力。

一、仁心待人

仁心,乃大爱之心。仁心待人即平等待人,不分贵贱,爱人若己,敬畏生命。如孙思邈《备急千金要方·论大医精诚》所言:"若有疾厄来求救者,不得问其贵贱贫富,长幼妍媸,怨亲善友,华夷愚智,普同一等,皆如至亲之想。"医生要有医德,有良好的人文素养,要以仁爱之心,体恤患者的痛苦,努力帮助患者解除疾苦。

二、诚心慎行

作为妇科医师,主要是对女性患者生殖疾患进行诊治,必须规范医疗行为,避免因草率诊查导致损伤,或因言语、行为失当而造成误解。古代医家对此早有明确的阐述。如明代医家陈实功《外科正宗》提出"医家五戒十要",其二戒是:"凡视妇女,及媚尼僧人等,必候侍者在旁,然后入房诊视。倘旁无伴,不可自看。假有不便之患,更宜真诚窥睨,虽对内人不可谈,此因闺阃故也。"此处提出三条原则:一是男医生诊查女患者隐私之处,需要有第三者在场,以证清白;二是检查患者的时候,应持诚心,摈除杂念;三是保护患者隐私,即便是医者夫妇之间,亦不应暴露患者的隐私、秘密。其论述,今天看来仍然是合理的、必要的。美国《生物伦理学大百科全书》认为"医家五戒十要"是世界上较早成文的医学道德法典。

三、仁术救人

仁术,乃治病救人的精湛医术。晋代杨泉《物理论》曰:"夫医者,非仁爱之士,不可托也;非聪明理达,不可任也;非廉洁淳良,不可信也……如此乃谓良医。"现代中医师,应系统掌握中医理论与专科知识,辨证论治方法,还应该掌握本专科的现代诊疗技术、疗效标准、预后判断,并了解专科诊疗方法的适应证、禁忌证。唯有诊疗技术精益求精,才能更好地为患者解除疾苦。

四、学术提升

为医者,当"勤求古训,博采众方",终身学习,不断提高诊疗技术。孙思邈《备急千金要方·论大医精诚》曰:"世有愚者,读方三年,便谓天下无病可治;及治病三年,乃知天下无方可用。故学人必须博极医源,精勤不倦,不得道听途说,而言医道已了,深自误哉!"医生需要有广博和精深的知识,在实践中温故知新,跟踪医学发展的前沿。对中医而言,更需要传承、创新、发展。

(梁雪芳)

第二节　医患沟通的方法

沟通,是人际交往的重要手段。医生与患者之间的沟通,是医生了解病情、患者得到诊治的重要环节,良好的沟通,也是避免医患纠纷的关键步骤。

一、为患者着想

医生应有良好的职业道德,有慈悲心、同理心和耐心。患者,是患病的人,医生有责任让患者保持尊严。面对患者,要善于换位思考,体谅患者的痛苦,关心患者的身心状况,耐心听取患者的倾诉,全面了解其病情与病史、发病的原因,并给予人文关怀。医生的一个真诚目光、一句鼓励的话语、一个温馨的动作,都可以让患者感到温暖和希望,拉近医患之间的距离。如询问病史时,以和蔼的语气,本着同理心,可以让患者畅所欲言;做妇科检查时,须提前告知注意事项,男医生检查必须有另一名女性医护人员在场,实习、见习医生观摩应征得患者同意;接触患者时,医生的手要温暖,动作要轻柔,操作前应先进行语言沟通,让患者有心理准备,动作要熟练,避免对患者造成损伤。

二、谨言慎行

医生对于患者的病情与处理意见有告知的责任。诊察患者后,应客观地告知其病情,并提出诊治的意见或方案,使患者了解自己的疾病诊断,以及可以选择的治疗方案。因实际情况不能如实告知患者病情时,应征得家属的知情同意并让患者签署委托书。如诊断暂未明确,亦应如实告知,并提出进一步明确诊断的建议,让患者做出抉择。如病情复杂或严重,应向患者及其家属解释疾病的处理方法与可能发生的情况,以及疾病的预后、转归。如非自己能力所及,必要时应请示上级医师协助诊治。如需行有创检查、治疗、手术,应告知可能发生的意外及并发症,并签署"知情同意书"。

在陈述诊断与治疗意见时,要准确、客观地阐明病情及诊断依据,语气要和蔼,言语要平和,深入浅出地解释拟采用的治疗方案,以及治疗过程可能发生的并发症、意外损伤的风险等,使患者及家属充分理解,进行抉择,并签名表示认可。"知情同意书"将作为医疗文书保存于病历中,具有法律效力。

在履行诊疗措施时,应把医疗安全放在首位。避免因不当的医疗行为对患者造成伤害。在进行妇科检查前,必须询问患者是否有性生活史,如患者从未有性生活,不可使用阴道窥器进行检查。如因病情需要必须进行阴道窥检,则需征得患者或其监护人的同意,并签署"知情同意书",方可进行阴道检查。

在进行有创伤性检查或治疗如刮宫、宫腔镜或腹腔镜检查、手术时,应提前告知其适应证、禁忌证和可能发生的并发症,征得患者的知情同意。实施时必须严格按照操作规范进行。

处理危急重症时,应以抢救生命为第一位。可以由护送患者的人士作为见证,医护人员扼要介绍病情以及需要采取的处理方法,立即采取抢救措施。

三、生命至重,责任重于感情

进行医患沟通时,医方需体现专业性、客观性。医生要有法律观念,充分意识到与患方谈话的重要性,了解医疗文件在司法鉴定中的意义。切忌感情用事,缺乏理性,或简单敷衍,缺乏专业性。有些时候,病情的发生与变化具有突发性和不可预见性,如分娩过程发生羊水栓塞,或手术过程中发生麻醉意外,或用药时发生严重的过敏等。因此,在跟患方谈话、介绍病情诊治措施时,必须把各种可能发生的情况一一交代清楚,不可遗漏。切忌因为与患者熟悉,或有亲友关系,而忽略这个环节,或避重就轻,不做全面的阐述。"知情同意书"必须由具有医师执业证书的医生与患方签订。

（梁雪芳）

 复习思考题

请述中医妇科医师在诊疗过程中必须遵守的医德规范。

第二章

中医妇科诊法与治法

 培训目标

1. 掌握中医四诊在妇科的应用及妇科检查。
2. 掌握中医妇科特殊的治法,包括周期疗法与外治法。

准确、有效地诊治妇科疾病,必须熟练掌握专科特有的诊法与治法。妇科疾病的诊断,在应用中医望、闻、问、切四诊的基础上,结合妇科疾病的特点,着重了解经、带、胎、产的相关情况,往往需要进行妇科检查,了解外阴、阴道、子宫以及盆腔的情况,必要时,需辅以影像检查和/或实验室检查,才能做出正确的判断。妇科疾病的治疗,特别注重周期的调节。同时可以采用外治法,或内治与外治兼顾。因此,应充分认识妇科疾病的诊法与特殊治法。

第一节　妇科疾病的诊法

 培训目标

1. 掌握应用中医四诊对妇科疾病进行诊断的基本思路与方法。
2. 掌握诊查患者时,如何分析其经、带、胎、产的相关信息。
3. 掌握妇科检查的方法与操作要领。

一、问诊

问诊的目的在于通过询问患者相关情况,以便充分收集其他三诊无法取得的与辨病和辨证关系密切的资料,如疾病发生的时间、地点、原因或诱因,自觉症状,诊疗经过,既往健康情况,以及女性特有的包括月经、带下、胎产、哺乳及计划生育等方面的情况。问诊在四诊中占有最重要的地位,是做出诊断不可缺少的第一步。

1. 问一般情况　主要包括姓名、年龄、民族、职业、婚姻状况或性生活史、籍贯、工作单位、住址与电话等。对于妇科患者的问诊，年龄有着重要意义，因妇科疾病与年龄密切关系。妇女在不同年龄阶段，生理状况有所不同，所导致的疾病也不同。如同是阴道流血，青春期、生育期和围绝经期女性所发生的疾病就有可能不同，临床处理也不一样。因此，问年龄在临床诊治上具有重要意义。

2. 问主诉和现病史　主诉是患者就诊时陈诉其感受最明显或最痛苦的症状、体征及持续时间，如月经异常、带下异常、恶露异常，或腹痛、腹部包块、发热等。主诉通常是患者就诊的主要原因，也是疾病的主要矛盾。准确的主诉可以帮助判断疾病的大致类别和病情的轻重缓急，是分析和处理疾病的重要依据。主诉的记录应重点突出、高度概括、简明扼要。

问现病史，主要了解疾病从起病之初到就诊时病情发生、演变与诊察治疗的全部过程，以及就诊时的全部自觉症状。如主诉腹痛，需询问其诱因、疼痛的部位，腹痛的特点是剧痛还是隐痛，是阵发性还是持续性，是胀痛还是刺痛，是喜按还是拒按，是有放射性的还是局部固定的，是突发性的还是循序性的，以及腹痛发生在月经的什么时期，反复发作的疼痛与月经是否相关等等，以便对妇科常见的急症腹痛如异位妊娠、盆腔炎性疾病、卵巢囊肿蒂扭转等做出正确的诊断、处理。

3. 问经、带、胎、产史　月经是女性特有的生理现象，妇科问诊一定要问月经史，主要包括月经初潮时间和月经的周期、经期、经量、经色、经质、气味等，以及末次月经日期或绝经时间，伴随月经周期出现的症状。如果为月经失调，最好能追溯最近三次月经情况。

问带下史，主要询问其颜色、量、质地、气味及伴随症状。对带下量稍多者，应询问其出现的时间，若在月经前、经间期、妊娠期出现白带增多，而色、质、味无异常者，多属生理现象。带下量少见于绝经期女性，亦属生理现象。

询问胎产史，主要了解妊娠胎次及堕胎、小产、滑胎等病史，有无妊娠疾病，如胎漏、胎动不安、子晕、子肿、子痫、恶阻等。若未婚者，根据病情需要，可了解有无性生活史、堕胎史。此外，询问是顺产还是剖宫产，有无难产，产后有无大出血。询问恶露情况，则主要了解恶露的量、色、质、气味及持续时间等。

4. 问哺乳及计划生育史　询问产后是否哺乳及哺乳持续时间、乳汁的量，计划生育措施或是否有再次生育的要求等等。

5. 问既往史、生活史、家族史　既往史包括既往的健康状况，曾患过何种主要疾病及诊治的主要经过，现在是否痊愈，是否有后遗症，或是否有传染性疾病。

询问生活史，主要了解患者的生活习惯及环境、经历、饮食嗜好、工作情况等。如嗜食肥厚、甜腻则易患多囊卵巢综合征，节食易致闭经，生活或工作压力大、失眠常常引发卵巢功能不全。

通过询问家族史，主要了解患者直系亲属或血缘关系较近的旁系亲属的患病情况，是否有家族遗传性疾病或传染性疾病。

二、望诊

当人体内部发生病变时，多反映于体表相关部位。通过望诊，可获得临床诊断的重要依据。由于妇女的生理和解剖特点，妇科望诊除望全身、舌诊外，还需观察外生殖器官、经血、带下、恶露和乳汁量、色、质的变化。

1. 望神态及体形 望神可了解五脏精气的盛衰和病情轻重,帮助判断预后。神清气爽,精神饱满,表明五脏精气充盛;若形体蜷曲,表情痛苦,腹痛拒按,多为妇科痛证,如异位妊娠、卵巢囊肿蒂扭转等;若神志淡漠,甚至昏不知人,面色苍白,汗出肢冷,多为妇科血证,如崩漏、产后血晕、胎堕不全等;若高热,烦躁,面赤,甚则神昏谵语或乍热乍寒,多为妇科热证,如盆腔炎性疾病、产后发热等。

望形体,主要了解患者的第二性征发育情况,其次是观察患者的体形。如年逾14周岁,月经未来潮,第二性征未发育,身材矮小,多为先天肾气未充。素有"肥人多痰""瘦人多火"之说,若形体肥胖,皮肤粗糙,四肢多毛,面额痤疮是多囊卵巢综合征痰湿内蕴的表现。

2. 望面部及舌象 脏腑的虚实、气血的盛衰皆可通过面部色泽的变化而反映于外。在妇科望诊中,若面白无华,多属血虚或失血证;面色㿠白,多属气虚、阳虚;面色浮红而颧赤者,多属阴虚火旺;面色萎黄,多属脾虚;面色晦暗,颊部有黯斑,多属肾虚;面色青而紫黯,多属瘀血停滞。

望舌不仅可以判断脏腑、气血的虚实盛衰,还可辨别病位之所在、病邪的性质及病证的深浅、进退。望舌包括望舌质和望舌苔两部分。一般舌尖红赤多为心火旺,舌边红赤为肝胆之火炽盛,多见于月经过多、月经先期、崩漏、胎漏、产后发热、恶露不绝属热者;舌淡红多属血虚,舌淡白多属气血亏损或兼有内寒,多见于月经后期、月经过少、闭经、产后血晕等;舌质黯或有瘀点为血瘀,多见于痛经、癥瘕、不孕、产后恶露不绝、月经失调等;舌体胖大湿润或边见齿印多属脾虚或脾虚夹湿,常见于月经过多、月经过少、闭经、经行浮肿、经行泄泻等;舌体瘦薄多属津亏血少,瘦薄而色淡者多属气血俱虚,可见于月经后期、月经过少、闭经、胎萎不长等,瘦薄而色红干燥或有裂纹者多为阴虚火旺,阴津耗损,多见于经行吐衄、绝经前后诸证、子晕、子痫等。舌苔之厚薄可以反映邪气之盛衰,舌苔之颜色可知病情之寒热,舌苔之润燥可候津液之存亡。一般白苔属寒,黄苔属热,灰苔属湿,苔黑而润多为阳虚有寒,苔黑而燥为火炽伤津,苔厚病邪较重,苔燥为津伤,无苔多为阴亏,苔滑腻多为痰湿。

3. 望经、带及恶露 望月经主要观察其量、色、质。经量多,色淡质稀,多为气虚;经量少,色淡质稀,多为血虚;经量少,色淡黯,质稀,多为阳虚;经量多,色深红质稠,多为血热;经色鲜红,质稠,多为阴虚血热;经量少,色黯,多为血寒;经色紫黯或夹有血块为血瘀;经量时多时少,色紫红有块,多为气郁。

带下之量、色、质可以反映脏腑盛衰和任带二脉之健固或虚损,或病邪之性质。带下量多,色淡质稀,为虚证;带下量多,色黄质稠,味秽臭,为实证;带下量多,色白,质清稀,多为肾阳不足;带下量多,色淡黄或白,质稀无气味,多为脾虚;带下量多,色黄或黄白,质黏腻有臭味,多为湿热;赤白带下或五色带下,质稠如脓样,有臭味或腐臭难闻,多为湿毒;带下量少,色黄或赤白带下,质稠,多为阴虚;带下量明显减少,甚至无带,多为肾精亏、天癸竭、任带虚损。

恶露为产后排出的血性分泌物,初为黯红色或鲜红色,约1周后转为淡红色,约2周转为白色或淡黄色,一般总计3周干净。恶露量多,色深红或紫,质黏稠或味臭秽,多属血热;恶露色淡红,量多,质清稀但无臭味,多属气虚;恶露色紫黑有块,多属血瘀。

4. 望乳房及乳汁　若年逾 14 周岁仍见乳房平坦,形体瘦削,月经未潮,则多为肝肾不足,天癸未至;若妊娠后增大之乳房反见缩小,乳晕着色由深转淡,提示胎萎不长或胎死腹中;若产后乳房胀硬,红肿热痛,乳汁色黄质稠,为蒸乳成痈;若产后乳房松软,乳汁清稀而自溢,多为气血虚弱;若孕而未产即乳汁自出是乳泣,为气虚或郁热;若非孕而有乳汁溢出,或挤压后可泌出乳汁,伴月经失调或闭经,多为脾肾亏虚,或肝气逆乱、胃气失降;若乳头有血性分泌物溢出,则有可能为乳岩,应详加诊察。

5. 望阴户及阴道　主要观察阴户及阴道形态、色泽。若有解剖异常者,属先天性病变。若见有阴户肿块,伴红、肿、热、痛、黄水淋漓,多属热毒;无红肿热痛,多属寒凝。阴户皮肤潮红,甚至红肿,多属肝经湿热或虫蚀;阴户肌肤色白或灰白,粗糙增厚或皲裂者,多为肾精不足,肝血虚少。若阴中见有物脱出者,为阴挺,多属气虚。

三、闻诊

闻诊包括听声音和嗅气味两个方面的内容,是医生通过听觉和嗅觉了解患者发出的各种异常声音和气味,以诊察病情。妇科闻诊包括听声音、听胎心、闻气味三个方面。

1. 听声音　听患者言语、气息的高低强弱以及呼吸、咳嗽、嗳气、太息等声音,来判断其病证的虚、实、寒、热以及脏腑、气血之盛衰。语音低微,多为气虚;声高气粗或神错谵语,多属实证、热证;时叹息,多为肝郁气滞;孕后嗳气频频,甚则恶心呕吐,多为胃气上逆;孕后期声音嘶哑或不能出声,多为肾阴虚。

2. 听胎心　孕 20 周后,运用听诊器可于孕妇腹壁相应位置听到胎儿的心音,正常胎心率为 110~160 次/min。胎心强弱、快慢是判断胎儿发育及有无胎儿宫内窘迫的重要依据,应注意其节律、频率的变化。

3. 闻气味　主要了解月经、带下、恶露的气味,正常之经、带、恶露一般无特殊气味。月经、带下、恶露臭秽者,多为湿热或瘀热;气味腥臊者,多为寒湿;气味腐臭难闻者,多属湿热蕴结成毒,应注意是否为恶性肿瘤所致。

四、切诊

妇科切诊主要包括切脉、按肌肤和扪腹部三项。

1. 切脉　切脉即脉诊,可以判断疾病的病位、性质、邪正盛衰,推断疾病的预后。妇女之脉,一般较男子柔弱或细小,且在女性特殊生理期又有不同变化。

(1) 月经脉:在经前或正值经期,脉多滑利。若脉滑数有力,多为冲任伏热,可见于月经先期、月经过多;若脉细数,多为虚热,可见于月经先期、月经过少;若脉缓弱无力,多为气虚,可见于月经先期、月经过多、崩漏;若脉沉迟而细,多为阳虚内寒,血海不足,可见于月经过少或月经后期。一般而言,尺脉细微涩多属血虚,尺脉滑多属血实。对于失血证,若崩中下血,脉不见虚大数,反见浮洪数,或漏下不止,脉不见虚小缓滑,反见大紧实者,均属重症。

(2) 妊娠脉:妊娠之脉多滑而有力或滑数,在妊娠 2~3 个月尤为明显。若孕后脉细软或不滑利,均为气血虚弱之象;若脉沉弱细涩或尺脉弱,多为肾气虚之象,常可见胎动不安、胎漏、胎萎不长等;妊娠晚期,脉弦滑数或细弦而滑数,为阴虚肝旺、肝风内动,可见于子晕、子痫等。

(3) 临产脉:孕妇临产前,脉象会出现一些变化,可见离经之脉,即孕妇双手中指两旁从中节至末节,均可扪及脉之搏动,此为临产之脉。

(4) 产后脉:产后多呈虚缓平和之脉。若见滑数有力,多为阴虚未复,虚阳上浮,或外感实邪之证;若脉虚数细微涩或虚大无力,多为气血大伤。

2. 按肌肤　按肌肤,即医生通过用手直接触摸患者的肌肤以了解局部寒热、润燥、有无浮肿等情况,为诊病与辨证提供一定依据。若四肢不温,为阳气不足、气血运行不畅、体质虚寒之征;若手足心热,为阴虚内热之象;若头面四肢浮肿,按之凹陷,为水肿;若按之没指,随按随起,为气胀;若四肢厥冷,大汗淋漓,常见于妇产科大出血导致的亡阳证,如异位妊娠破裂休克等。

3. 扪腹部　扪腹部,主要了解腹部之软硬、温凉,有无疼痛、胀满、包块等,在妇产科诊病与辨证中具有重要意义。一般而言,腹痛拒按、腹胀硬者多为实证;腹软喜按者多为虚证;喜温者多为寒证;下腹有包块,若质地坚硬、推之不移多属血瘀之癥证;若腹块时有时无,按之不坚,推之可移,多属气滞痰凝之瘕证。

妊娠后,可按下腹以了解宫体大小与孕月是否相符,大体了解胎儿的发育情况。一般孕 3 个月可在耻骨上扪及宫底部,孕 5 个月时在脐下一横指可扪及宫底,孕 7 个月时在脐上三横指可扪及宫底,孕 9 个月时在剑突下两横指可扪及宫底。孕后若腹形明显大于孕月,应注意是否有子宫肌瘤合并妊娠、多胎妊娠、巨大胎儿或葡萄胎;若腹皮光亮、扪及胀痛,或自觉喘促者,可能为胎水肿满;若腹形明显小于孕月,但有胎动者,可能为胎萎不长;若胎心音或胎动消失,应进一步检查,明确是否为胎死宫内。

五、妇科检查

妇科检查,检查范围包括外阴、阴道、宫颈、宫体及双侧附件,并注意检查结果的正确记录。无性生活史、阴道闭锁患者禁止行阴道窥器检查及双合诊、三合诊检查,只宜行肛腹诊。

1. 外阴检查　观察外阴发育及阴毛生长情况,有无皮炎、溃疡、肿物、分泌物等。若年逾 16 周岁,外阴发育差、阴毛稀疏,多为先天肾气不足;外阴破溃、带下黄臭,多为湿热下注;外阴有肿物脱垂,多为阴挺。

2. 阴道检查　观察阴道壁黏膜色泽、皱襞,有无溃疡、赘生物,注意阴道分泌物情况。无性生活史、阴道闭锁或其他原因不宜做双合诊检查的患者,当禁止阴道窥器及双合诊、三合诊检查,只宜行肛腹诊。若带下量多,色黄,质黏腻有臭味,多为湿热;带下量少,甚至无带,阴道干涩,多为肾精亏竭、任带虚损。

3. 宫颈检查　观察宫颈大小、颜色、外口,注意有无异常组织、赘生物,有无宫颈举痛等。若宫颈小,带下少,多为先天肾气不足;宫颈充血,伴有黄色带均为湿热内蕴;宫颈举摆痛明显,多见于盆腔炎性疾病或腹腔内出血。

4. 宫体检查　常用的检查方法主要有双合诊检查、三合诊检查和肛腹诊检查方法。若宫体较小,多为先天肾气不足;若宫体明显增大,质软者,应注意是否妊娠;若质硬,多为癥瘕,属瘀血;宫体压痛明显,多为盆腔炎性疾病,属湿热内蕴。

5. 附件检查　附件包括输卵管和卵巢。若扪及肿块,多为癥瘕,如有压痛,多为炎症结块,属感染邪毒,或湿热、瘀血内蕴,如肿块固定不移,连至盆壁,注意恶性肿瘤。

(梁雪芳)

第二节　妇科特殊治法

培训目标

1. 掌握妇科周期疗法的临证思维方法。
2. 掌握妇科周期疗法的内容。
3. 掌握妇科周期疗法的运用。
4. 掌握妇科外治法的临证思维方法。
5. 掌握妇科外治法的方法。
6. 掌握妇科外治法的应用指征。

一、中医妇科周期疗法

中医妇科周期疗法,是按照女性月经周期节律的变化规律制定的调节女性生殖周期失常所致疾病的方法。

（一）周期疗法的理论

女性的生殖生理具有周期性,其重要特征是卵巢周期性排卵和支持生殖的激素呈周期性变化,涉及下丘脑-垂体激素对卵巢功能的调节,以及卵巢激素对下丘脑-垂体分泌生殖激素的反馈调节,从而形成下丘脑-垂体-卵巢(H-P-O)的内分泌调节轴,又称性腺轴。在此调节下,卵巢有卵泡发育、排卵及黄体形成和退化的阶段变化,子宫内膜则相应地有增生期、分泌期、月经期的变化。下丘脑又受大脑皮质的支配,大脑皮质的神经递质始终处于统治地位。故女性的生殖生理是依赖"大脑皮质-下丘脑-垂体-卵巢-子宫"轴系统,在相互依存、相互协调的基础上形成规律的月经周期。

HPO 轴
ER-2-2

中医生殖理论认为,以肾气为主导,由天癸来调节,通过冲任的通盛、相资,气血的充盛,由胞宫体现月经周期规律,即所谓"肾-天癸-冲任-胞宫"轴。其中任何一个环节被破坏,都会影响月经的周期性。这一理论与"大脑皮质-下丘脑-垂体-卵巢-子宫"轴的理论相互吻合。这就为妇科病的周期疗法提供了理论依据。

中医天癸理论
ER-2-3

（二）妇科周期疗法

女性内分泌失调可致诸多疾病,最常见的是月经失调、不孕症。月经病的治疗原则首重治本调经。妇科周期疗法,是以整体观念为指导,依据"肾气-天癸-冲任-胞宫"之间平衡协调的理论,结合西医学卵巢周期性变化对子宫的周期性影响,结合月经周期中行经期、卵泡期、排卵期、黄体期的不同特点进行阶段性、周期性、序贯式用药的一套治疗方法。

1. 行经期　活血调经,去旧生新,奠定新基础。

月经的来潮标志着本次月经周期的结束,新的月经周期开始。行经期的治疗宜活血调经,使胞宫排血通畅,冲任经脉气血和畅,以达去旧生新,奠定新周期的基础。基本方可以桃红四物汤合逍遥散加减。药用:桃仁、红花、当归、赤芍、川芎、熟地、泽兰、醋香附、川牛膝等。如转化不利,经血排泄甚少,则以气滞血瘀多见,当加入青皮、陈皮、乌药、柴胡、益母草、丹参、生山楂等理气化瘀通经;如转化过快,阳气化火,或冲脉血海、子宫固藏失司,经血量多者,可选用生地黄、旱莲草、五灵脂、蒲黄、黑黄芩、地榆炭、茜草炭、太子参、仙鹤草等养阴益气、化瘀止血之品,助封藏,以防暴崩。然而在此期,一方面经血外泄,另一方面卵巢内新的卵泡又开始发育,因此活血药不可太过,以免影响卵泡的发育。

2. 卵泡期　滋肾养血,调理冲任,促卵泡发育。

此期卵泡处于发育阶段,基础体温为低温相,属于阴长的阶段。治宜滋肾养血,调理冲任,促进卵泡发育。选方以左归丸、归芍地黄汤、养精种玉汤加减。药用熟地黄、枸杞子、菟丝子、山茱萸、当归身、制黄精、白芍、阿胶、肉苁蓉、淫羊藿等。盖经后期虽是阴精渐长,但补阴之中加入助阳之品,此乃"阴得阳升而泉源不竭",有利于促进阴长至重,为经间期"阴转阳""精化气"创造条件。

3. 排卵期　滋肾助阳,行气活血,促卵子排出。

此时是肾之阴精由虚至盛之转折,阴精充实,阳气内动而出现氤氲动情之期。如阴精不足,则无以化阳,不能促使由阴转阳。阴阳转化为经间期的治疗特点,治当滋肾助阳,行气活血,以促使天癸至,卵子顺利排出。可以毓麟珠为基本方加减。倘若阴精至重而不转化者,应加入赤芍、桃仁、红花等活血之品,使冲任气血流动,以诱导排卵;如重阴不足,不能顺利转阳,则加入鳖甲、龟板、阿胶等血肉有情之品,以重补阴精;若阴精虽已充实,但阴失阳助,未达重阴,有阳虚证候者,加入淫羊藿、仙茅以补肾助阳,促使其顺利转化。

4. 黄体期　温肾补阳,疏肝调经,促黄体成熟。

此阶段人体已由月经初净时的经血衰少阶段,逐步过渡到阴血渐充,阳气内动,而至阴生阳长。此期阳长阴消,肾气旺而冲任盛,为阳气活动旺盛的时期。排卵后,阳气的旺盛与否关系到月经周期演变是否正常,因此以补阳为主,阴中求阳是此期的治疗特点。治宜温补肾阳,益气养血,促进黄体成熟,为孕胎或下一次月经来潮奠定基础。选方以二仙汤、全鹿丸、金匮肾气丸加减。药用淫羊藿、仙茅、鹿角片、菟丝子、熟地黄、当归、山茱萸、山药、牡丹皮、茯苓等。肾为水火之脏,此期治疗虽着重于阳,但阴阳互根,相互转化,阳长需阴助,故宜水中补火,阴中求阳,此乃"阳得阴助而生化无穷",而使阴阳达到平衡。倘若气虚及阳,脾肾不足者,则应加入党参、黄芪、白术、炙甘草,以气中补阳,脾肾双补。经前期,除补阳外,酌情加入柴胡、香附、郁金、青皮、陈皮、丹参等疏肝理气,活血调经之品,以促气血活动。

应用周期疗法治疗月经病,应以调经为先,而调经中又以肾为月经产生的关键所在,故调经之本在肾,着重补肾,以肾之阴阳、气血协调平衡,促进月经四期的正常转化,生殖功能才能旺盛。中药调整月经周期,其功效在于使机体达到阴阳平衡,气血充沛,脏腑功能协调,并在调整全身脏腑功能后,逐渐恢复性腺轴。

中医妇科周期疗法,从月经周期产生的机制入手,以整体观念,综合调整"肾 - 天癸 - 冲任 - 胞宫轴"的功能,产生整体调节效应,使之恢复和建立正常月经周期。

二、妇科外治法

外治法在妇科疾病中应用广泛,一般在非月经期间进行,凡阴道出血或患处溃烂出血、妊娠期慎用。外阴熏洗、阴道冲洗期间应避免性生活,注意内裤、浴具的卫生,必要时其配偶要同时治疗,以免反复交叉感染而影响疗效。肛门导入、下腹部外敷热熨前宜排空膀胱与直肠后应用,利于病位对药物的吸收及渗透。皮肤有破损的部位禁用敷贴法。内服产生过敏反应的药物,外用亦可能产生过敏反应或毒副反应,当慎用。

(一)外阴熏洗法

中药煎取 1 000~2 000ml,趁热对患部进行熏蒸、洗涤或坐浴,常用于阴疮、阴痒、阴痛、外阴色素减退性疾病、带下量多、子宫脱垂合并感染等。常以清热解毒、杀虫止痒为主,如白花蛇舌草、蒲公英、地丁草、黄柏、连翘、苦参、土茯苓、蛇床子等。一般熏洗 15~30 分钟,每日 1~2 次。可先熏后洗涤或坐浴。

(二)阴道冲洗法

用阴道冲洗器使药液直接冲洗阴道,常用于外阴炎、阴道炎、宫颈炎以及盆腔、阴道术前准备。治疗性冲洗时,根据冲洗目的选用药物,每次 500ml 左右,每日 1~2 次,连续冲洗至自觉症状消失,但不建议患者做常规阴道冲洗。

(三)阴道纳药法

将中药研为细末或制成栓剂、片剂、泡腾剂、胶囊、粉剂、涂剂、膏剂等剂型,纳入阴道,使之直接作用于阴道或宫颈外口,常用于阴痒、阴道炎、宫颈炎等。一般用清热解毒、杀虫止痒、除湿止带、收敛止血、祛腐生肌的中药。若是粉剂、液体、膏剂,则应由医护人员先将蘸上药的带线棉球置阴道或宫颈,棉线尾部露出阴道口外 2~3cm,以便患者隔日取出。

(四)宫腔注入法

严格消毒外阴、阴道、宫颈后,将注射液注入宫腔及输卵管腔内,以了解输卵管通畅与否,可用于治疗宫腔及输卵管粘连、阻塞造成的月经不调、痛经、不孕症等病症。常用丹参、当归、川芎、红花、莪术、鱼腥草等制成的注射液,有活血化瘀、清热解毒、通络散结的作用,可改善局部血液循环,抗菌消炎,促进输卵管粘连松解及吸收。

本法应在月经干净后 3~7 天内进行,隔 2~3 天一次,2~3 次为 1 个疗程。每次药量 20~30ml。注射时注意有无阻力、药液回流、患者有无腹痛等情况。

(五)肛门导入法

肛门导入法是将药物栓剂通过肛门纳入直肠内,或煎煮药液保留灌肠,常用于下腹癥块、盆腔炎性疾病后遗症、盆腔淤血综合征、盆腔子宫内膜异位症、陈旧性异位妊娠包块等病证的治疗。常用清热解毒、活血化瘀药。中药保留灌肠 30 分钟以上。若在临睡前注入,可保留至次晨,每日 1 次,7~10 天为 1 个疗程。

（六）外敷法

此法是将中药制成膏剂、粉剂或糊剂，直接贴敷在患处或穴位，达到清热解毒、行气活血、消肿止痛、排脓生肌等治疗目的。常用于痛经、盆腔炎性疾病、产后腹痛、妇产科术后腹痛、阴疮、外阴血肿，也可用于不孕症、癥块及乳疮、产后尿闭等。

中药敷贴多由具有行气活血、祛瘀消癥、通络止痛作用的中药，或佐以温经散寒或清热凉血的中药加工成细末，加水或水、蜂蜜调成糊状，敷于下腹部或患部。常用双柏散、伤科七厘散、芒硝等。

（七）热熨法

本法是将药物，或加适当辅料如盐、葱、姜、麦、酒等，经炒、蒸、煮加热后熨贴患部，借助药和热的作用，以达到活血化瘀、行气止痛、温经通络的目的，适用于寒凝气滞的痛经、盆腔炎性疾病后遗症、产后腹痛、妇产科术后腹痛、产后癃闭等。本法包括中药包蒸热敷法、石蜡疗法、坎离砂疗法等。注意温度适中，以免烫伤。

（八）药物离子导入法

借助药物离子导入仪的直流电场作用，将药物离子经皮肤或黏膜导入胞中或阴道中，治疗盆腔炎性疾病后遗症、输卵管阻塞、妇科术后盆腔粘连、子宫内膜异位症、陈旧性宫外孕、外阴炎等。

附：中医妇科内治法概述

内治法是中医妇科的主要治法。在遵循辨证论治的总原则下，依据妇女不同生理阶段和月经周期变化以及妇科疾病的主要病因、病机特点，"谨守病机"，"谨察阴阳所在而调之，以平为期"，重在整体调治，恢复平衡。妇科内治法主要包括调补脏腑、调理气血、调治冲任督带、调养胞宫、调控生殖轴等。

（一）调补脏腑

妇科疾病主要责之肾、肝、脾，故以补肾、调肝、健脾为主。

1. 滋肾补肾　肾"藏精而不泻"，"有虚无实"，肾为冲任之本，为人体生长、发育和生殖之本。补肾是妇科重要治法，临床又要辨清属肾气虚、肾阳虚、肾阴虚，还是肾阴阳两虚，选用补益肾气、温补肾阳、滋肾填精或阴阳双补。阴虚阳亢，又当滋肾潜阳。滋肾补肾，应滋肾不忘阳，补阳不忘阴。正所谓"善补阳者，必于阴中求阳，则阳得阴助而生化无穷；善补阴者，必于阳中求阴，则阴得阳升而泉源不竭"。

2. 疏肝养肝　肝藏血，主疏泄，体阴而用阳，喜条达而恶抑郁。女性有余于气，不足于血，又易郁怒，每致妇科诸疾发生。临证依据肝之虚实，治法又分疏肝解郁、疏肝清热、养血柔肝、疏肝清热利湿。

3. 健脾和胃　脾主运化，升清，统摄血液，喜燥恶湿；胃主受纳、腐熟水谷，喜润恶燥，两者为后天之本，气血生化之源。脾胃运化失常，则气血生化不足或水湿内生；脾虚失摄，则血液流溢或气虚下陷。胃之为病多表现为失于和降。临证多施以健脾和胃之法。依据寒热虚实，健脾法又常分为健脾养血、健脾除湿、补气摄血和健脾升阳诸法；和胃法则多分为和胃降逆和清胃泄热。

（二）调理气血

气为血帅，血为气母，两者互根互用，相互影响。而"妇人之生，有余于气，不足于血"，经、孕、产、乳均以血为用，女性机体常处于气血相对不平衡的状态之中，形成了致病因素易于侵扰气血的病理特点。故调理气血成为治疗妇科疾病的常用方法。临证需分在气在血、属实属虚。气滞则理气行滞，气逆则调气降逆，气虚当补气升提；理血则根据寒、热、虚、瘀而以温经散寒、清热凉血、补血养血、活血化瘀等分别治之。气血同病多表现为气血两虚、气虚血瘀和气滞血瘀，临床当根据气血病变的轻重主次，决定治法的主从而治之。

（三）利湿除痰

湿性重浊、黏滞，易阻遏气机，且病程缠绵，经久难愈，易于合邪。与寒并则当散寒除湿，与热合则清热利湿，与毒结则解毒除湿，湿聚成痰当燥湿化痰。湿邪易阻滞气机，临证常配伍理气之品。湿乃水之输布失司，其本在肾，其制在脾，临床又常与健脾、补肾之法同施，组成健脾利湿、温肾化湿之法。

（四）调治冲任督带

冲任督带，尤其是冲任二脉，与女性的生理、病理有密切的联系。因此，调治冲任督带应为妇科的重要治法之一。根据虚、实、寒、热，调补冲任主要有以下诸法：调补冲任、温化冲任、清泄冲任及疏通冲任。亦有冲气上逆为病，临床多用平冲降逆之法。督为阳脉之海，易感寒，临证多扶阳温督。带脉失约，不能约束诸经，则为带下病、阴挺，治当束带摄带，兼之健脾益气或健脾除湿。

（五）调养胞宫

胞宫为女性特有的内生殖器官的概称，其受病可直接影响女性的生理，因此调养胞宫为治疗妇科疾病的一个重要举措。根据其与脏腑、气血、经络的关系，寒热失调者分温经暖胞、泄热清胞；虚则补益养胞，治当求之于肾，以补肾益阴、滋肾填髓为主，血虚者当补血益胞；另有阴挺者求之于脾肾，施以补气升提、补肾固脱之法；痰瘀阻于胞宫者则荡胞逐邪。

（六）调控生殖轴

生殖轴，乃指肾 - 天癸 - 冲任 - 胞宫轴，是中医妇科有关女性生殖生理的重要理论。其中，肾为主导，在肾气、天癸的作用下，通过冲任二脉的充盛，相互资生，从而由胞宫实现其生殖生理功能。中药周期疗法以及针刺促排卵疗法都是目前临床常用的治疗方法，针刺促排卵是通过针刺、电针等方法刺激某些穴位，促进排卵的一种方法。

（梁雪芳）

 复习思考题

请述妇科周期疗法的内涵及运用。

第三章

病 案 书 写

培训目标

1. 掌握中医妇科门诊及住院病案书写注意事项。
2. 熟悉中医妇科病案书写的基本要求。

早在殷商时代的甲骨文中,一些关于疾病的记录已具有病案的基本要求,淳于意首创"诊籍",开病案记录之先河,喻嘉言的《寓意草》所记载的"议病式"可称为中医病案书写规范的雏形。高质量的病案记录可以为医疗、教学、科研提供原始资料,也可以为医疗管理、处理纠纷等提供重要依据,因此病案书写是临床医生必须熟练掌握的一项基本功。

目前临床上使用的中医病历书写规范主要参照自 2010 年 7 月 1 日开始实施的由卫生部、国家中医药管理局联合印发的《中医病历书写基本规范》(国中医药医政发〔2010〕29 号)。而书写中医妇科病案既要遵守共同的规范,亦应遵循学科特点,重点突出中医特色,注重学科特点。

第一节　门诊病案

门诊病案相对住院病案比较简单,内容不必完全详尽,但基本要求亦与住院病案(住院病案要求详见"第二节住院病案")相同,主要内容必须完备。

一、信息完整准确

韩懋指出:"凡治一病,宜用此式一纸为案,首填某地某时,审风土与时令也。"门诊病历封面所列基本信息需准确完整,应当包括患者姓名、性别、年龄、工作单位或住址、联系方式、药物过敏史等项目。

二、重视病史病程

较之住院病案,门诊病案中分量最重的应属现病史记录。重点记录患者主诉,主症的诱因、部位、性质、发病及持续时间、加重或缓解的因素。应当简明扼要,体现出患者疾病发生发展过程。

初诊病历书写格式如下:

就诊日期、医院及科室

主诉:简洁明了,体现主病,避免使用病名诊断作为主诉。

现病史:尽量使用中医术语,病史中需体现诱因、发病过程(症状、伴随症状或有重要鉴别意义的阴性症状、诊治经过)、目前情况(可结合中医十问歌)。

既往史:可能与本次疾病相关或重要的既往疾病史,个人史。

月经史:初潮年龄,经期 / 月经周期,绝经年龄。经量、色、质、伴随症状等;记录末次月经(LMP)时间,必要时还需询问前次月经时间(PMP)。若月经史与现病史密切相关,亦可连续记载在现病史中,不必单独列出。

婚育史:足月产次数 - 早产次数 - 流产次数 - 现有子女数。可按需记录生产年月、末次妊娠时间或终止妊娠的方式等。

过敏史:记录既往药物过敏情况。

体格检查:简明扼要,体现中医"四诊"。

辅助检查:记录就诊时已有的相关检查结果(非本院的检查需注明检查单位、检查日期等信息)。

诊断:中医诊断需包括疾病诊断与证候诊断,诊断需全面。

处理:

1. 中医治疗 采用中草药处方需记录理、法、方、药,用药体现"君、臣、佐、使",有剂量及用法。中成药处方需要有治则、具体用药、剂量、用法等。

2. 西医治疗 记录用药、剂量、用法等。

3. 必要的进一步检查。

4. 饮食起居宜忌,随诊要求、注意事项等。

医生签全名并盖章。

三、重视复诊病历

中医妇科门诊患者尤其是月经病、不孕症等大多病史较长,需多次门诊就诊。复诊病历应简要地概括病情变化、服药后的反应等,在初诊病历的逻辑基础上详细记录。主要记录以下内容:

1. 经治后的病情变化,简要的辨证分析,必要时进行补充诊断或更正诊断。

2. 如有诊疗方案的重大修改需要记录修改原因。

3. 中药处方仍应注明理法方药及用法用量。

中医住院
病历书写
内容及要求

ER-3-2

第二节 住 院 病 案

住院病案主要包括入院记录、首次病程记录、日常病程记录、手术记录、会诊记录、转科记录、出院记录和死亡记录,以及一些特殊检查治疗同意书、医嘱单、检查报告单、体温单等。我们在记录病历时应尽可能地记录得详细、完整,并及时完成。入院记录应当于患者入院后 24 小时内完成,首次病程记录应当在患者入院 8 小时内完成,24 小时内入出院记录应当于患者出院后 24 小时内完成,入院后 24 小时内死亡病例的记录应当于患者死亡后 24 小时内完成。危、急、重患者的病历应及时完成。

中医住院病案书写时应遵循《中医病历书写基本规范》中相关要求,及时、准确、认真完成。书写中医妇科住院病案时,尤应紧紧围绕患者的主诉、专科情况及病情变化进行。以下将结合中医妇科病案的专科特点对入院记录的书写要求进行概述:

一、一般项目

入院记录首先要对患者姓名、性别、年龄、籍贯、民族、婚否、住址、职业、发病节气、入院时间、记录时间、病史陈述者等基本信息进行采集及记录。若病史陈述者非患者本人,则需注明陈述者与患者的关系。尤其是妇科患者的婚姻状况,可能对后续诊治方案及结果产生一定影响。

二、主诉精练准确

主诉要求精练、准确,高度概括疾病的特点,为明确诊断打下基础。如以胎漏为例,记录时可以根据疾病的特点,概括为:停经 × 天,阴道少量出血 × 天。

三、现病史反映疾病进程

1. 现病史的记录内容　现病史应与主诉相符,注意记录此次发病的诱发因素、病势缓急、诊治经过、治疗效果、自觉症状等,作为诊治时的参考。尤其应对疾病的演变、发展过程、诊治经过进行详细描写,对于有鉴别意义的阳性及阴性症状也应加以描述,并可简要记录必要的查体、实验室检查的异常结果。

示例:

如患者以"月经紊乱 5 个月,阴道不规则出血 20 天"为主诉就诊时,现病史可以记录为:患者平素月经规律,周期 30 天,经期 7 天,量多,5~6 张卫生巾 /d,有黯红色血块,无腰酸腹痛。5 个月前无明显诱因出现月经紊乱,周期 15~30 天,经期 7~15 天,量多如常,无血块及腰腹疼痛,遂至我院门诊就诊,妇科 B 超检查未见明显异常,给予中药汤剂口服及西药止血治疗后(具体用药不详)未见明显好转。20 天前再次出现阴道不规则出血,量较前减少,1~2 张卫生巾 /d,色黯红,无血块,至今未净,无腰酸腹痛,无恶心呕吐,偶伴心慌、头晕。为求进一步明确病情,今来我院门诊就诊,予行妇科检查见阴道少量暗红色积血,宫颈光滑。B 超提示子宫内膜 17mm。尿 HCG 示(阴性)。门诊以"中医诊断:崩漏;西医诊断:异常子宫出血"收住入院。刻下患者阴道少量出血,色黯红,有血块,无腰酸腹痛,偶感头晕,心慌气短,小便频数。神志清,精神可,食纳可,夜眠可,无疲乏无力,大便正常,体重无明显减轻。舌质黯红苔白,脉细弦。

2. 病史记录中注意专科症状　妇科患者常见的症状为阴道流血、小腹疼痛、腹部包块、带下异常、外阴瘙痒等。

阴道流血:患者因异常阴道流血为主诉就诊时,应详细询问患者月经史、婚育史。

明确此次出血与月经的关系,若有停经史,则需进一步排除有无妊娠。若为产后或流产后的阴道流血,应详细记录患者分娩、产褥或流产的方式及过程等情况。需鉴别阴道流血的来源,是否为宫颈接触性出血,必要时可以在消毒后行妇科检查。

小腹疼痛:应详细记录疼痛的诱因、部位、性质、时间、病势缓急、加重及缓解因素、伴随症状等。还需注意患者的月经史及停经史。

腹部包块:记录发现腹部包块的时间,包块大小变化,注意了解其伴随症状,如腹痛、月经的改变、带下异常、下腹疼痛、尿频、肛门坠胀感等。

带下异常:应详细记录带下的量、色、质、气味的情况以及伴随症状,如阴痒、阴部坠胀、疼痛,以及妇科检查情况。

外阴瘙痒:注意瘙痒的部位、持续的时间、带下情况、有无局部皮损或皮疹等。

四、记录既往史、个人史、月经史、婚育史、家族史等

1. 既往史　了解既往的健康状况,患过何种重大疾病,包括慢性疾病史、传染病史、手术外伤史、输血史、食物或药物过敏史、预防接种史等。既往疾病应重点记录与妇科现病发病或对治疗用药可能有关的疾病,妇科住院治疗的患者不少为手术患者,因此对询问手术外伤及输血史应更加予以重视,同时也要注意对慢性内科疾病病史、传染病史的询问及评估。

2. 个人史　包括出生地、居住地、生活习惯、特殊嗜好、职业工种等。

3. 月经史　应当单独列出,其余要求同门诊病案。

4. 婚育史　包括结婚年龄、配偶健康状况、夫妻同居情况,若为再婚则应当记录再婚年龄。记录足月产、早产、流产次数,现有子女数。如足月产 1 次,无早产,人工流产 1 次,现存子女 1 人,可简写为 1-0-1-1,或用孕 2 产 1 流 1($G_2P_1A_1$)来表示。记录分娩情况(剖宫产、顺产),有无难产史,有无产后大出血或感染史,人工流产或自然流产情况,末次妊娠时间,避孕情况,未婚有性生活史的也必须在此加以记录。

5. 家族史　有无家族遗传疾病史。

五、凝练四诊摘要,善用专科术语

准确、翔实地记录望、闻、问、切四诊内容,重点就妇科主症的特点进行摘要。综合分析主症次症、先病后病,找出病因、病机,分清阴阳、表里、寒热、虚实等,既要识病,更要识证。中医妇科学理论特色鲜明,具有许多独具妇科专业特色的中医名词术语,有较强的学科特点,如妇科常见的贫血患者,不同于西医简单的"贫血貌"描述,中医望诊对面色的记录及描述则更为丰富,如面色苍白、淡白、㿠白、萎黄、晦暗等。因此在书写中医妇科病案,尤其是辨证分析时应将这一特点贯穿始终。

六、体格检查

体格检查要有所侧重,如贫血患者的眼睑、唇色、面色,腹痛患者疼痛的部位、性质;不仅需要记录阳性体征,也需要记录具有鉴别诊断意义的阴性体征。

专科检查部分应按外阴、阴道、宫颈、宫体、附件依次记录。无性生活的女性可行肛门指检,未行专科检查的需在此部分说明原因。

七、辅助检查

辅助检查记录时需选择与本次疾病相关者进行记录,尽可能详细。各项检查需注明检查时间,非本院检查需注明检查单位,特殊的影像学检查注明检查号。

八、初步诊断

包括中医诊断(病名及证型)及西医诊断(病名)。诊断要全面,排列以最需要目前解决的问题排在最前,以此类推。

九、各级医师签名

各级医师认真审核、修正病案后予以签字。

(赵　莉)

 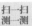
扫一扫
测一测

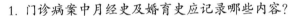 **复习思考题**

1. 门诊病案中月经史及婚育史应记录哪些内容?
2. 妇科的专科症状包括哪些? 病史中应当如何记载?
3. 以下为一则并不完善的门诊病案,请根据所学知识对其主诉及现病史进行适当修改及补充。

举例:

一般情况:张某,女,39 岁,已婚

初诊时间:2019 年 2 月 26 日。

主诉:阴道不规则出血 25 天。

现病史:患者 1 年前无明显诱因出现月经紊乱,量多,无血块及腰腹疼痛,曾在本院门诊查血常规及妇科 B 超未见明显异常,给予中西药口服治疗(具体用药不详)未见明显好转。25 天前再次出现阴道不规则出血,量由多渐少,色黯红,无血块,至今未净,无腰酸腹痛,偶伴心慌、头晕。

第四章

妇科症状的辨析与急症处理

培训目标

1. 掌握妇科常见症状的临证思维方法。
2. 掌握妇科常见症状的诊断与鉴别诊断。
3. 掌握妇科急症的处理方法。

妇科疾病常见的临床症状有阴道流血、带下异常、下腹疼痛、腹部包块、发热和晕厥。这些症状可单独出现也可以同时合并发生,如阴道流血伴腹痛或腹痛伴发热等等,由于大多发病急,病情严重,如不及时明确诊断与处理,会导致严重不良后果。因此,针对主要症状、发病经过,通过综合临证思维分析,尤其是对疑似病症的辨析,采取相应的辅助检查,明确诊断与鉴别诊断,掌握急症处理原则,是妇科医师重要的基本技能。

第一节　妇科症状的辨析

一、阴道流血

阴道流血是妇科常见的症状,除正常月经外,异常的阴道流血首先要鉴别其是月经异常、妊娠相关疾病、生殖器肿瘤或生殖道炎症;根据病史和实验室检查可明确其是否是由外伤、药物以及全身性疾病所引起的阴道流血。

知识点一

病　史

1. **年龄**　在不同年龄阶段引起阴道流血的原因各不相同。一般青春期和围绝经期多考虑是月经失调;青春期有性生活者及育龄期妇女需首先排除妊娠相关疾病;幼女、绝经后妇女则要注意排除与肿瘤有关的阴道流血。

2. 流血的特点　了解月经是否规律,尤其是近 2~3 次月经的情况,有无妊娠,是否产后,流血时间多久,流血量多少,有无组织排出等。

3. 伴随症状　有无腹痛、腹部包块、发热、晕厥等。

4. 其他　有无外伤、暴力性交;有无性激素类用药或手术治疗;有无全身性疾病(如血液病、肝病、甲状腺疾病);目前婚育情况及避孕措施。

知识点二

体格检查和辅助检查

1. 一般情况　检查体温、脉搏和血压;注意有无贫血或皮下出血点及瘀斑。

2. 腹部检查　有无压痛或包块,有无移动性浊音。

3. 妇科检查　检查出血部位及出血量,出血可来自外阴、阴道、宫颈和宫腔,但大多是源自宫腔;注意宫颈有无充血、息肉、肿瘤,有无接触性出血、宫颈举痛;宫体大小、有无压痛、表面有无突出,活动度及与附件的关系;附件有无包块、压痛、增厚等。

4. 辅助检查　妊娠试验、血常规、凝血功能、盆腔 B 超、宫腔镜检查、诊断性刮宫、宫颈活检等。

异常子宫
出血的病因
诊断流程
ER-4-2

知识点三

临证思维分析

1. 月经异常

(1) 月经周期规律

1) 月经量增多或经期延长:可见于排卵功能障碍的异常子宫出血、子宫肌瘤、子宫内膜异位症、子宫腺肌病、子宫内膜息肉、放置宫内节育器等,结合妇科检查、性激素检测、B 超等可明确诊断。

2) 月经量减少:可见于宫腔粘连、排卵功能障碍的异常子宫出血如多囊卵巢综合征、卵巢储备功能减退、早发性卵巢功能不全等,结合性激素检测、B 超、宫腔镜等多可明确诊断。

3) 经间期出血:可见于排卵功能障碍的异常子宫出血如多囊卵巢综合征、子宫内膜异位症、子宫内膜息肉等,结合妇科检查、性激素检测、B 超等可明确诊断。

(2) 月经周期不规律:发生在青春期、围绝经期女性者多为异常子宫出血中排卵性功能障碍的无排卵。如合并经量多、月经淋漓不净等,应注意排除生殖道恶性肿瘤如子宫内膜癌等,结合妇科检查、B 超、诊断性刮宫等可明确诊断。

2. 与妊娠有关疾病

(1) 妊娠早期出血可见于先兆流产、异位妊娠、葡萄胎等,结合血、尿妊娠试验阳性,妇科检查及 B 超等可明确诊断。

(2) 妊娠晚期出血主要见于前置胎盘、胎盘早剥,结合产科检查及 B 超等可明确诊断。

3. 产后出血 新产后阴道大量流血多为产后血崩,可引起产后血晕;产后恶露不绝则以血性恶露持续时间延长为特征,亦可同时出现恶露量多的情况,结合体格检查、妇科检查、血常规、凝血功能检查、B 超等可明确诊断。

4. 与肿瘤有关的疾病

(1) 接触性出血:可见于宫颈癌、子宫黏膜下肌瘤、子宫颈息肉等,结合妇科检查、B 超、阴道镜及组织病理检查等可明确诊断。

(2) 绝经后阴道出血:可见于宫颈癌、子宫内膜癌、子宫颈息肉等,结合妇科检查、B 超、宫颈活检、宫腔镜、诊断性刮宫等可明确诊断。

5. 全身性疾病 可见于血液系统疾病、肝肾功能损伤、甲状腺功能亢进或减退等,结合妇科检查、血常规、凝血功能、肝功能、肾功能、甲状腺功能等检查可明确诊断。

6. 其他

(1) 药物导致的阴道流血:可见于性激素药物应用不当或使用避孕药物后,结合病史、妇科检查、B 超等可明确诊断。

(2) 外伤和手术后阴道出血:常见于性交损伤、骑跨伤后,或阴道、宫颈、盆腔手术后出血,量可多可少,根据病史及检查可做出诊断。

二、带下异常

带下异常主要是指阴道分泌物的量、色、质、气味的异常,同时可伴有外阴瘙痒、疼痛等局部或全身症状。引起带下异常的原因,最常见的是妇科生殖道的急慢性炎症和肿瘤。

知识点一

病　史

1. 年龄 一般青春期、育龄期妇女多与宫颈、阴道炎症有关,或者与宫颈息肉、黏膜下肌瘤有关;而绝经期妇女要注意排除与妇科肿瘤有关疾病。

2. 带下的特点 灰黄色或黄白色泡沫状质稀白带,多为滴虫性阴道炎;凝乳块状或豆腐渣样白带,多为假丝酵母菌性阴道炎;脓样白带则可见于阴道炎、急性宫颈炎及宫腔积脓等;血性白带应考虑子宫颈息肉、子宫黏膜下肌瘤、放置宫内节育器、宫颈上皮内瘤变、宫颈癌、子宫内膜癌等。

3. 伴随症状 有无腹痛、腹部包块、发热、消瘦、贫血等。

4. 其他 有无近期宫腔操作史,如人流、宫腔镜等手术史;有无长期抗感染治疗史。

知识点二

体格检查和辅助检查

1. 一般情况　体温、脉搏和血压;注意有无发热和消瘦。

2. 腹部检查　全腹,特别是下腹部检查有无压痛或包块。

3. 妇科检查　注意宫颈有无充血、赘生物,有无接触性出血、宫颈举痛;子宫大小、有无压痛、表面是否光滑、活动度及与附件的关系;附件有无包块、压痛、增厚等。

4. 辅助检查

(1) 宫颈分泌物涂片或细菌培养检查:清洁度,有无滴虫、假丝酵母菌等病原体。

(2) 宫颈液基细胞薄层检查(TCT)、高危型人乳头瘤病毒(HPV)检查、宫颈活体组织检查等有助于明确宫颈有无病变。

(3) 血常规、妇科肿瘤相关抗原、超声检查等对于了解盆腔状况、明确肿瘤性疾病等具有重要意义。

知识点三

临证思维分析

1. 阴道炎　带下异常伴外阴瘙痒,可有卫生不洁史,或不洁性生活史,或长期服用抗生素病史等;妇科检查可见宫颈、阴道充血,宫颈、阴道分泌物涂片或病原体培养检查发现相应的细菌或病原体。

2. 宫颈息肉　带下异常或伴有接触性出血,妇科检查发现宫颈赘生物,病理检查明确诊断。

3. 宫颈上皮内瘤变　带下异常或伴有接触性出血,妇科检查可见宫颈充血,HPV检查阳性,TCT异常,阴道镜下宫颈组织活检可明确诊断。

4. 妇科肿瘤　带下异常或伴有接触性出血或异常子宫出血,可见于宫颈癌、子宫内膜癌、输卵管癌、子宫黏膜下肌瘤等。结合妇科检查、TCT、HPV、阴道镜、诊断性刮宫、宫颈活检、宫腔镜、腹腔镜、病理检查等可明确诊断。

三、下腹疼痛

下腹疼痛是妇科疾病常见的症状。内、外科疾病引起的下腹疼痛易与妇科急腹症相混淆,如急性胃肠炎、急性阑尾炎等,临床需注意鉴别,以免延误治疗。

知识点一

病　史

1. 诱因　黄体破裂多有性生活的诱因,多在经前发生,附件肿物蒂扭转多有体位改变的诱因。

2. 腹痛情况 是否突然发生,有无诱因。急性腹痛的主要特点为起病急,疼痛剧烈,常伴有发热、恶心、呕吐及出汗等症状,可见于输卵管妊娠破裂或流产、胎盘早剥、盆腔炎性疾病、附件肿物破裂、附件肿物蒂扭转、子宫浆膜下肌瘤蒂扭转等(右侧腹痛应排除急性阑尾炎等);慢性腹痛可见于盆腔炎性疾病后遗症、子宫内膜异位症、盆腔淤血综合征等。

3. 腹痛的时间 经前突发的急性腹痛,可见于黄体破裂、子宫内膜异位囊肿破裂等。周期性发作的慢性腹痛,可见于痛经、子宫内膜异位症、子宫腺肌症、排卵性疼痛;或经血排出受阻如术后宫腔积血、宫颈管粘连等。无明显周期相关性的慢性下腹痛,可见于盆腔手术后组织粘连、盆腔炎性疾病后遗症、盆腔静脉淤血综合征及盆腔肿瘤等。

4. 伴随症状 伴恶心、呕吐,多见于急性腹痛,如输卵管妊娠破裂或流产、胎盘早剥、附件肿物破裂、附件肿物蒂扭转等;伴发热、恶寒,多为盆腔炎性疾病;伴有肛门坠胀、休克,应考虑有腹腔内出血;伴恶病质,常为生殖器晚期癌肿的表现。

知识点二

体格检查及辅助检查

1. 一般情况 测体温、脉搏和血压;观察面容注意有无发热和贫血。
2. 腹部检查 注意腹型、有无肌紧张、压痛或反跳痛;有无移动性浊音;有无肿块及其活动度。
3. 妇科检查 检查阴道分泌物及有无积血;注意宫颈有无充血、溃烂、赘生物、宫颈抬举痛;子宫大小、有无压痛、表面有无凹凸不平、活动度以及与附件的关系;附件有无包块、压痛、增厚等。
4. 辅助检查 血、尿常规,尿、血妊娠试验、阴道或腹部B超、腹部X线平片,后穹隆或腹部穿刺等。

知识点三

临证思维分析

1. 急性炎症 多发生在流产后、产后、宫腔镜或腹腔镜等手术后,或附件肿瘤蒂扭转、破裂等,常伴有发热、白细胞升高。疼痛部位与病灶一致,如附件炎时,疼痛在下腹两侧;子宫内膜炎时,下腹正中疼痛,发生盆腔腹膜炎时,可引起整个下腹甚至全腹疼痛。
2. 腹腔内出血 最常见的是异位妊娠,可突然发生一侧少腹撕裂样疼痛,伴急性贫血体征,甚至发生休克。临床有停经史或阴道不规则流血史,尿或血

HCG 阳性,B 超提示宫内未见孕囊、附件区有包块等;其次是卵巢黄体破裂、滋养细胞肿瘤子宫穿孔累及大血管等,腹痛的程度与出血量多少、出血速度有关。如出血量少,积聚在直肠子宫陷凹内,可出现直肠刺激症状,表现为肛门坠痛;如短时间内大量出血,血液迅速充满全腹腔则表现为全腹疼痛,刺激横膈可引起肩痛,严重者可休克。

3. 肿瘤破裂、蒂扭转、变性　有附件肿瘤或浆膜下子宫肌瘤史,蒂扭转多发生于突然体位改变时,表现为突发一侧下腹剧痛并持续无法改变体位,可伴有恶心、呕吐等腹膜刺激症状。肿瘤破裂引起的急腹痛与肿瘤破口大小有关,破口大、瘤内容物大量流入腹腔刺激腹膜,则可引起全腹剧痛;破口小,则疼痛局限。子宫肌瘤红色变性时,可引起下腹疼痛,或隐隐作痛或剧痛,多发生在妊娠期。

4. 妊娠有关疾病　异位妊娠、流产、葡萄胎等引起的腹痛多为阵发性,伴有腰酸、阴道流血和停经史。若发生在妊娠晚期,有外伤史或妊娠高血压病史者,应警惕胎盘早剥。

5. 外科疾病　妊娠合并急性阑尾炎,可有外科相关疾病的病史、典型症状及体征,还应注意排除肠梗阻、脾破裂等。

四、下腹部肿块

下腹部肿块在妇科主要是指妇科内生殖器官肿瘤,常见的妇科良性肿瘤有子宫肌瘤、卵巢囊肿;常见的妇科恶性肿瘤主要是卵巢癌和子宫体癌,输卵管癌较少见。此外,下腹部肿块还可来自肠道、泌尿道、腹壁、腹腔等,同时还应注意妊娠及与妊娠相关疾病引起的子宫增大、膀胱尿潴留等情况。

知识点一

病　史

1. 病史　子宫肌瘤、卵巢囊肿等病史。

2. 肿块的性质

(1) 囊性:一般为良性病变,如卵巢囊肿、输卵管系膜囊肿、子宫内膜异位囊肿等。

(2) 实性:除子宫肌瘤、卵巢纤维瘤、子宫腺肌瘤等为良性外,其他实性肿块应首先考虑为恶性肿瘤。

(3) 混合性:如卵巢畸胎瘤或卵巢恶性肿瘤。

3. 伴随症状　注意有无不孕、月经过多、痛经、带下量多、腹痛、发热、消瘦、贫血等。

4. 其他　有无停经史、手术后尿潴留史、便秘史等。

知识点二

体格检查及辅助检查

1. 一般情况　检测体温、脉搏和血压等。

2. 腹部检查　注意有无肿块,肿块大小、性质、活动度、压痛等。

3. 妇科检查　注意宫颈有无肿物;子宫大小,有无压痛,表面有无凹凸不平,活动度以及与附件的关系;附件有无包块及包块的大小、活动度,有无压痛、增厚等。

4. 辅助检查　血、尿常规,尿、血妊娠试验,B 超,TCT 及 HPV 检查,妇科相关肿瘤标志物,腹部 X 线平片,CT,MRI,宫腔镜、腹腔镜探查等。

知识点三

临证思维分析

1. 与子宫增大有关的肿块

(1) 育龄期女性:子宫增大多见于子宫肌瘤、子宫腺肌病。子宫肌瘤可伴有月经过多或带下增多;子宫腺肌病多伴有逐渐加剧的痛经、经量增多及不孕;宫腔积脓或积液也可引起子宫增大,常伴发热、腹痛,多见于急性子宫内膜炎。围绝经期或绝经后女性子宫增大,伴有不规则阴道出血,应考虑子宫内膜癌的可能。绝经前后子宫肌瘤或子宫增长迅速,伴有腹痛及不规则阴道出血者应考虑子宫肉瘤可能。

(2) 妊娠子宫及与妊娠相关疾病:育龄妇女有停经史,且在下腹部扪及包块,应首先考虑为妊娠子宫。停经后出现不规则阴道流血,且子宫增大明显超过停经周数,血人绒毛膜促性腺激素(HCG)异常增高者,可能为葡萄胎。既往有妊娠史,特别是有葡萄胎史者,若子宫增大且外形不规则,伴有子宫不规则出血者,应考虑滋养细胞肿瘤的可能。

2. 卵巢肿瘤

(1) 卵巢非赘生性囊肿:如卵巢黄体囊肿可在黄体期或妊娠早期出现,葡萄胎常并发一侧或双侧卵巢黄体囊肿,多为单侧、表面光滑、可活动的囊性包块,直径一般不超过 6cm,与子宫界限分明。

(2) 卵巢赘生性肿瘤:肿物囊性,表面光滑且活动者多为良性肿瘤;肿物实性,表面不规则,活动受限,直肠子宫陷凹可以触及散在质硬结节或伴有胃肠道症状者多为卵巢恶性肿瘤。

(3) 卵巢子宫内膜异位囊肿:多为与子宫粘连、活动受限且有压痛的囊性肿块。

3. 输卵管肿物

(1) 附件炎性肿物:如输卵管积液,肿块多为囊性,为一侧或双侧,与子宫、同侧卵巢有粘连,边界不清,压痛明显,常有下腹疼痛反复发作或伴有不孕。急性期常形成输卵管卵巢脓肿,伴有发热、腹痛、带下异常等。

(2)输卵管妊娠:有停经史及阴道不规则流血史,附件肿块有明显压痛及下腹痛,甚至腹腔内大出血,出现休克等症状。

4. 其他 如肠道肿块、泌尿系肿块、腹壁或腹腔肿块、膀胱尿潴留和肠道粪块等有时不易与妇科下腹部肿块区别,可致误诊,应注意鉴别。

五、发热

体温超过 37.3℃ 为发热,超过 39℃ 为高热。妇科临床的发热多是感染性疾病,常见于细菌性及病毒性感染,多发生在青壮年,与流产后感染、产褥感染、盆腔炎性疾病等有关,也可与肿瘤继发感染等有关。

 知识点一

病 史

1. 流产、引产及产后,或近期有宫腔操作史。

2. 有盆腔炎性疾病、卵巢肿瘤、宫颈癌、宫体癌或慢性阑尾炎等病史,以往可有类似发作史。

3. 发热前是否出现腹痛、恶心、呕吐等,发热同时是否伴有阴道不规则流血、带下异常,或腰痛、腹痛等;有无尿频、尿急、尿痛等。

 知识点二

体格检查及辅助检查

1. 一般情况 体温升高、脉搏加快;下腹部压痛,如炎症累及腹膜时,可有腹肌紧张、压痛、反跳痛等。

2. 妇科检查 宫颈抬举痛、子宫压痛;阴道壁充血、脓性分泌物增多;附件增厚或触及包块,疼痛拒按。

3. 辅助检查 血、尿常规,宫颈分泌物病原体培养,阴道或腹部 B 超、经阴道后穹隆穿刺术等。

 知识点三

临证思维分析

1. 盆腔炎性疾病 多发生在各种产后及宫腔手术后,先有下腹疼痛、带下异常、腰酸等症状,后有恶寒、发热;随着病情加重可伴有恶心、呕吐、腹胀、腹泻、尿频、排便困难等症状。严重者可出现盆腔脓肿,甚至厥脱,危及患者生命。

妇科检查:阴道壁充血、脓性分泌物增多;宫颈抬举痛、子宫压痛;附件增厚或触及包块,疼痛拒按。B超可提示直肠子宫陷凹有大量积液或脓肿包块,经阴道后穹隆穿刺可抽出大量脓液;血白细胞总数明显升高,中性粒细胞数增高,中性粒细胞百分比增高,降钙素原、血清C反应蛋白水平增高;病原体培养、阴道分泌物涂片检查等可查找有关的病原体。

2. 附件肿瘤破裂、蒂扭转　有附件肿瘤史,突发一侧下腹痛并伴有恶心、呕吐,腹腔内继发感染引起发热。妇科检查:下腹部包块、压痛明显。B超可助于诊断。

3. 妇科恶性肿瘤　常见的有宫颈癌、子宫内膜癌,多发生在绝经后妇女,先有异常阴道流血、脓血性带下,继而出现下腹疼痛、发热等症状;妇科检查:宫颈癌可发现宫颈菜花状赘生物或溃疡改变,病灶或累及阴道壁;子宫内膜癌可发现宫体增大与年龄不符,子宫偏软、压痛,两者都可浸润宫旁组织,宫旁组织增厚,结节感,弹性差。

4. 其他　产后急性乳腺炎,可伴有乳房胀痛、红肿、硬结等;产后上呼吸道感染,可伴有恶寒、发热、鼻塞、流涕等。

六、晕厥

晕厥是大脑一过性缺血、缺氧引起的短暂的意识丧失。晕厥与休克的区别在于休克早期无意识障碍,周围循环衰竭征象较明显而持久。妇科临床晕厥主要发生在大量失血后,属低血容量晕厥,常见的原因有异位妊娠破裂、卵巢黄体破裂、崩漏等。晕厥的程度与出血量及出血速度有关,可危及生命,不可忽视,应及时救治。晕厥有一定的发病率,甚至在正常人也可能出现,如血管减压性晕厥及直立性低血压性晕厥等,由于发作存在多种潜在病因,同时缺乏统一的诊疗标准,部分晕厥病例不易诊断且涉及多个学科。

知识点一

病　史

1. 诱因　包括有无服用药物史,发病时有无体位改变;有无停经史、卵巢肿瘤史及月经过多史;有无急性腹痛史等。

2. 症状　渐进发病或突然昏倒,可有前驱症状;发病时面色、脉搏及血压情况,有无抽搐、尿失禁,意识丧失的持续时间,醒后有无意识模糊及头痛,恢复期有何种不适,有无后遗症等。

知识点二

体格检查及辅助检查

1. 一般情况　脉搏细弱、频数,血压降低以收缩压更为明显;注意有无贫血。

2. 腹部检查　有无压痛、反跳痛及移动性浊音。

3. 妇科检查　检查出血部位及出血量,出血可来自宫颈、宫腔,但大多是腹腔内出血。

4. 辅助检查　血常规、凝血功能、尿妊娠试验、B 超、诊断性刮宫、经阴道后穹隆穿刺、宫腔镜、腹腔镜等。

知识点三

临证思维分析

1. 异位妊娠破裂　多为育龄期妇女,有盆腔炎性疾病、不孕症或异位妊娠史等;有停经史,也有少数患者无明显停经史;可突发一侧下腹部撕裂样或刀割样疼痛,腹痛可波及下腹部或全腹,甚至引起肩胛区放射性疼痛或胃痛、恶心,常伴肛门坠胀感;血、尿妊娠试验阳性,经阴道后穹隆穿刺抽出不凝固血液。急性大量腹腔内出血及剧烈腹痛,可出现晕厥。

2. 卵巢黄体破裂　育龄妇女在经前突发下腹剧痛、晕厥应考虑黄体破裂的可能,多发生在体位突然改变时,如下腹受到撞击,以及剧烈跳跃、奔跑、用力咳嗽或解大便时,腹腔内压力突然升高,可促使成熟的黄体发生破裂。后穹隆或腹腔穿刺抽出不凝固血,妊娠试验呈阴性反应。

3. 崩漏　出现不规则子宫出血,闭经时间长者,出血量可突然增多,并可持续数月不止,严重者可发生晕厥。B 超检查未见盆腔占位性病变,或子宫内膜增厚。基础体温多为单相型。

第二节　妇产科急症的处理

一、血证

培训目标

1. 掌握妇产科血证的诊断及鉴别诊断思路。

2. 掌握妇产科血证的应急检查方法及应急处理。

病例摘要

患者,女性,22 岁,因"阴道不规则流血 1 个月余,量多如注 3 小时"于急诊科就诊,伴头晕,舌淡,苔薄白,脉细。11 岁月经初潮,8~10 天 /40 天 ~3 个月,量中,无血块,无腹痛。

问题 1

通过病史采集,我们目前可以获得的临床信息有哪些? 为了进一步明确诊断,需要补充哪些病史内容?

育龄期女性,月经不规律,出现阴道不规则流血 1 个月余,量多如注 3 小时,首先需要明确是哪一类疾病,如月经病、妊娠病等。

为了进一步明确诊断,需补充了解以下病史:

询问是否有性生活史。

询问阴道出血的诱因、量、色、质、持续时间,有无组织物排出。

询问此次阴道流血前 2~3 次月经的情况。

询问伴随症状:头晕、胸闷、心慌、恶心等。

收集中医望、闻、问、切四诊内容:参考"十问歌",询问既往史、家族史等,以助于诊断。

完善病史

患者无性生活史,此次阴道流血前月经已停闭 2 个月,上次月经也是 50 多天始行,均行经 8~9 天。此次阴道流血并无明显诱因。头晕同时伴心慌、恶心。纳差,眠可,二便调。

血常规:血红蛋白(Hb)89g/L。

知识点一

概　念

妇科血崩证是指以阴道急剧而大量出血为主证的疾病,可由排卵功能障碍的异常子宫出血、堕胎、小产、产后血崩、晚期产后出血、前置胎盘、显性出血性胎盘早剥、滋养细胞疾病、子宫肌瘤尤其是子宫黏膜下肌瘤、子宫颈癌、子宫内膜癌等多种疾病引起。此外,血液病可导致血崩,外伤也可导致血崩。

其特点是发病急骤、转变迅速、甚至可危及患者生命。因此,正确诊断、积极救治具有重要的意义。必须熟练掌握女性生殖系统解剖结构和生理特点,以及各种妇产科急症的临床表现,掌握各种急症救治措施,治以止血为首务,积极预防厥脱,及早诊断,及时治疗。

问题 2

为了进一步明确诊断,体格检查需要注意哪些问题?

首先要注意生命体征是否平稳。不规则阴道流血的患者行妇科检查时须注意消毒外阴、阴道,使用无菌手套。无性生活史的患者一般不行妇科检查,可行肛诊,但如果病情需要或怀疑阴道、宫颈的问题需行妇科检查时,则须与患者及患者家属充分沟通,签署知情同意书后方可施行。

体格检查情况

体格检查:生命体征正常,贫血貌,腹软,全腹部无压痛及反跳痛,未叩及移动性浊音。

肛诊:外阴发育正常,见大量血性分泌物,子宫前位,正常大小,质偏软,无压痛,双附件未扪及异常。

问题 3

为了进一步明确诊断,需要进一步完善哪些辅助检查?

应进一步完善凝血功能、性激素、甲状腺功能、肝肾功能检测及 B 超检查,监测血常规,检查血型,注意血红蛋白的变化。

辅助检查结果

该患者 B 超提示:子宫内膜厚 7mm,余未见明显异常;复查血常规:Hb 80g/L;余检查结果未见明显异常。

知识点二

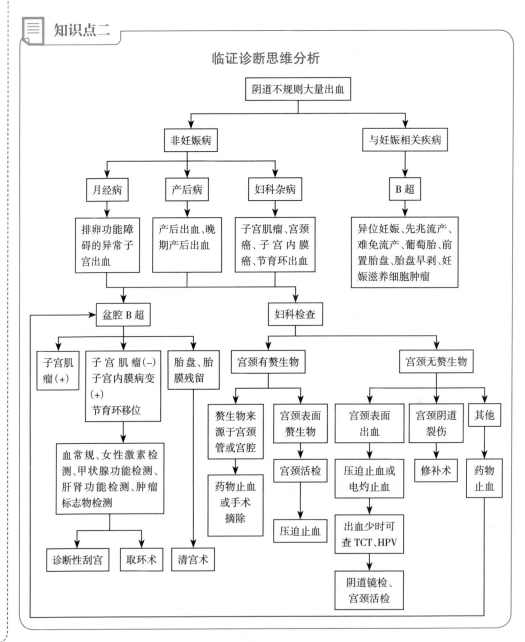

临证诊断思维分析

知识点三

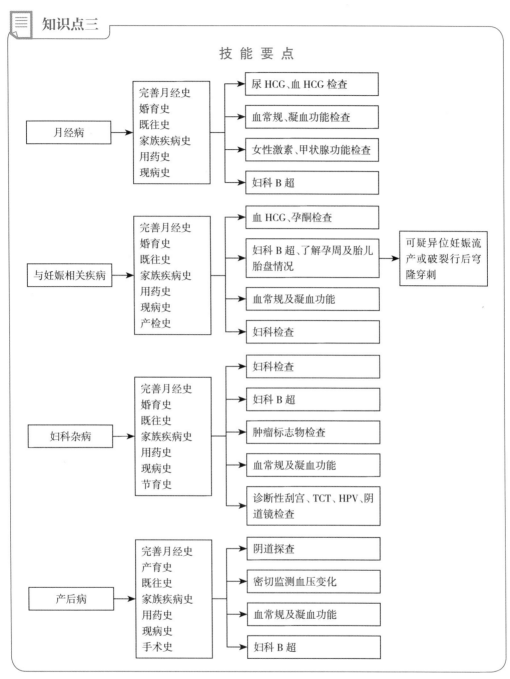

技 能 要 点

月经病 → 完善月经史 婚育史 既往史 家族疾病史 用药史 现病史
- 尿 HCG、血 HCG 检查
- 血常规、凝血功能检查
- 女性激素、甲状腺功能检查
- 妇科 B 超

与妊娠相关疾病 → 完善月经史 婚育史 既往史 家族疾病史 用药史 现病史 产检史
- 血 HCG、孕酮检查
- 妇科 B 超、了解孕周及胎儿胎盘情况 → 可疑异位妊娠流产或破裂行后穹隆穿刺
- 血常规及凝血功能
- 妇科检查

妇科杂病 → 完善月经史 婚育史 既往史 家族疾病史 用药史 现病史 节育史
- 妇科检查
- 妇科 B 超
- 肿瘤标志物检查
- 血常规及凝血功能
- 诊断性刮宫、TCT、HPV、阴道镜检查

产后病 → 完善月经史 产育史 既往史 家族疾病史 用药史 现病史 手术史
- 阴道探查
- 密切监测血压变化
- 血常规及凝血功能
- 妇科 B 超

【特别提示】

1. 排除妊娠,确定是月经病还是其他疾病引起的阴道出血。

2. 排除肝脏疾病和血液病导致的子宫异常出血。

3. 详细询问发病时间、流血量、持续时间、出血性质、出血前有无停经或反复出血病史。

问题 4

该患者的问题属于哪一类疾病?

患者为无性生活史的年轻女性,故不考虑与妊娠、产育有关的疾病。既往月经不规律。此次不规则阴道流血时间长,出血前 2 个月月经停闭,血常规提示中度贫血,肛诊及 B 超均未见占位性病变,不考虑肿瘤引起。肝肾功能检查正常,性激素及甲功检查未见明显异常。考虑属于月经病之崩漏。

知识点四

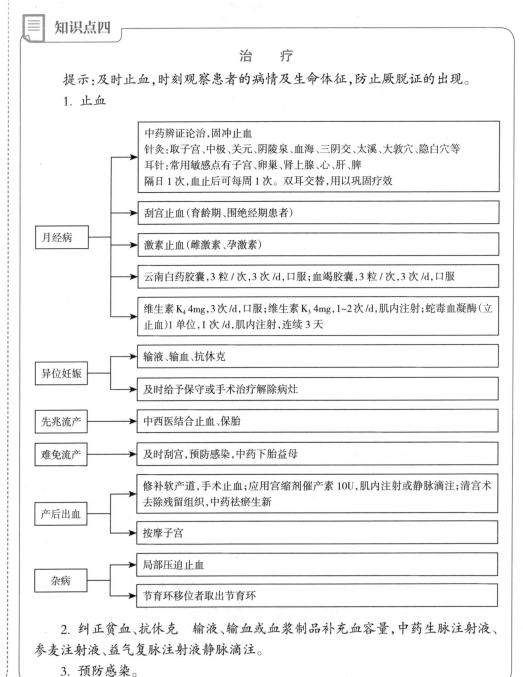

治　疗

提示:及时止血,时刻观察患者的病情及生命体征,防止厥脱证的出现。

1. 止血

月经病
- 中药辨证论治,固冲止血
  针灸:取子宫、中极、关元、阴陵泉、血海、三阴交、太溪、大敦穴、隐白穴等
  耳针:常用敏感点有子宫、卵巢、肾上腺、心、肝、脾
  隔日 1 次,血止后可每周 1 次。双耳交替,用以巩固疗效
- 刮宫止血(育龄期、围绝经期患者)
- 激素止血(雌激素、孕激素)
- 云南白药胶囊,3 粒 / 次,3 次 /d,口服;血竭胶囊,3 粒 / 次,3 次 /d,口服
- 维生素 K_4 4mg,3 次 /d,口服;维生素 K_3 4mg,1~2 次 /d,肌内注射;蛇毒血凝酶(立止血)1 单位,1 次 /d,肌内注射,连续 3 天

异位妊娠
- 输液、输血、抗休克
- 及时给予保守或手术治疗解除病灶

先兆流产
- 中西医结合止血、保胎

难免流产
- 及时刮宫,预防感染,中药下胎益母

产后出血
- 修补软产道,手术止血;应用宫缩剂催产素 10U,肌内注射或静脉滴注;清宫术去除残留组织,中药祛瘀生新
- 按摩子宫

杂病
- 局部压迫止血
- 节育环移位者取出节育环

2. 纠正贫血、抗休克　输液、输血或血浆制品补充血容量,中药生脉注射液、参麦注射液、益气复脉注射液静脉滴注。

3. 预防感染。

问题5

该患者的治疗方案如何？

当务之急是止血，以补气摄血为主，同时纠正贫血。

1. 多休息。

2. 止血 中医辨证治疗：四诊合参，证属气虚证，以补气摄血，固冲止血为法，辨证予药，方选举元煎（《景岳全书》）合安冲汤（《医学衷中参西录》）加炮姜炭，并可配合针灸。

3. 纠正贫血 口服硫酸亚铁类片剂。

 【难点、疑点】

阴道出血的原因，鉴别引起阴道出血的各种疾病及应急处理。

二、痛证

 培训目标

1. 掌握妇产科痛证的应急诊断及鉴别诊断思路。

2. 掌握痛证的应急医嘱思维及检查方法。

3. 掌握不同疾病的痛证辨病与辨证相结合的急症处理方法。

病例摘要

患者，女性，30岁，因"右下腹隐痛7天，加重2小时"于急诊科就诊。伴肛门坠胀，恶心欲呕，舌淡，苔薄白，脉弦。11岁月经初潮，5~7天/28~30天，量中。已婚。$G_2P_1A_1$。

问题1

通过病史采集，我们目前可以获得的临床信息有哪些？为了进一步明确诊断，需要补充哪些病史内容？

育龄期女性，月经规律，已婚，出现下腹疼痛，首先要明确是否妊娠。

为了进一步明确诊断，需补充了解以下病史：

询问近2~3次月经情况。

询问腹痛的性质：隐痛、胀痛、刺痛、撕裂样痛等。

询问伴随症状：肛门坠胀，恶心欲呕，发热等。

收集中医望、闻、问、切四诊内容：参考"十问歌"，询问既往史、婚育情况、目前有无生育要求等，以助于根据患者的需求选择治疗方案和进行鉴别诊断。

完善病史

患者已婚已育，月经规则，$G_2P_1A_1$，无生育要求，工具避孕。现月经干净1周。经净后出现右下腹隐痛，近2天腹痛加重，伴肛门坠胀，恶心欲呕，舌淡，苔薄白，脉弦。

知识点一

概　述

　　妇产科痛证以下腹部（包括少腹与小腹）疼痛最为常见，如原发性痛经、经间期（排卵期）腹痛、子宫内膜异位症、子宫腺肌病、流产、异位妊娠、胎盘早剥、卵巢囊肿蒂扭转、卵巢囊肿破裂、子宫破裂、盆腔炎性疾病、盆腔炎性疾病后遗症等。因而，对于急性下腹痛者，在采取急以缓解疼痛的止痛法之前，必须做好诊断与鉴别诊断，切不可随意使用镇痛剂，以免掩盖病情，造成误诊。

问题2

为了进一步明确诊断，相关检查需要注意哪些问题？

　　首先要注意生命体征是否平稳，疼痛的部位、性质及伴随症状。有性生活者首先行妊娠试验，判定是否妊娠病。妇科检查患者因为疼痛，可能配合较差，血检查、B超等帮助判断是否炎性疾病、肿瘤等引起的。

体格检查情况

　　体格检查：生命体征正常，腹痛，压痛及反跳痛，主要集中在右下腹，未叩及移动性浊音。

　　妇科：外阴发育正常，阴道通畅，宫颈抬举痛，子宫前位，正常大小，质中，压痛，反跳痛，右附件区可触及一7cm×8cm×6cm包块，边界清楚，囊实性，压痛、反跳痛明显，左附件未扪及异常，因患者腹痛明显，腹肌紧张，妇科检查配合欠佳。

问题3

为了进一步明确诊断，需要进一步完善哪些辅助检查？

　　应进一步完善妊娠试验、血常规、C反应蛋白、降钙素、肝功能、肾功能、B超等检查。

辅助检查结果

　　该患者尿妊娠试验（−），血常规检查提示白细胞计数及中性粒细胞百分比增高，B超检查提示右附件区见一约7cm×8cm×6cm的囊实性肿物，边界清楚，子宫内膜厚1.0cm。

知识点二

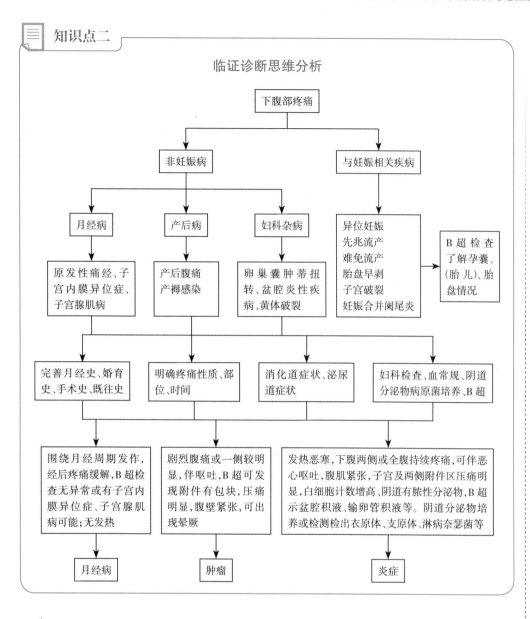

临证诊断思维分析

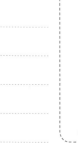

知识点三

技 能 要 点

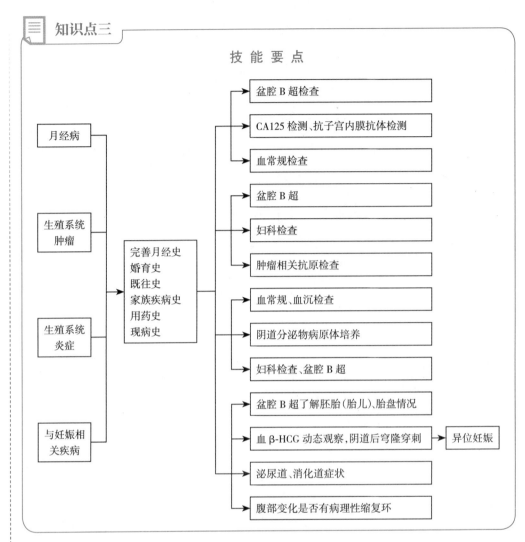

【特别提示】

1. 首先确定是否为妊娠或非妊娠疾病引起的疼痛。

2. 排除外科疾病如阑尾炎、肠梗阻、蛔虫症、输尿管结石;排除内科疾病如急性肾盂肾炎、急性细菌性痢疾等。

3. 详细询问疼痛发作的时间、性质、部位及伴随症状。

问题4

该患者的腹痛属于哪一类疾病?

患者右下腹疼痛明显,附件区压痛明显,妇科检查及B超均提示右附件区包块,考虑腹痛属于肿瘤扭转或破裂所导致。

知识点四

治 疗

提示:及时观察患者生命体征,体格检查宜轻柔,尤其是妇科检查和腹部检查,减少不必要的操作。

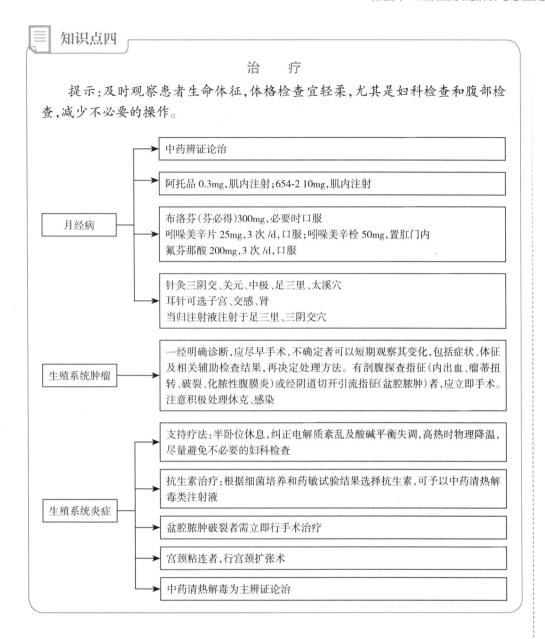

月经病
- 中药辨证论治
- 阿托品 0.3mg,肌内注射;654-2 10mg,肌内注射
- 布洛芬(芬必得)300mg,必要时口服
  吲哚美辛片 25mg,3 次 /d,口服;吲哚美辛栓 50mg,置肛门内
  氟芬那酸 200mg,3 次 /d,口服
- 针灸三阴交、关元、中极、足三里、太溪穴
  耳针可选子宫、交感、肾
  当归注射液注射于足三里、三阴交穴

生殖系统肿瘤
- 一经明确诊断,应尽早手术,不确定者可以短期观察其变化,包括症状、体征及相关辅助检查结果,再决定处理方法。有剖腹探查指征(内出血、瘤蒂扭转、破裂、化脓性腹膜炎)或经阴道切开引流指征(盆腔脓肿)者,应立即手术。注意积极处理休克、感染

生殖系统炎症
- 支持疗法:半卧位休息,纠正电解质紊乱及酸碱平衡失调,高热时物理降温,尽量避免不必要的妇科检查
- 抗生素治疗:根据细菌培养和药敏试验结果选择抗生素,可予以中药清热解毒类注射液
- 盆腔脓肿破裂者需立即行手术治疗
- 宫颈粘连者,行宫颈扩张术
- 中药清热解毒为主辨证论治

问题 5

该患者的治疗方案如何?

该患者宜完善术前准备,行手术治疗。

【难点、疑点】

1. 如何应急诊断腹痛原因及选择应急检查方法?
2. 引起腹痛的疾病诊断要点。
3. 妇产科急腹症的处理原则。

三、高热证

 培训目标

1. 掌握妇产科高热证的应急诊断及鉴别诊断思路。
2. 掌握高热证的应急医嘱思维及检查方法。
3. 掌握不同疾病的热证辨证与辨病相结合的急症处理方法。

病例摘要

患者,女,26 岁,因"产后发热伴腹痛 2 天"急诊科就诊。患者 1 个月前足月顺产。2 天前突发高热,腹痛。舌红,苔黄腻,脉滑数。G₁P₁。

问题 1

通过病史采集,我们目前可以获得的临床信息有哪些? 为了进一步明确诊断,需要补充哪些病史内容?

育龄期女性,足月顺产后 1 个月,突发高热、腹痛。考虑产后病。

为了进一步明确诊断,需补充了解以下病史:

询问分娩后是否有性生活。

询问分娩全过程,包括产程是否顺利,出血情况等。

询问发热情况,包括热型、最高体温,是否合并恶寒等。

询问腹痛的性质及部位:隐痛、下坠或剧烈,位于下腹、少腹或全腹部。

询问恶露情况,包括血性恶露的持续时间、量、气味等。

询问伴随症状:大小便情况等。

收集中医望、闻、问、切四诊内容:参考"十问歌",询问既往史、婚育情况、目前有无生育要求等,以助于根据患者的需求选择治疗方案和进行鉴别诊断。

完善病史

患者顺产后 1 个月,产后无性生活史。因劳累后出现发热,最高体温 39.5℃,伴下腹胀痛,里急后重感,黏液便,每天 4~5 次,排尿困难,恶露臭秽,紫红色,量多,血块多。舌红,苔黄腻,脉滑数。

 知识点一

概　　述

妇产科热证是指与妇女月经、胎产有关,子宫胞络感受邪气所致,以发热为主症的病证。高热通常指体温升高达 39℃以上者。妇科疾病中可见高热证的,有因经期或产褥期感受风热、暑热、湿热、湿毒、邪毒之邪而起,也有因生殖道感染病原微生物如细菌、病毒、支原体所致,如热入血室、产后发热以及妇科炎症发热等。对高热证的处置,首应明确诊断,辨证求因或尽快查出病原体,做出病原学诊断。

问题 2

为了进一步明确诊断,体格检查需要注意哪些问题?

在全身体格检查的基础上,注重体温的监测和腹部检查。妇科检查时要注意外阴、阴道有无炎性充血,分泌物的性状;宫颈有无息肉、接触性出血,有无宫颈举摆痛及分泌物性状;子宫的大小,有无压痛;附件区有无压痛及包块。

体格检查情况

体格检查:全身常规检查无异常,体温 39℃,心率 102 次 /min,呼吸 25 次 /min,血压 110/70mmHg;腹肌略紧张,下腹部压痛及反跳痛,未叩及移动性浊音。

妇科检查:外阴已产式,较多血污,阴道通畅,较多暗红色血污,阴道灼热,宫颈光滑,无接触性出血,可见脓血样分泌物经宫颈口流出,臭秽,宫颈举摆痛明显,子宫前位,略胀,质偏软,压痛明显,双附件压痛明显,未扪及明显包块。

问题 3

为了进一步明确诊断,需要进一步完善哪些辅助检查?

应进一步完善血常规、大便常规、凝血功能、HCG 定性、C 反应蛋白、血沉、降钙素原、D- 二聚体、血培养、阴道及宫颈分泌物培养、B 超检查。

辅助检查结果

该患者血常规示白细胞、中性粒细胞、中性粒细胞百分比、C 反应蛋白、降钙素原、D- 二聚体均明显增高,凝血功能正常,HCG 阴性、血培养阴性,阴道、宫颈分泌物培养提示大肠埃希杆菌,B 超提示:子宫大小正常,双附件未见明显异常。盆腔积液约50mm×30mm。

问题 4

该患者的中西医诊断是什么?

中医诊断:产后发热(感染邪毒)

西医诊断:产褥感染

知识点二

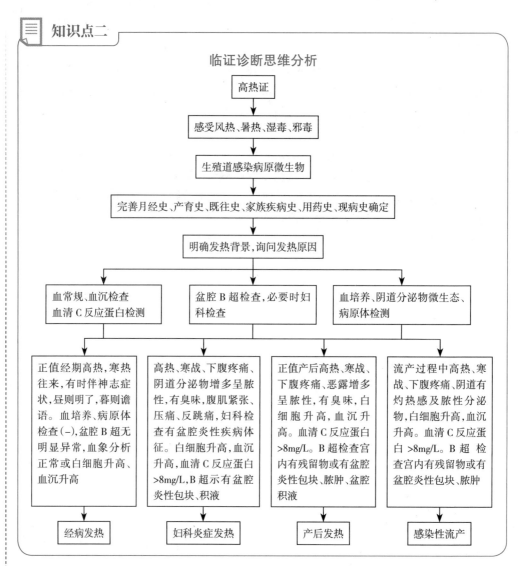

临证诊断思维分析

高热证

↓

感受风热、暑热、湿毒、邪毒

↓

生殖道感染病原微生物

↓

完善月经史、产育史、既往史、家族疾病史、用药史、现病史确定

↓

明确发热背景,询问发热原因

血常规、血沉检查 血清C反应蛋白检测	盆腔B超检查,必要时妇科检查	血培养、阴道分泌物微生态、病原体检测

正值经期高热,寒热往来,有时伴神志症状,昼则明了,暮则谵语。血培养、病原体检查(−),盆腔B超无明显异常,血象分析正常或白细胞升高、血沉升高	高热、寒战、下腹疼痛、阴道分泌物增多呈脓性,有臭味,腹肌紧张、压痛、反跳痛,妇科检查有盆腔炎性疾病体征。白细胞升高,血沉升高,血清C反应蛋白>8mg/L,B超示有盆腔炎性包块、积液	正值产后高热、寒战、下腹疼痛、恶露增多呈脓性,有臭味,白细胞升高,血沉升高。血清C反应蛋白>8mg/L。B超检查宫内有残留物或有盆腔炎性包块、脓肿、盆腔积液	流产过程中高热、寒战、下腹疼痛、阴道有灼热感及脓性分泌物,白细胞升高,血沉升高。血清C反应蛋白>8mg/L。B超检查宫内有残留物或有盆腔炎性包块、脓肿
经病发热	妇科炎症发热	产后发热	感染性流产

【特别提示】

1. 明确相关病史。

2. 询问发热原因。

3. 体温>39℃时,须注意有无神昏、大汗、抽搐等表现。

4. 与经行感冒、经行发热相鉴别:前者有外感表证,后者体温一般为低热。

 知识点三

治　疗

提示:卧床休息,给予充分营养,纠正水及电解质紊乱。

1. 退热　高热持续,体温达40℃左右,宜中西药结合治疗。

（1）物理降温：冷湿毛巾或冰袋冷敷，25%~50% 乙醇擦浴等物理降温可配合使用。

（2）药物降温：口服解热镇痛药，对乙酰氨基酚 0.5g、布洛芬 0.2g，或注射复方氨基比林 2ml、赖氨匹林 0.9g。

（3）中成药：安宫牛黄丸、紫雪丹、西黄丸口服。

2. 抗感染治疗　根据药敏试验选择抗生素，若结果不明或无培养条件时，首选青霉素类或头孢类加甲硝唑。

3. 手术治疗

（1）盆腔有脓肿形成，药物治疗体温持续不降，中毒症状加重者，行腹腔探查术。

（2）突然腹痛加剧，有中毒性休克表现，应疑脓肿破裂，需立即行腹腔探查术。

（3）会阴伤口及腹部伤口感染，应行切开引流术。产后或不全流产宫腔内有残留物时，有效抗感染同时清除宫内残留物，切不可过度搔刮宫腔。若子宫严重感染出现败血症时，应及时行子宫切除术。

4. 中药辨证治疗　高热明显者予以中西医结合治疗。

5. 中药保留灌肠　清热解毒中药浓煎 100~150ml，保留灌肠，1 次 /d，配合消炎退热治疗。

问题 5

该患者的下一步治疗方案如何？

（1）半坐卧位，多饮水，冰袋冷敷。必要时停哺乳。

（2）抗感染治疗：根据药敏试验选择抗生素，若结果不明或无培养条件时，首选青霉素类或头孢类加甲硝唑。

（3）中医辨证治疗：四诊合参，证属热毒证，以清热解毒、活血化瘀为法，辨证予药，方选五味消毒饮加减。中成药可选妇乐颗粒或花红片，或金刚藤胶囊，或妇科千金片口服。

【难点、疑点】

1. 如何应急诊断高热原因及选择应急检查方法？

2. 与其他发热疾病的鉴别诊断。

（朱　玲）

扫一扫
测一测

复习思考题

1. 阴道异常流血都是月经病吗？为什么？

2. 妇产科腹痛为什么不可随意应用止痛剂？

第五章

月经病的诊治

　　凡月经的周期、经期或经量异常，或伴随月经周期或绝经前后出现一系列症候群的病症，统称为月经病。

　　月经病的病因是外感六淫、内伤七情，饮食劳倦或房劳多产所伤，或因先天禀赋不足，病机是脏腑功能失常、气血失调、冲任损伤，导致胞宫失于定期藏泻，临床表现为月经期、量异常，或伴随经期或绝经反复出现某些症状。

　　月经病的辨证主要根据月经的期（周期、经期）、量、色、质，结合主症特点、兼症和舌脉征象，并重视对形体、面色的诊察，了解体质禀赋的强弱。

　　月经病的治疗原则重在治本调经。治本，即抓住各病证的基本病机消除病因；调经，即运用各种治疗方法平衡脏腑阴阳，调和气血，使月经恢复正常。治本调经的主要思路，一是辨病之先后。二是辨病之缓急：根据急则治其标，缓则治其本的原则，病急势危，则速当治标以救急。三是辨年龄与月经周期之不同阶段，调治脏腑、气血各有不同。

　　调经之法，重在补肾疏肝健脾、调理冲任气血。调经以补肾为首要治法。补肾重在补养精血、补益肾气。疏肝重在理气解郁，通调气机，佐以养血柔肝。健脾重在益气升阳、摄血止血。调理气血，首先要辨气病或血病。病在气者，以治气为主，佐以理血；病在血者，则治血为主，佐以理气。调理冲任气血，使血海按期满盈，胞宫定时藏泻。

　　调治月经病遣方用药时，须根据证候的属性，特别是月经期不同阶段的变化灵活化裁，临床上常有寒热错杂、虚实兼夹者，治疗应分清轻重主次和标本缓急，或寒热并用，或攻补兼施，并注意经期慎用大寒大热、辛温动血或过于收涩之品，经后慎用猛攻峻伐之品，经前慎用辛散香燥之品。

第一节　月　经　先　期

培训目标

1. 掌握月经先期的中医辨证论治与转归。
2. 熟悉月经先期的诊断要点及鉴别诊断。

月经周期提前 7 天以上,或 20 天左右一行,连续发生 2 个周期以上,亦称"经期超前""经行先期""经早""经水不及期"等。月经先期是以周期异常为主的月经病,常与月经过多并见,严重者可发展为崩漏,需及时进行治疗。

病例摘要

患者,女性,25 岁,未婚,近 4 个月月经提前 7 天以上,量多,色淡,质稀,纳少便溏,气短懒言,舌淡苔白,脉缓弱。

古医籍精选
FB-5-1

问题 1

通过病史采集,我们目前可以获得的临床信息有哪些? 为了进一步明确诊断及证型,需要补充哪些病史内容?

未婚女性,月经周期缩短近 4 个月,首先考虑的是月经病。

为了进一步明确诊断,需补充了解以下病史:

询问月经周期改变之前有无情志方面、工作压力等情况。

询问是否做过妇科 B 超检查,是否做过基础体温监测及激素测定,月经过多是否有行血常规检查。

收集中医望、闻、问、切四诊内容,根据患者的需求选择治疗方案和进行鉴别诊断。

完善病史

患者未婚,4 个月前因为备考劳累后出现月经提前,量多,色淡,质稀,纳少便溏,乏力,气短懒言。

📋 **知识点一**

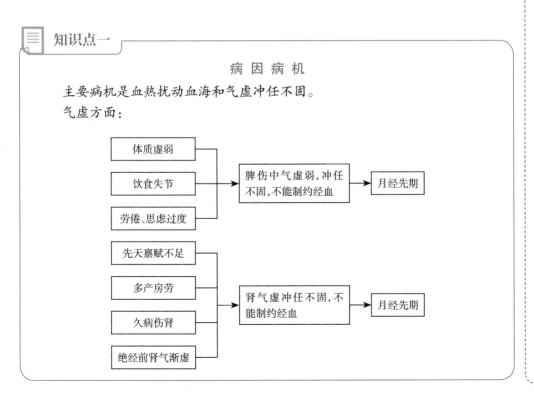

病 因 病 机

主要病机是血热扰动血海和气虚冲任不固。

气虚方面:

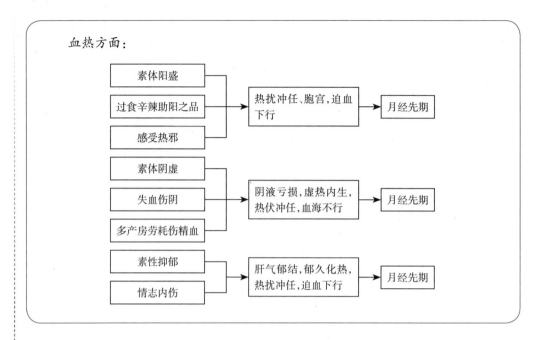

血热方面：

素体阳盛
过食辛辣助阳之品 → 热扰冲任、胞宫，迫血下行 → 月经先期
感受热邪

素体阴虚
失血伤阴 → 阴液亏损，虚热内生，热伏冲任，血海不行 → 月经先期
多产房劳耗伤精血

素性抑郁
情志内伤 → 肝气郁结，郁久化热，热扰冲任，迫血下行 → 月经先期

知识点二

诊 断 要 点

1. 月经周期提前 7~14 天，连续出现 2 个月经周期以上，经期正常。
2. 基础体温多呈双相型，表现为卵泡期或黄体期缩短。
3. 妇科检查、B 超检查示盆腔无器质性病变。

问题 2

为了进一步明确诊断，需要进一步完善哪些辅助检查？

应进一步完善血常规、妇科 B 超检查及激素测定。

辅助检查结果：该患者查妇科 B 超、血常规未见异常，激素测定应选月经第 2~4 天进行。

问题 3

该患者的中西医诊断是什么？

中医诊断：月经先期（脾气虚证）

西医诊断：月经不调

知识点三

鉴 别 诊 断

应与经间期出血相鉴别，经间期出血发生在两次月经之间，出血量明显少于一次月经量，一般出血时间较短，属于排卵期突破性出血；月经先期是月经周期提前，每次出血量均相同于月经量。

知识点四

辨 证 论 治

1. 根据月经周期提前 7 天以上,连续 4 个月经周期,月经量多,色淡,质稀等情况,结合全身症状及舌脉之征进行辨证。

2. 重视患者禀赋、体质、情志因素以及其他病史、服药史等情况。

3. 本病治法以益气固冲,清热调经为大法。分证论治见表 5-1。

表 5-1 月经先期辨证与治法特点

	阳盛血热证	肝郁血热证	阴虚血热证	脾气虚证	肾气虚证
主要症状	月经周期缩短 7 天以上				
主要症状	经血量多,色红紫,质稠;身热面赤,口渴喜冷饮,心胸烦闷,大便秘结,小便黄赤	经量或多或少,经色紫红,质稠,有小块;经前乳房、胸胁、少腹胀满疼痛,抑郁或烦躁,口苦咽干	经量少,经色红赤,质稠,形体瘦弱,潮热颧红,咽干唇燥,五心烦热	经血量多,色淡红,质清稀;神疲乏力,倦怠嗜卧,气短懒言或食少纳呆,小腹空坠,便溏	经量或多或少,色淡黯,质清稀;腰膝酸软,头晕耳鸣,面色晦暗或有黯斑
舌脉	舌红,苔黄,脉滑数	舌红,苔薄黄,脉弦数	舌体瘦红,少苔,脉细数	舌淡红,苔薄白,脉缓弱	舌淡黯,苔薄白,脉沉细
治法	清热凉血,养阴调经	疏肝解郁,清热调经	滋阴清热,养血调经	健脾益气,升阳调经	补肾益气,固冲调经
方药	清经散(《傅青主女科》)去茯苓、熟地黄,加干生地、栀子、黄芩。 清经散:牡丹皮 地骨皮 白芍 熟地黄 青蒿 茯苓 黄柏	丹栀逍遥散(《内科摘要》)去煨姜、当归,加干地黄、炒香附。 丹栀逍遥散:柴胡 当归 白芍 白术 茯苓 煨姜 薄荷 甘草 牡丹皮 栀子	两地汤(《傅青主女科》)合二至丸(《医便》)加牡丹皮。 两地汤:生地 地骨皮 玄参 麦冬 阿胶 白芍 二至丸:女贞子 墨旱莲	补中益气汤(《脾胃论》)加炮姜炭、炒续断。 补中益气汤:黄芪 炙甘草 人参 当归 陈皮 升麻 柴胡 白术	固阴煎(《景岳全书》):人参 熟地 山药 山茱萸 远志 炙甘草 五味子 菟丝子
加减	若倦怠乏力,可酌加党参、黄芪以健脾益气	若肝火犯胃,口干舌燥者,可加知母、生地黄以养阴生津;若胸胁乳房胀痛,加王不留行、橘络	若正值经期血量多,色红者,加地榆炭、仙鹤草	若经血量多,经期去当归,加煅龙骨、煅牡蛎、棕榈炭;若心悸、失眠,可选归脾汤	若经血量多者,加仙鹤草、血余炭;腰腹冷痛,小便频数者,加益智仁、补骨脂

问题 4

该患者的下一步治疗方案如何?

1. 多休息,避免过度劳累。

2. 中医辨证治疗

(1) 四诊合参,证属脾气虚证,以健脾益气,升阳调经为法,辨证用药,方选补中益气汤加减。

(2) 中成药:补中益气丸(浓缩丸),一次 8~10 丸,一日 3 次。

【临证要点】

1. 月经先期表现为月经周期提前,经期基本正常,并连续出现 2 个周期以上。

2. 诊断时应与经间期出血及其他全身性疾病和盆腔器质性疾患所引起的异常出血相鉴别。

3. 月经周期提前,经量过多,经期延长三者并见,有发展为崩漏的可能。

【难点、疑点】

月经先期是以周期异常为主的月经病,常与月经过多或经期延长并见,故调整月经周期注意兼顾月经过多或月经经期延长治疗。

诊治流程图：

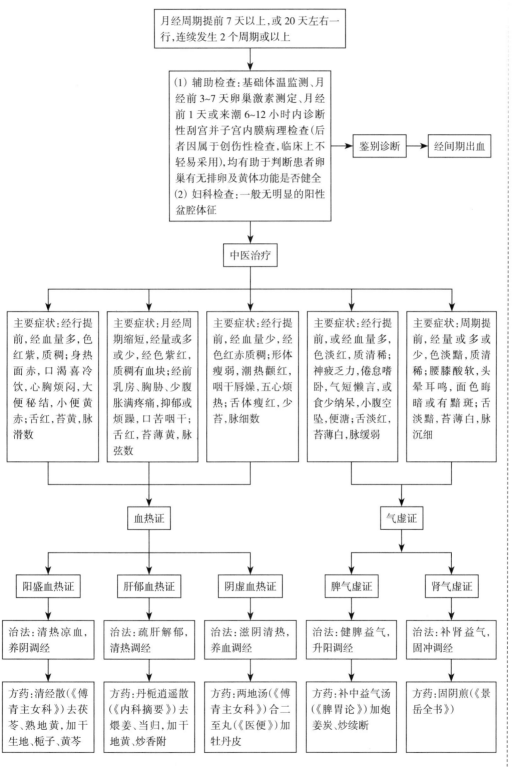

（王艳萍　梁雪芳）

扫一扫
测一测

PPT 课件

05章02节PPT

古医籍精选

ER-5-2

复习思考题

如何诊断"月经先期"?

第二节 月 经 后 期

 培训目标

1. 掌握月经后期的中医辨证论治与转归。
2. 熟悉月经后期的诊断要点及鉴别诊断。

月经周期推后 7 天以上,甚至 3~5 个月一行,或伴有经量或经期的异常,月经后期如伴经量过少,常可发展为闭经。青春期月经初潮后 1 年内,或围绝经期可有周期时有延后,而无其他证候者,不作病论。

病例摘要

患者,女性,35 岁。已婚,月经后期,40~50 天一行,量少,色黯,时有血块,小腹较胀,乳房胀痛,精神抑郁,舌质略黯,苔白,脉弦。

问题 1

通过病史采集,我们目前可以获得的临床信息有哪些? 为了进一步明确诊断及证型,需要补充哪些病史内容?

育龄期女性,月经规律,出现月经后期,首先要排除妊娠,对有月经后期或月经先后无定期病史者、更须注意,然后才能考虑月经病。

为了进一步明确诊断,需补充了解以下病史:

询问既往史、婚育情况,是否采取避孕措施等。

收集中医望、闻、问、切四诊内容,根据患者的需求选择治疗方案和进行鉴别诊断。

完善病史

患者已婚,G_1P_1(8 年前顺产一女孩),现无生育要求。近一年因工作压力大,出现月经后期,量少,色黯,时有血块,小腹较胀,乳房胀痛,精神抑郁,二便正常,无其他不适症状。

尿 HCG 阴性,B 超提示子宫及附件未见异常。

 知识点一

病 因 病 机

主要病机有虚实之分,虚者多为肾虚、血虚,实者多为血寒、气滞、痰湿,引起冲任亏虚或邪滞冲任,胞宫藏泻失常,发为月经后期。

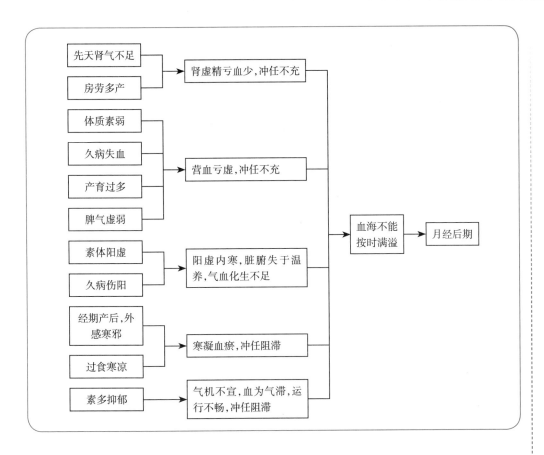

知识点二

诊 断 要 点

1. **病史**　先天禀赋不足,情志不遂,工作压力大或精神紧张,人工流产或药物流产史,感寒饮冷,减肥史。

2. **症状**　月经周期推后 7 天以上,甚至 3~5 个月一行;连续出现 2 个周期以上;经期正常;可伴月经过多或月经过少。

3. **妇科检查**　子宫大小正常或略小。

4. **B 超检查**　子宫及卵巢无器质性病变。

5. **内分泌激素测定**　血或尿 HCG 检测排除妊娠;生殖内分泌功能检测提示无排卵或卵泡发育不良或高泌乳素、高雄激素、FSH/LH 比值增高等;另可配合甲状腺功能检测。

6. **基础体温**　基础体温呈单相或双相,但低温相持续时间超过 21 天。

问题 2

为了进一步明确诊断,需要进一步完善哪些辅助检查?

应进一步完善尿妊娠试验或血 HCG 检查、B 超检查、基础体温(BBT)测定、激素常规检查。

辅助检查结果

该患者尿妊娠试验阴性,B超检查未见异常。

问题3

该患者的中西医诊断是什么?

中医诊断:月经后期(气滞证)

西医诊断:月经不调

 知识点三

鉴 别 诊 断

应与早孕、胎漏、异位妊娠相鉴别。鉴别要点见表5-2。

表5-2   月经后期、早孕、胎漏、异位妊娠的鉴别诊断

鉴别要点 病名	月经后期	早孕	胎漏	异位妊娠
主要症状	月经周期推后7天以上,甚至3~5个月一行	月经过期未潮,或伴有早孕反应	月经过期后又见阴道少量流血,或伴轻微腹痛	月经过期后又见阴道少量出血,或突然出现一侧下腹部撕裂样剧痛,甚至出现晕厥或休克
妇科检查	子宫正常大小或稍小	子宫体增大	阴道流血量少,色鲜红或暗红,宫颈未开,宫体大小与孕周相等	宫体较孕周小或较正常略大,附件可触及包块,触痛明显
辅助检查	尿妊娠试验阴性,B超检查示子宫及附件无异常	尿或血妊娠试验阳性,B超检查见宫内孕囊,子宫体增大	妊娠试验阳性,子宫增大符合妊娠月份,B超检查见宫内孕囊	妊娠试验阳性;B超检查宫内未见孕囊,或于一侧附件区见有混合性包块

 知识点四

辨 证 论 治

1. 根据月经量、色、质的变化,并结合全身症状及舌脉进行辨证。

2. 重视患者禀赋、体质、情志因素以及其他病史、生育史等情况。

3. 治疗原则是虚者补之,实者泻之,寒者温之,滞者行之,调理冲任,疏通胞脉以调经。分证论治见表5-3。

表 5-3 月经后期辨证与治法特点

	肾虚证	血虚证	虚寒证	实寒证	气滞证
主要症状	月经周期推后 7 天以上，甚至 3~5 个月一行				
	月经量少,色淡,质稀;头晕气短,腰膝酸软,性欲淡漠,小腹隐痛,喜暖喜按,大便溏泄,小便清长	月经量少,色淡,质稀无块;经行小腹绵绵作痛,面色萎黄,头晕眼花,心悸失眠,爪甲不荣	月经量少,色淡红,质清稀;小腹冷痛,喜暖喜按;腰膝冷痛,小便清长	月经量少,色黯有块,小腹冷痛,畏寒肢冷,面色苍白,小便清长	月经量少,色黯红有块,小腹胀满,或胸胁、乳房胀痛不适,精神抑郁,时欲太息
舌脉	舌淡苔白,脉沉迟无力	舌淡苔薄,脉细弱	舌淡苔白,脉沉细迟	舌黯红,苔白,脉沉紧或沉迟	舌质正常或略黯,苔白,脉弦
治法	温肾助阳,养血调经	补血填精,益气调经	温经散寒,养血调经	温经散寒,活血调经	开郁行气,和血调经
方药	当归地黄饮(《景岳全书》):当归 熟地 山药 杜仲 牛膝 山茱萸 炙甘草	大补元煎(《景岳全书》):人参 山药 熟地 杜仲 当归 山茱萸 枸杞 炙甘草	温经汤(《金匮要略》)或艾附暖宫丸(《仁斋直指》) 温经汤:人参 当归 川芎 白芍 桂枝 牡丹皮 吴茱萸 法半夏 阿胶 麦冬 生姜 甘草 艾附暖宫丸:黄芪 艾叶 香附 当归 川芎 白芍 官桂 地黄 续断 吴茱萸	温经汤(《妇人大全良方》): 人参 当归 川芎 白芍 桂心 莪术 牡丹皮 甘草 牛膝	乌药汤(《兰室秘藏》): 乌药 香附 木香 当归 甘草
加减	若带下量多者,加鹿角霜、金樱子;夜尿频多者,加益智仁、覆盆子、乌药;月经量少加当归、川芎、鸡血藤	若脾虚食少、便溏,则去当归,加砂仁、白术、陈皮;形寒肢冷,加淫羊藿、仙茅;心悸、失眠,加炒酸枣仁、五味子	若经行腹痛,加小茴香、乌药、延胡索	若经行腹痛,加小茴香、乌药、延胡索	若胸胁、乳房胀痛较重者,加柴胡、郁金、炒川楝子;月经量少加鸡血藤、川芎、丹参

问题 4

该患者的下一步治疗方案如何?

1. 调畅情志,必要时进行心理辅导。

2. 中医辨证治疗

(1) 四诊合参,证属气滞证,以开郁行气、和血调经为法,辨证用药,方选乌药汤加减。

(2) 中成药:逍遥丸(浓缩丸),每次 8 丸,每日 3 次。

【临证要点】

1. 育龄期妇女有性生活史、月经周期错后者应排除妊娠的可能性,可通过血 HCG 检测或尿妊娠试验、B 超来明确。

2. 明确月经后期的诊断后,应明确有无高雄激素、高泌乳素、高胰岛素血症,并结合 B 超检查综合判断是否为多囊卵巢综合征或卵巢储备功能下降等。

3. 月经后期的治疗原则是虚者补之,实者泻之,寒者温之,滞者行之,调理冲任,疏通胞脉以调经。

【难点、疑点】

1. 对于鉴别月经后期与停经时间不长、尚未能确定妊娠的早孕女性是困难的,诊治上应充分考虑有妊娠的可能,注意用药禁忌。

2. 各种内分泌因素引起的月经后期,如多囊卵巢综合征(polycystic ovary syndrome,PCOS)、早发型卵巢功能不全(premature ovarian insufficiency,POI)、甲状腺功能减退症(hypothyroidism)等,治疗周期长,多不能短期显效,应中西医结合,配合中医妇科周期用药,辨证论治。

诊治流程图:

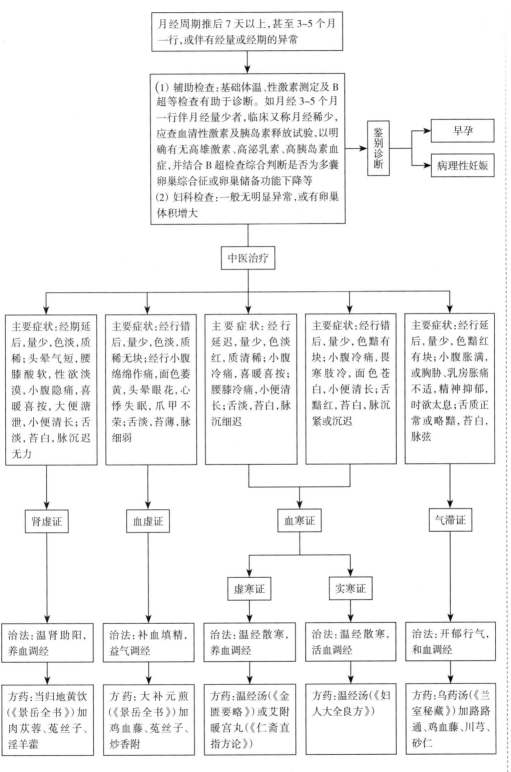

(王艳萍 梁雪芳)

扫一扫
测一测

PPT 课件

古医籍精选
ER-5-3

复习思考题

如何诊断"月经后期"？

第三节　月经先后无定期

培训目标

1. 掌握月经先后无定期的中医辨证论治与转归。
2. 熟悉月经先后无定期的诊断要点及鉴别诊断。

月经周期或提前或错后 7 天以上，两者常常交替出现，连续发生 3 个周期或以上，称为"月经先后无定期""月经愆期""经乱"等。月经先后无定期若伴有经量增多及经期延长，常可发展为崩漏。西医学排卵障碍性异常子宫出血出现月经先后无定期可参照本病辨证治疗。

病例摘要

患者，女性，32 岁，已婚，近半年月经时而提前时而错后 8~10 天，质稀，量少，腰痛，头晕，舌淡少苔，脉沉细尺弱。

问题 1

通过病史采集，我们目前可以获得的临床信息有哪些？为了进一步明确诊断及证型，需要补充哪些病史内容？

育龄期女性，月经不规律，首先要考虑的是月经病。

为了进一步明确诊断，需补充了解以下病史：

询问伴随症状：腰痛、头晕等。

收集中医望、闻、问、切四诊内容：参考"十问歌"，询问既往史、婚育状况、是否采取避孕措施、目前有无生育要求等，以助于根据患者的需求选择治疗方案和进行鉴别诊断。

完善病史

患者已婚已育，$G_2P_1A_1$（6 年前人工流产 1 次，4 年前自然分娩 1 次），现无生育要求，已采取避孕措施，半年前因工作劳累出现月经时而提前时而错后 8~10 天，质稀，量少，腰痛，头晕。

笔记

知识点一

病 因 病 机

主要病机是肝肾功能失常，冲任失调，血海蓄溢无常。

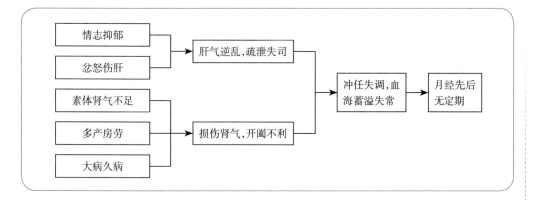

知识点二

诊 断 要 点

1. 病史　多见于育龄期,注意是否有七情内伤史。

2. 症状　月经先后不定期连续 3 个月经周期以上,且提前或延后 7 天以上,通常经期和经量正常,可伴经前诸证。

3. 妇科检查及 B 超检查　了解子宫及附件情况,排除盆腔器质性病变。

4. 妊娠试验　排除妊娠。

5. 基础体温　BBT 测定了解排卵情况。

6. 生殖内分泌激素测定　测定血清雌二醇(E_2)、孕酮(P),黄体生成素(LH),卵泡刺激素(FSH),泌乳素(PRL),雄激素(T)以了解生殖内分泌情况。

问题2
为了进一步明确诊断,需要进一步完善哪些辅助检查?
应进一步完善 B 超检查。
辅助检查结果
妇科 B 超检查子宫及附件未见异常。
问题3
该患者的中西医诊断是什么?
中医诊断:月经先后无定期(肾虚证)
西医诊断:月经不调

知识点三

鉴 别 诊 断

本病应与崩漏相鉴别。崩漏表现为阴道出血完全没有周期性,并同时出现经期和经量的异常,而月经先后无定期表现为周期异常,经期和经量一般无异常。

知识点四

辨 证 论 治

1. 根据月经量、色、质的变化,并结合全身证候及舌脉进行辨证。

2. 重视患者禀赋、体质、情志因素及其他病史、生育史等情况。

3. 本病治法重在以疏肝理气、补肾调经为主,使冲任和调,胞宫藏泻有度,则月经按期来潮。分证论治见表5-4。

表 5-4　月经先后不定期辨证与治法特点

	肝郁证	肾虚证
主要症状	月经或提前或错后	
	经量或多或少,色黯红有块,伴情志抑郁,胸胁、乳房胀满,脘闷不舒,时叹息,嗳气食少	量少,色淡,质清稀,伴面色晦暗,头晕耳鸣,腰膝酸痛,小便频数
舌脉	舌质正常或略黯,舌苔薄白或薄黄,脉弦	舌淡,苔白,脉沉细弱
治法	疏肝理脾,和血调经	补肾益精,固冲调经。
方药	逍遥散(《太平惠民和剂局方》):白术 柴胡 当归 茯苓 炙甘草 白芍 薄荷 煨姜	固阴煎(《景岳全书》):人参 熟地 山药 山茱萸 远志 炙甘草 五味子 菟丝子
加减	若经血有块,加丹参、泽兰、川芎活血行气;若经量多,口苦咽干,去煨姜,加牡丹皮、栀子、黄芩;胸脘痞闷,加陈皮、厚朴、砂仁	经血量多,加覆盆子、鹿衔草、仙鹤草;腰痛如折,加炒杜仲、桑寄生、狗脊;小便频数加益智仁、桑螵蛸、乌药

问题 4

该患者的下一步治疗方案如何?

1. 注意休息,适量运动,调畅情志。

2. 中医辨证治疗　四诊合参,证属肾虚证,以补肾益精,固冲调经为法,辨证予药,方选固阴煎加减。

【临证要点】

1. 育龄期妇女出现月经先后无定期,诊断时需与月经周期、经期、经量皆出现异常之崩漏相鉴别。

2. 月经先后无定期病机与肝肾功能失常,冲任失调,血海蓄溢无常有关。

3. 辨证治疗注意不同年龄阶段责之肝、脾、肾三脏之不同,治疗侧重点有差异。

【难点、疑点】

月经先后无定期,病程通常较长,缠绵难愈,发为崩漏。治疗时需要医患充分认识,以防出现血崩急证。

诊治流程图：

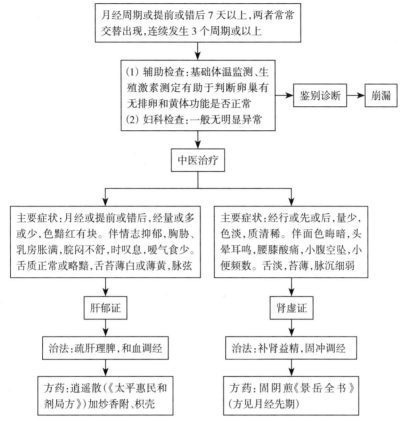

（王艳萍　梁雪芳）

 复习思考题

如何诊断"月经先后无定期"？

第四节　月经过多

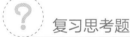 **培训目标**

1. 掌握月经过多的辨证论治。
2. 熟悉月经过多的诊断要点及鉴别诊断。

月经过多是指月经量较正常明显增多，或每次经行总量超过 80ml，在一定时间内能自行停止，且连续 2 个周期或以上，而周期经期基本正常者。月经过多常与月经先期、经期延长伴见，可继发贫血。本病相当于西医学的排卵性异常子宫出血，放置宫内节育器引起的月经过多可参照本病治疗。

异常子宫
出血

古医籍精选

病例摘要

王某,女,40岁,2012年4月8日初诊。1年前因工作压力大,出现月经量增多,经量较既往增多1倍,色鲜红,夹少量血块,伴小腹轻度疼痛。LMP:2012年4月3日。刻下症:口苦咽干,胸胁胀痛,大便偏干,小便黄。舌质黯红,苔薄黄,脉弦滑数。既往月经规律,14岁初潮,5~6天/28~30天,量中,色黯红。

问题1

通过病史采集,我们目前可以获得的临床信息有哪些?为了进一步明确诊断及证型,需要补充哪些病史内容?

育龄期女性,既往月经规律,经量中等,近一年因工作压力大而出现月经量增多1倍,同时有小腹轻度疼痛,夹少量血块,以及其他全身伴随症状。初步诊断考虑为月经过多。

为了进一步明确诊断,需补充了解以下病史:

询问近1年的月经周期和经期长短。

询问有无子宫内膜息肉、子宫肌瘤、子宫腺肌瘤、血液病等病史,有无放置宫内节育器。

询问伴随症状:乏力、头晕、心悸等。

收集中医望、闻、问、切四诊内容:参考"十问歌",询问既往史、婚育情况、目前有无生育要求等,以助于根据患者的需求选择治疗方案和进行鉴别诊断。

完善病史

患者近1年月经周期较以往缩短3~5天,经期正常,既往无子宫内膜息肉、子宫肌瘤、子宫腺肌瘤、血液病等病史,未放置宫内节育器。孕2产1,目前无生育要求。近1个月口服铁剂和益气维血颗粒,无乏力、头晕、心悸。

西医的病因
病理

📋 **知识点一**

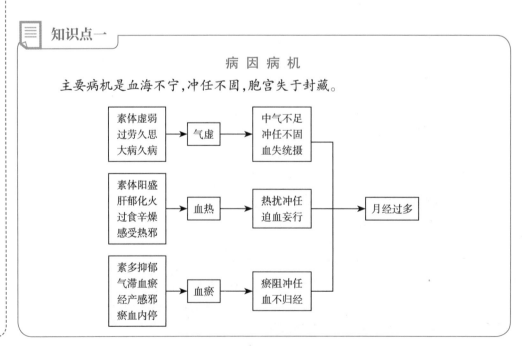

病因病机

主要病机是血海不宁,冲任不固,胞宫失于封藏。

知识点二

诊 断 要 点

1. **病史**　可有大病、久病,精神刺激,饮食不节,经期、产后感邪或不禁房事史,或宫内节育器避孕史。

2. **症状**　月经量明显增多,经量 >80ml,在一定时间内能自止,月经周期、经期一般正常,连续两个周期或以上。

3. **体征**

(1) 妇科检查:子宫附件一般无明显异常,或子宫体稍增大。

(2) 全身体格检查:腹软,无压痛及反跳痛;继发贫血者可呈现贫血貌。

4. **辅助检查**　B 超:了解子宫附件情况;B 超或宫腔镜检查还可排除子宫内膜息肉、黏膜下子宫肌瘤等器质性病变;诊断性刮宫可了解子宫内膜病理形态,并帮助尽快止血;血常规检查明确有无继发贫血,凝血功能检查排除血液系统疾病。

问题2

为了进一步明确诊断,体格检查需要注意哪些问题?

应注意避免在月经期进行妇科检查,妇科检查着重了解子宫大小,全身体格检查着重了解有无贫血、贫血的程度、生命体征是否稳定。本案患者的体格检查和妇科检查情况如下。

体格检查情况

体格检查:腹软,无压痛及反跳痛。

妇科检查:外阴发育正常,阴道通畅,分泌物适中,宫颈口闭合、未见明显赘生物,无宫颈举摆痛,子宫前位,正常大小,质中,活动好,无压痛,双附件未扪及异常。

问题3

为了进一步明确诊断,需要进一步完善哪些辅助检查?

应进一步完善血常规、凝血功能及 B 超检查。

辅助检查结果

该患者查血常规及凝血功能正常;B 超示子宫、附件无明显异常。

问题4

该患者的中西医诊断是什么?

中医诊断:月经过多(肝经郁热兼血瘀证)

西医诊断:排卵性异常子宫出血

知识点三

鉴 别 诊 断

月经过多应与崩漏及癥瘕、凝血功能障碍引起的月经过多相鉴别。鉴别要点见表5-5。

表5-5　月经过多的鉴别诊断

鉴别要点＼病名	月经过多	崩漏	癥瘕	凝血功能障碍
主要症状	月经量明显增多,经量>80ml,在一定时间内能自止,月经周期、经期一般正常	月经周期、经期、经量严重紊乱,阴道下血量多如注,或量少淋漓日久不能自止	月经量多,可伴有经期延长、经间期出血或痛经,往往病程长,药物治疗效果欠佳	月经量多、经期延长,月经周期正常,伴有牙龈出血、皮下出血等其他全身出血症状
妇科检查	子宫、附件无明显异常	子宫、附件无明显异常	子宫大小正常,或增大、质硬	子宫、附件无明显异常
辅助检查	B超显示子宫、附件无明显异常;基础体温双相;血常规检查可有红细胞减少和血红蛋白降低;凝血功能正常	B超显示子宫、附件无明显异常;基础体温单相;血常规检查可有红细胞减少和血红蛋白降低;凝血功能正常	B超、宫腔镜检查发现子宫内膜息肉、黏膜下子宫肌瘤、子宫腺肌病等器质性病变	血常规、凝血功能检测显示凝血功能障碍

知识点四

辨 证 论 治

1. 月经过多临证当详查经量、经色、经质,结合全身症状、舌脉辨证。其中临床以血热、血瘀、气虚证多见。

2. 治疗上,经期重在减少月经量,非经期查因治本、固冲调经;慎用温燥辛散之品,以免动血耗血,加重病情。

3. 对于无手术指征的子宫肌瘤、子宫腺肌病、子宫内膜息肉、放置宫内节育器引起的月经过多也可参照本病辨治。分证论治见表5-6。

表5-6　月经过多辨证与治法特点

	气虚证	血热证	血瘀证
主要症状	月经量明显增多,经量>80ml,月经周期、经期正常		
	经色淡红,质清稀;面色无华,气短懒言,肢软无力,精神倦怠,小腹空坠,动则汗出,食少腹胀	经色鲜红或深红,有光泽,质稠黏;心烦口渴,身热面赤,大便干结,小便黄赤,或有灼热感	经色紫黑,有血块,经行不畅,小腹疼痛拒按,血块排出后疼痛减轻;可无明显全身症状,或胸胁胀满或刺痛,或面颊褐斑
舌脉	舌质淡,苔薄白,脉细弱	舌红绛,苔黄,脉滑数	舌质紫黯,或有瘀点、瘀斑,脉弦涩或沉涩

续表

	气虚证	血热证	血瘀证
治法	补气升阳,安冲摄血	清热凉血,固冲止血	活血化瘀,理冲止血
方药	举元煎(《景岳全书》)或安冲汤(《医学衷中参西录》)加炒荆芥、仙鹤草。 举元煎:人参 黄芪 升麻 白术 甘草 安冲汤:黄芪 白术 白芍 生地黄 炒续断 乌贼骨 茜草 龙骨 牡蛎	保阴煎(《景岳全书》):生地黄 熟地黄 黄芩 黄柏 白芍 山药 续断 甘草	四物汤(《太平惠民和剂局方》)合失笑散(《太平惠民和剂局方》)加三七、茜草。 四物汤:熟地黄 芍药 当归 川芎 失笑散:炒蒲黄 五灵脂
加减	若正值经期,加阿胶、艾叶炭、炮姜炭温经涩血;经血有块者,加炒蒲黄、血余炭祛瘀止血	经血有块者,加炒蒲黄、茜草炭、三七祛瘀止血;口燥咽干者,加沙参、天花粉、知母养阴生津	小腹冷痛者,加炮姜炭、艾叶炭温经止痛;神疲乏力者,加白术、黄芪、柴胡健脾益气升阳;胸胁、小腹胀痛者,加香附、乌药、延胡索行气止痛

问题 5

该患者的下一步治疗方案如何?

中医辨证治疗

(1) 四诊合参,证属肝经郁热兼血瘀证,以清热凉血,活血化瘀,固冲止血为法,辨证予药,方选保阴煎合失笑散加减;月经期加马齿苋、三七粉等以减少经量。

(2) 中成药:葆宫止血颗粒,口服,每次 1 袋,每日 3 次;或宫血宁胶囊,口服,每次 1~2 粒,每日 3 次。经期量多时服用。

【临证要点】

1. 连续两个或以上月经周期出现经量较正常明显增多或超过 80ml,经血在一定时间内能自行停止,而月经周期正常者,即可诊断月经过多。

2. 临床需注意运用 B 超、宫腔镜检查、诊断性刮宫、凝血功能检测等手段排除器质性病变。

3. 本病的治疗应遵循"急则治其标,缓则治其本"的原则,根据月经期、非月经期分期论治。

4. 出现月经过多应积极治疗,否则可继发贫血,或发展为崩漏。

5. 若经中药治疗效果不良,则应给予西药或手术治疗,以免延误病情;继发贫血者应积极纠正贫血。

西医治疗

FR-5-7

【难点、疑点】

本病的治疗基础是查明经血量多的原因,明确西医诊断。中医辨证不必拘泥于气虚、血热、血瘀三个证候,有时可二、三个证候并见,如气虚血瘀证、血热兼血瘀证等,当灵活辨治。

诊治流程图：

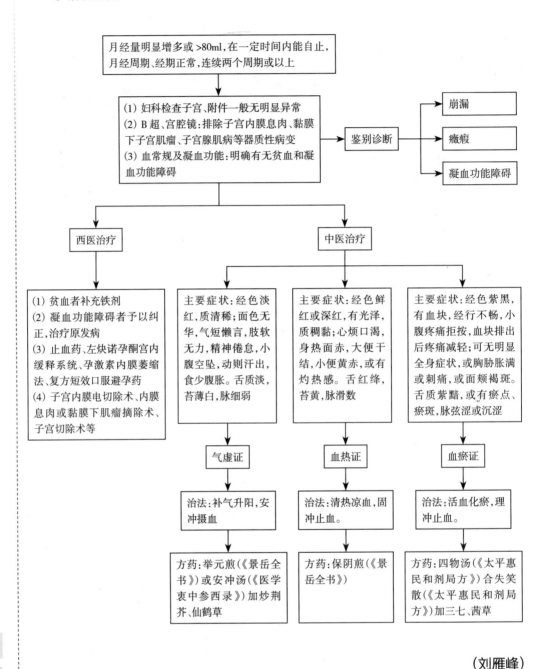

（刘雁峰）

? 复习思考题

月经过多的诊断要点是什么？应与哪些疾病相鉴别？

第五节　月经过少

培训目标

1. 掌握月经过少的辨证论治。
2. 熟悉月经过少的诊断要点及鉴别诊断。

月经过少是指经行血量明显减少,少于平时正常经量的 1/2,或一次行经总量不足 30ml,或行经持续时间仅 1~2 天,甚或点滴即净,连续出现 2 个周期或以上者。本病常与月经后期并见,若失治、误治、不治,可致闭经、不孕。

西医学中子宫发育不良、卵巢功能低下等疾病及宫腔手术后导致的月经过少可参照本病治疗。

ER-5-8

病例摘要

张某,女,33 岁,2017 年 10 月 30 日初诊。5 年前末次人流后经量渐少,仅为既往一半。LMP:10 月 28 日,量少,色鲜红,至今仅用 2 片卫生巾,无血块,伴小腹隐痛。刻下症:疲倦乏力,眠差,四肢逆冷,腰膝酸软,夜尿频数,大便干结。舌质黯,苔薄白,脉细。

问题 1

通过病史采集,我们目前可以获得的临床信息有哪些? 为了进一步明确诊断及证型,需要补充哪些病史内容?

育龄期女性,5 年前人流后出现月经量减少一半,经色鲜红,无血块,伴小腹隐痛,全身其他伴随症状以肾虚证表现为主。就诊时无停经史。初步诊断考虑为月经过少。

为了进一步明确诊断,需补充了解以下病史:

询问以往和目前的月经周期和经期情况。

收集中医望、闻、问、切四诊内容:参考"十问歌",询问既往史、婚育情况、目前有无生育要求等,以助于根据患者的需求选择治疗方案和进行鉴别诊断。

完善病史

患者 13 岁初潮,既往月经 5~6 天 /28~30 天,量适中,色鲜红,无血块,无痛经史。近 5 年月经量明显减少,月经周期正常,经期缩短为 3 天。妊娠史:$G_6P_1A_5$,末次流产为 5 年前。近 2 个月未避孕,近期有计划妊娠。

西医的病因
病理

ER-5-9

知识点一

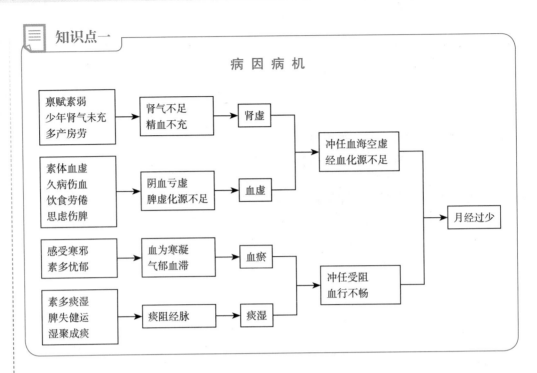

病因病机

禀赋素弱
少年肾气未充
多产房劳
→ 肾气不足
精血不充 → 肾虚

素体血虚
久病伤血
饮食劳倦
思虑伤脾
→ 阴血亏虚
脾虚化源不足 → 血虚

冲任血海空虚
经血化源不足

月经过少

感受寒邪
素多忧郁
→ 血为寒凝
气郁血滞 → 血瘀

素多痰湿
脾失健运
湿聚成痰
→ 痰阻经脉 → 痰湿

冲任受阻
血行不畅

知识点二

诊 断 要 点

1. 病史　曾于经期感寒或情绪波动,或有反复流产及刮宫史、口服避孕药史、失血史、减肥史、结核病史等。

2. 症状　经行血量明显减少,少于平时正常经量的 1/2,或一次行经总量不足 30ml,或行经持续时间仅 1~2 天,甚或点滴即净,连续出现 2 个周期或以上。

3. 体征

(1) 妇科检查:子宫、附件基本正常,或子宫偏小。

(2) 全身体格检查:一般无明显异常,或见身体发育欠佳、乳房等第二性征发育不良,或体型肥胖等。

4. 辅助检查

(1) B 超检查可了解子宫大小及内膜厚度。

(2) 基础体温和生殖激素测定有助于诊断高泌乳素血症、高雄激素血症、卵巢储备功能下降或卵巢早衰。

(3) 宫腔镜检查、诊断性刮宫等有助于诊断子宫内膜损伤、宫腔粘连、子宫内膜结核等。

问题 2

为了进一步明确诊断,体格检查需要注意哪些问题?

对于月经过少的患者,在妇科检查时应着重诊查宫颈和子宫大小,全身体格检查着重了解身体生长发育和营养情况。

笔记

体格检查情况

体格检查:无明显异常。

妇科检查:外阴发育正常,阴道通畅,分泌物适中,宫颈口闭合,未见明显赘生物,无宫颈举摆痛,子宫前位,正常大小,质中,活动好,无压痛,双附件未扪及异常。

问题3

为了进一步明确诊断,需要进一步完善哪些辅助检查?

应对该患者进一步完善女性激素六项及B超检查。

辅助检查结果

该患者于月经期第2天查血清女性激素六项无明显异常;月经第13天查B超提示:子宫大小4.6cm×4.1cm×3.5cm,内膜厚度0.5cm,双侧卵巢探及卵泡,右侧最大约1.4cm×1.2cm。

问题4

该患者的中西医诊断是什么?

中医诊断:月经过少(肾虚证)

西医诊断:月经失调

知识点三

鉴 别 诊 断

月经过少应与经间期出血及激经、胎漏、胎动不安、异位妊娠等妊娠病相鉴别。鉴别要点见表5-7。

表5-7　月经过少的鉴别诊断

鉴别要点＼病名	月经过少	经间期出血	激经	胎漏胎动不安	异位妊娠
主要症状	经行血量明显减少,少于平时经量的1/2,或一次行经总量不足30ml,或行经时间仅1~2天,甚或点滴即净,连续出现2个周期或以上	月经周期基本规律,在两次正常月经之间、排卵期前后短时间少量阴道流血	部分女性妊娠早期仍按月阴道少量出血,2~3天即净,无其他症状,又无损于胎儿,待胎儿渐长,其血自停	有停经史,阴道少量出血,时出时止,或伴腰酸腹痛或小腹下坠	停经后阴道不规则少量出血,可伴有下腹隐痛,若异位妊娠破裂,可突发一侧下腹撕裂样疼痛
妇科检查	子宫、附件无明显异常	子宫、附件无明显异常	子宫增大如孕周	子宫增大如孕周	子宫正常大小或稍大,一侧附件区可及包块、压痛;若异位妊娠破裂、腹腔内出血,则后穹隆饱满,子宫有漂浮感

续表

鉴别要点 ＼ 病名	月经过少	经间期出血	激经	胎漏胎动不安	异位妊娠
辅助检查	B超、宫腔镜检查、诊断性刮宫等可了解子宫内膜情况;基础体温和生殖激素测定有助于诊断高泌乳素血症、高雄激素血症、卵巢储备功能下降或早发性卵巢功能不全	测量基础体温,出血多出现在基础体温从低温向高温过渡时期;B超检查见子宫、附件无明显异常	尿妊娠试验阳性,B超检查可见宫内妊娠	尿妊娠试验阳性,B超检查可见宫内妊娠	血清孕酮和β-HCG升高但低于正常孕周水平,B超示宫内无妊娠囊、附件区异常混合回声,经阴道后穹隆穿刺抽出不凝血等可协助诊断

📑 **知识点四**

辨 证 论 治

1. 月经过少分虚实两端,虚者以肾虚、血虚为主,实者以血瘀、痰湿为主。临床以虚证或本虚标实证为多见。

2. 治疗上,虚者宜补肾养血调经,实者宜祛瘀化痰通经。临证平时和经期治疗各有侧重,平时以审因治本为主,经期以疏利通经为要。分证论治见表5-8。

表5-8　月经过少辨证与治法特点

	肾虚证	血虚证	血瘀证	痰湿证
主要症状	经量明显减少,少于正常经量的1/2,或一次行经量不足30ml,或行经时间仅1~2天,甚或点滴即净,连续出现2个周期或以上			
	经来渐少,甚至点滴即净,色淡黯,质稀薄;面色晦暗或有黯斑,头晕耳鸣,腰膝酸软,小便频数	月经量少,色淡,质稀;面色萎黄,皮肤不润,头晕眼花,心悸失眠,小腹绵绵作痛	月经量少,色紫黯,夹有血块;小腹刺痛拒按,血块排出腹痛减轻,胸胁胀痛	月经量少,质黏稠;平素带下量多,色白质稠,形体肥胖,胸脘满闷,呕恶痰多
舌脉	舌淡,苔薄,脉沉弱	舌质淡,苔薄白,脉细无力	舌紫黯,有瘀点或瘀斑,脉弦涩	舌淡胖,苔白腻,脉滑
治法	补肾益精,养血调经	补气养血,和血调经	活血化瘀,养血调经	运脾化痰,和血调经
方药	归肾丸(《景岳全书》)加肉苁蓉、巴戟天、怀牛膝、乌药。归肾丸:熟地 山药 山茱萸 茯苓 当归 枸杞 杜仲 菟丝子	滋血汤(《证治准绳》)加鸡血藤、陈皮、砂仁。滋血汤:人参 山药 黄芪 茯苓 川芎 当归 白芍 熟地	桃红四物汤(《医宗金鉴》)加鸡血藤、丹参、香附。桃红四物汤:桃仁 红花 川芎 当归 白芍 熟地	六君子加归芎汤(《万氏妇人科》)加生山楂、菟丝子。六君子加归芎汤:人参 白术 茯苓 半夏 陈皮 甘草 当归 川芎 香附

续表

	肾虚证	血虚证	血瘀证	痰湿证
加减	若小腹凉,夜尿多,手足不温,加淫羊藿、益智仁温补肾阳;若五心烦热,舌质红,加女贞子、白芍、龟板胶以滋肾养阴	若面色苍白,贫血较重,重用黄芪、鸡血藤以益气生血;经血点滴即止,加山茱萸、枸杞、阿胶养血填精;心悸、失眠者加炒枣仁、首乌藤、炙远志养心安神	若胸胁小腹胀痛加路路通、郁金、延胡索行气止痛;小腹冷痛加肉桂、小茴香、乌药以温经行气止痛;神疲乏力加黄芪、人参、白术健脾益气	若带下量多,加苍术、薏苡仁、车前子燥湿止带;痰多黏腻者,加胆南星、竹茹清热化痰;腰膝酸痛,加杜仲、续断、桑寄生补肾强腰

问题 5

该患者的下一步治疗方案如何?

1. 中医辨证治疗

(1) 四诊合参,证属肾虚证,以补肾益精,养血调经为法,辨证予药,方选归肾丸加减,经期加香附、川芎、益母草、赤芍等理气活血调经之品。

(2) 中成药:右归丸,口服,每次 1 丸(大蜜丸)或 9g(小蜜丸),每日 3 次;经期予益母草颗粒,口服,每次 1 袋,每日 2 次。

2. 因患者有生育要求,B 超检查提示子宫内膜偏薄,而且是在人流术后出现的月经量减少,服用中药的同时可考虑进行宫腔镜检查明确子宫内膜情况、有无宫腔粘连。

宫腔粘连
EB-5-10

【临证要点】

1. 若经量减少至平时的 1/2 或少于 30ml,甚或点滴即净,连续发生两个或以上月经周期,即可诊断月经过少。

2. 临床需注意与妊娠相关疾病进行鉴别。

3. 中医辨证论治应分清虚实 虚者补肾益精,养血调经;实者祛瘀化痰,活血通经;虚实兼夹者补虚泻实。同时在明确西医病因病理的基础上,结合西医治疗手段积极治疗原发病,并根据患者有无生育要求来制定治疗方案。例如,宫腔粘连者行宫腔镜下粘连分解术,子宫内膜结核患者予抗结核治疗,卵巢早衰者适当予以补充雌激素治疗等。

4. 月经过少的患者日常应注意调畅情志,规律饮食,避免熬夜。

【难点、疑点】

1. 临证注意根据患者经色、经质、全身症状、舌脉进行仔细辨证,经血色淡质稀者多为虚证,经血色黯质稠者多为实证。

2. 引起月经过少的西医病因很多,须首先明确原发病,结合患者病情及生育要求,必要时介入西医治疗手段。

诊治流程图:

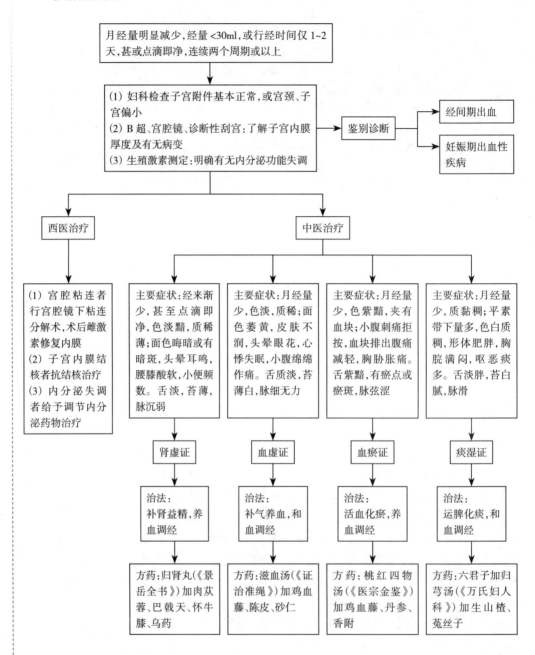

（刘雁峰）

扫一扫
测一测

? 复习思考题

1. 月经过少应与哪些疾病相鉴别?
2. 请论述月经过少的分型论治。

第六节　经 期 延 长

> **培训目标**
>
> 1. 掌握经期延长的辨证论治。
> 2. 熟悉经期延长的诊断要点及鉴别诊断。

经期延长是指月经周期基本正常,行经时间超过 7 天以上,甚或淋漓半月方净者,可伴见月经过多或过少。本病相当于西医学之排卵性异常子宫出血中的子宫内膜不规则脱落,盆腔炎性疾病、放置宫内节育器、子宫内膜息肉等引起的经期延长也可参照本病辨治。

病例摘要

杜某,女,24 岁,未婚。2012 年 1 月 26 日初诊。患者近 1 年出现经行时间延长,达 8~12 天。LMP:2012 年 1 月 15 日。刻下症:经行 12 天未净,量时多时少,深红色,有血块,小腹胀痛可忍,纳可,眠差,烦躁,口干不欲饮,大便时干时稀,小便调,舌质黯苔黄腻,脉沉弦细。既往月经 13 岁初潮,7 天 /33~35 天,量中等,色红,夹血块。

问题 1

通过病史采集,我们目前可以获得的临床信息有哪些? 为了进一步明确诊断及证型,需要补充哪些病史内容?

育龄期女性,既往月经规律,经期正常,近 1 年出现行经期延长,2 周内能干净,就诊时为经期第 12 天,伴有小腹胀痛、烦躁、口干不欲饮、大便时干时稀等症状。初步诊断考虑为经期延长。

为了进一步明确诊断,需补充了解以下病史:

询问 1 年前开始出现经期延长的诱因,近 1 年的月经周期及经量。

询问有无子宫内膜息肉、子宫肌瘤、子宫腺肌瘤、盆腔炎性疾病、血液病等病史,有无放置宫内节育器。

询问伴随症状:乏力、头晕、心悸、带下情况等。

收集中医望、闻、问、切四诊内容:参考"十问歌",完善现病史、既往史和孕产史,以助于进行鉴别诊断及制定治疗方案。

完善病史

患者 1 年前因情绪波动大而出现经期延长,近 1 年月经周期同以往,33~35 天,经量时多时少。否认性生活史,无子宫内膜息肉、子宫肌瘤、子宫腺肌瘤、盆腔炎性疾病、血液病等病史,未放置宫内节育器。平素无乏力、头晕、心悸,带下量、色、质正常。

知识点一

病 因 病 机

主要病机是血海不宁,冲任不固,胞宫失于封藏。

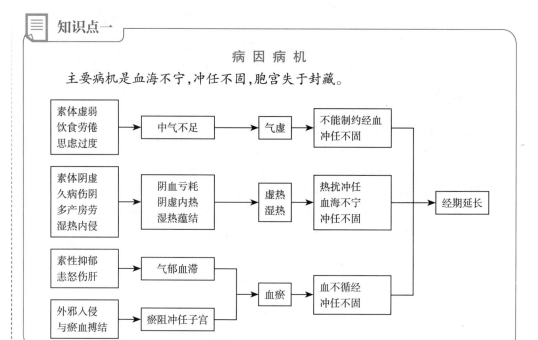

知识点二

诊 断 要 点

1. 病史   可有饮食、起居、情志失调史,或盆腔炎性疾病史,或宫内节育器避孕史。

2. 症状   经行时间延长,超过 7 天,甚至淋漓 2 周;月经周期基本正常,或伴有经量过多或过少。

3. 体征

(1) 妇科检查:子宫、附件无明显异常。

(2) 全身体格检查:多无明显异常;伴有月经过多继发贫血者可有贫血貌。

4. 辅助检查

(1) 基础体温测定。

(2) 子宫内膜不规则脱落者曲线呈双相型,下降缓慢;生殖激素测定有助于诊断。

(3) B 超:了解子宫及附件情况、宫内节育器安置情况。

(4) 宫腔镜检查可明确有无子宫内膜息肉、黏膜下子宫肌瘤、子宫内膜炎等器质性病变。

(5) 子宫内膜活检:月经第 5~6 日取宫内膜组织送检,子宫内膜组织学仍能见到呈分泌反应的子宫内膜,且与出血期及增生期内膜并存。

(6) 血常规和凝血功能检测排除血液系统疾病及贫血。

问题 2

为了进一步明确诊断,体格检查需要注意哪些问题?

因患者月经淋漓不净,必要时需在行经期进行妇科检查,须注意无菌操作,以免造成医源性感染,检查时着重注意排除宫颈糜烂样改变、息肉等宫颈病变及生殖器外伤。

体格检查情况

体格检查:腹软,无压痛及反跳痛。

因未婚、无性生活未行妇科检查。

腹部 B 超检查:子宫、附件未见明显异常,子宫内膜 0.8cm。

问题 3

为了进一步明确诊断,需要进一步完善哪些辅助检查?

应进一步完善血常规、凝血功能、女性生殖激素(或基础体温测定)。

辅助检查结果

该患者血常规和凝血功能正常。于下个周期月经第 4 天查血清女性激素六项:雌二醇(E_2)40.58pg/ml,孕酮(P)1.59ng/ml,睾酮(T)0.28ng/ml,黄体生成激素(LH)3.43mIU/ml,卵泡生成激素(FSH)5.02mIU/ml,催乳激素(PRL)12.49ng/ml。基础体温曲线为双相型,下降缓慢。B 超检查结果:子宫、附件未见明显异常。激素六项提示孕酮水平略高于卵泡期参考值(0.31~1.52ng/ml),其他五项为正常卵泡期参考值水平。

问题 4

该患者的中西医诊断是什么?

中医诊断:经期延长(气滞血瘀证)

西医诊断:异常子宫出血

知识点三

鉴 别 诊 断

经期延长主要应与崩漏、癥瘕和凝血功能障碍相鉴别。鉴别要点见表 5-9。

表 5-9　经期延长的鉴别诊断

鉴别要点 \ 病名	经期延长	崩漏	癥瘕	凝血功能障碍
主要症状	经行时间延长,超过 7 天,甚至淋漓 2 周;月经周期基本正常,或伴有经量过多或过少	月经周期、经期、经量严重紊乱,阴道下血量多如注,或量少淋漓日久不能自止	经期延长,可伴有月经量多、经间期出血或痛经,往往病程长,药物治疗效果欠佳	经期延长、月经量多,月经周期正常,伴有牙龈出血、皮下出血等其他全身出血症状
妇科检查	子宫、附件无明显异常	子宫、附件无明显异常	子宫大小正常或增大、质硬	子宫、附件无明显异常

续表

病名 鉴别要点	经期延长	崩漏	癥瘕	凝血功能障碍
辅助检查	B超显示子宫、附件无明显异常;基础体温双相,高温相下降缓慢;凝血功能正常	B超显示子宫、附件无明显异常;基础体温单相;血常规检查可有红细胞减少和血红蛋白降低;凝血功能正常	B超、宫腔镜检查发现子宫内膜息肉、黏膜下子宫肌瘤等器质性病变	血常规、凝血功能检测显示凝血功能障碍

知识点四

辨 证 论 治

经期延长与月经过多病机均责之虚、热、瘀引起血海不宁,冲任不固,胞宫失于封藏之职;但经期延长之"热"以阴虚内热及湿热蕴结多见。治疗重在止血调经,缩短经期在七天以内。分证论治见表5-10。

表5-10 经期延长辨证与治法特点

	阴虚血热证	湿热蕴结证	血瘀证	气虚证
主要症状	月经延长至7天以上,或伴经量增多,2周内能自然干净,月经周期正常			
	行期延长,量少色鲜红,质稍稠;咽干口燥,手心灼热,潮热颧红,大便燥结	经期延长,量多,色深红,混杂黏液;带下量多,色黄臭秽,腰腹胀痛,四肢沉重,全身乏力	月经淋漓延期不净,经量时多时少,色黯有块,经行不畅,小腹疼痛拒按;或面色晦暗,或面部褐斑	经期延长,量多,色淡,质清稀;神倦嗜卧,气短懒言,肢软无力,小腹空坠,头昏眼花,面色㿠白,纳少便溏,心悸少寐
舌脉	舌质红,苔少津,脉细数	舌质偏红,苔黄腻,脉滑数	舌质紫黯,舌边有瘀点,脉弦涩	舌质偏淡,苔薄白,脉缓弱
治法	养阴清热,凉血调经	清热利湿,止血调经	活血祛瘀,固冲调经	补气摄血,固冲调经
方药	两地汤(《傅青主女科》)合二至丸(《医便》)。两地汤:生地 地骨皮 玄参 麦冬 阿胶 白芍 二至丸:女贞子 墨旱莲	固经丸(《医学入门》)加马齿苋、茜草炭。固经丸:龟甲 黄芩 白芍 椿根皮 黄柏 香附	桃红四物汤(《医宗金鉴》)合失笑散(《太平惠民和剂局方》)加茜草、海螵蛸。桃红四物汤:桃仁 红花 熟地 芍药 当归 川芎 失笑散:炒蒲黄 五灵脂	举元煎(《景岳全书》)加炒荆芥、仙鹤草、炒续断。举元煎:人参 黄芪 升麻 白术 甘草

续表

	阴虚血热证	湿热蕴结证	血瘀证	气虚证
加减	若潮热心烦,加知母、白薇清热除烦;经量多者,加侧柏炭、地榆、藕节凉血止血	若带下量多色黄,加薏苡仁、车前子、土茯苓等燥湿止带;腰腹胀痛,加赤芍、牡丹皮、败酱草等清热活血止痛	若小腹冷痛者,加炮姜、艾叶炭、乌药温经止血、行气止痛;经行不畅而量少者,加香附、益母草、泽兰行气活血	若食少纳呆,加砂仁、陈皮以醒脾和胃;经血量多不止,有血块,腹痛者,加三七、茜草、炒蒲黄化瘀止血

问题5

该患者的下一步治疗方案如何?

中医辨证治疗

(1) 四诊合参,证属气滞血瘀证,以行气活血,固冲止血为法,辨证予药,方选四物汤合失笑散加减,因就诊时经行 12 天未净,故原方去川芎,加茜草炭、海螵蛸以止血。

(2) 中成药:宫血宁胶囊,口服,每次 1~2 粒,每日 3 次。

【临证要点】

1. 经行时间延长,超过 7 天,甚至淋漓 2 周,可自然停止,月经周期基本正常,即可诊断经期延长。

2. 注意与崩漏相鉴别。临床可运用 B 超、宫腔镜检查、凝血功能检测等手段排除器质性病变。

3. 本病常与月经过多并见,治疗原则同月经过多,遵循"急则治其标,缓则治其本",根据月经期、非月经期分期论治。

4. 因放置宫内节育器、盆腔炎性疾病或子宫内膜息肉等器质性病变而引起经期延长者,若经药物治疗无效,则应给予西药或手术治疗;继发贫血者应积极纠正贫血。

西医治疗
ER-5-13

【难点、疑点】

1. 新发的经期延长伴有月经量多或量少者应注意排除妊娠期疾病,如难免流产、不全流产或异位妊娠。

2. 问诊时应注意询问患者经期前后的同房史,有些患者因月经初净时同房后又出现阴道出血情况,易与经期延长混淆,需行妇科检查以排除宫颈因素的出血。

诊治流程图：

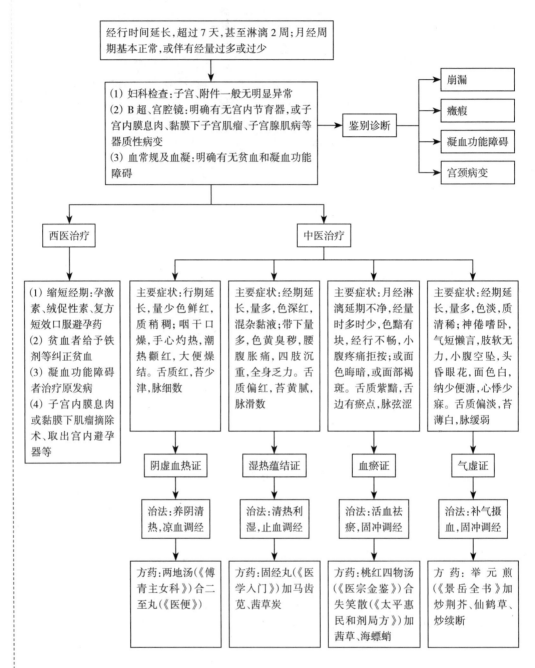

经行时间延长，超过 7 天，甚至淋漓 2 周；月经周期基本正常，或伴有经量过多或过少

(1) 妇科检查：子宫、附件一般无明显异常
(2) B 超、宫腔镜：明确有无宫内节育器，或子宫内膜息肉、黏膜下子宫肌瘤、子宫腺肌病等器质性病变
(3) 血常规及血凝：明确有无贫血和凝血功能障碍

鉴别诊断 → 崩漏 / 癥瘕 / 凝血功能障碍 / 宫颈病变

西医治疗

(1) 缩短经期：孕激素、绒促性素、复方短效口服避孕药
(2) 贫血者给予铁剂等纠正贫血
(3) 凝血功能障碍者治疗原发病
(4) 子宫内膜息肉或黏膜下肌瘤摘除术、取出宫内避孕器等

中医治疗

主要症状：行期延长，量少色鲜红，质稍稠；咽干口燥，手心灼热，潮热颧红，大便燥结。舌质红，苔少津，脉细数

→ 阴虚血热证 → 治法：养阴清热，凉血调经 → 方药：两地汤（《傅青主女科》）合二至丸（《医便》）

主要症状：经期延长，量多，色深红，混杂黏液；带下量多，色黄臭秽，腰腹胀痛，四肢沉重，全身乏力。舌质偏红，苔黄腻，脉滑数

→ 湿热蕴结证 → 治法：清热利湿，止血调经 → 方药：固经丸（《医学入门》）加马齿苋、茜草炭

主要症状：月经淋漓延期不净，经量时多时少，色黯有块，经行不畅，小腹疼痛拒按；或面色晦暗，或面部褐斑。舌质紫黯，舌边有瘀点，脉弦涩

→ 血瘀证 → 治法：活血祛瘀，固冲调经 → 方药：桃红四物汤（《医宗金鉴》）合失笑散（《太平惠民和剂局方》）加茜草、海螵蛸

主要症状：经期延长，量多，色淡，质清稀；神倦嗜卧，气短懒言，肢软无力，小腹空坠，头昏眼花，面色白，纳少便溏，心悸少寐。舌质偏淡，苔薄白，脉缓弱

→ 气虚证 → 治法：补气摄血，固冲调经 → 方药：举元煎（《景岳全书》）加炒荆芥、仙鹤草、炒续断

（刘雁峰）

？ 复习思考题

患者诉平素月经周期正常，近 1 年经期延长，未行任何检查，应完善哪些病史及相关检查？中医辨证分型论治有哪些？

第七节　经间期出血

 培训目标

1. 掌握经间期出血的辨证论治。
2. 熟悉经间期出血的诊断要点及鉴别诊断。

在两次月经中间，即氤氲之时，出现周期性的少量阴道出血者称为"经间期出血"。本病与西医学的排卵期出血相吻合。

病例摘要

患者王某，女，26 岁，已婚。2016 年 6 月 30 日初诊。主因两次月经中间周期性阴道流血 4 个月就诊。近 4 个月，每于两次月经中间出现少量阴道流血，3~5天净。末次月经 6 月 23 日。月经初潮 14 岁，月经周期 7 天 /30 天，未生育，未避孕。

问题 1

通过病史采集，我们目前可以获得的临床信息有哪些？为了进一步明确诊断及证型，需要补充哪些病史内容？

育龄期女性，平时月经规律，近 4 个月每于两次月经中间出现少量阴道流血，持续 3~5 天干净。初步诊断考虑为经间期出血。

为了进一步明确诊断，需补充了解以下病史：

询问有无宫颈炎、子宫内膜炎、子宫内膜息肉、子宫肌瘤等病史。

询问经间期出血的颜色、质地，全身伴随症状及舌脉。

收集中医望、闻、问、切四诊内容：参考"十问歌"，询问既往史、目前有无生育要求等，以助于根据患者的需求选择治疗方案和进行鉴别诊断。

完善病史

患者两次月经中间少量出血，持续 3~5 天，量少，色鲜红，质稠；刻下症：头晕耳鸣，腰膝酸软，手足心热，夜寐不宁；舌红苔少，脉细数。既往无宫颈炎、子宫内膜炎、子宫内膜息肉、子宫肌瘤等病史。近期有生育要求。

 知识点一

病 因 病 机

主要病机是经间期阴阳转化不协调，损伤阴络，冲任不固，血溢脉外。

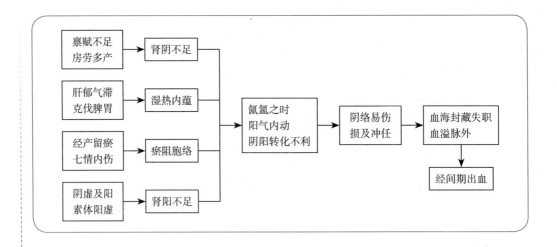

知识点二

诊 断 要 点

1. 病史　多见于青年女子,可有月经不调史,或堕胎、小产史。

2. 症状　在两次月经中间,一般是月经周期的第 12~16 天出现少量阴道流血,持续 3~5 日则自止,反复发生。

3. 体征

(1) 妇科检查:经间期可见宫颈黏液透明,呈拉丝状,或夹有血丝。宫颈无赘生物或重度炎症,无接触性出血。

(2) 全身体格检查:多无明显异常。

4. 辅助检查

(1) 基础体温测定:出血多发生在低、高温相交替时。

(2) 生殖激素测定:黄体期查血清雌、孕激素水平通常偏低。

(3) B 超检查:排除妇科器质性病变。

(4) 宫颈脱落细胞检查:排除宫颈病变。

(5) 诊断性刮宫:排除子宫内膜炎、子宫内膜癌等病变。

(6) 宫腔镜检查:排除子宫内膜息肉、黏膜下子宫肌瘤等。

问题 2

为了进一步明确诊断,体格检查需要注意哪些问题?

妇科检查时注意无菌操作,以免造成医源性感染,检查时着重注意排除宫颈重度糜烂、宫颈息肉等宫颈病变。

体格检查情况

体格检查:无明显异常,腹软,无压痛及反跳痛。

妇科检查(聚维酮碘消毒后):外阴发育正常,阴道通畅,分泌物适中,夹有血丝,无异味,宫颈光滑,宫颈口无明显活动性出血,无宫颈举摆痛,子宫前位,正常大小,质中,活动好,无压痛,双附件未扪及异常。

问题3

为了进一步明确诊断,需要进一步完善哪些辅助检查?

应进一步完善基础体温测定、生殖激素测定及B超检查。

辅助检查结果

该患者基础体温测定可见出血发生在低、高温相交替时,高温相上升缓慢、波动较大。月经第21天测定孕激素水平略低。B超检查子宫、附件未见明显异常。

问题4

该患者的中西医诊断是什么?

中医诊断:经间期出血(肾阴虚证)

西医诊断:排卵期出血

知识点三

鉴 别 诊 断

经间期出血主要与月经先期、月经过少相鉴别,同时注意排除宫颈炎、子宫内膜炎、子宫内膜息肉、子宫黏膜下肌瘤等器质性疾病。鉴别要点见表5-11。

表5-11　经间期出血的鉴别诊断

鉴别要点 \ 病名	经间期出血	月经先期	月经过少	宫颈炎、子宫内膜炎、子宫内膜息肉、子宫黏膜下肌瘤
主要症状	两次月经中间,一般是月经周期的第12~16天出现少量阴道流血,持续3~5日则自止,月经周期正常	月经周期缩短,小于21天,经量正常,或伴有经量过多、过少	每次月经量均明显减少,甚或点滴而下,月经周期正常	经间期少量出血,或不规则阴道出血,或同房时接触性出血,可伴有带下量多、腰腹疼痛等
妇科检查	子宫、附件无明显异常	子宫、附件无明显异常	子宫、附件无明显异常	宫颈炎者可见宫颈糜烂样改变或息肉及接触性出血,宫颈举痛。子宫内膜炎者有宫体压痛
辅助检查	B超显示子宫、附件无明显异常;基础体温双相,出血多发生在低、高温交替时期	B超显示子宫、附件无明显异常;基础体温双相,高温期较短,出血发生在高温下降时	B超显示子宫、附件无明显异常或内膜薄	B超和宫腔镜检查可明确子宫内膜息肉、子宫黏膜下肌瘤

知识点四

辨 证 论 治

　　本病的辨证要点是根据出血的量、色、质,结合全身症状与舌脉辨虚实。治疗原则以氤氲期平衡阴阳为主,促进阴阳的顺利转化。根据阴阳互根的关系,要注意阳中求阴,补阴不忘阳。治疗时机重在经后期。一般以滋肾养血为主,热者清之,湿者除之,瘀者化之,阳气虚者补之,经间期出血时酌加固冲止血药物,详见表5-12。

表5-12　经间期出血的辨证与治法特点

	肾阴虚证	湿热证	血瘀证	肾阳虚证
主要症状	两次月经间期周期性出现少量阴道流血,持续3~5日而自止,月经周期正常			
	两次月经中间阴道少量出血,色鲜红,质黏,头晕耳鸣,夜寐不宁,五心烦热,腰膝酸软,大便秘结	两次月经中间阴道少量出血,色深红,质黏腻,平时带下量多,色黄,小腹作痛,神疲乏力,胸胁满闷,口苦纳呆,溺黄便溏	经间期出血量时或稍多,时或甚少,色黯红,或紫黑如酱,少腹胀痛或刺痛;情志抑郁,胸闷烦躁	经间期出血,量少,色淡,质稀,腰痛如折,畏寒肢冷,小便清长,大便溏薄,面色晦暗
舌脉	舌质红,苔少,脉细数	舌质红,苔黄腻,脉滑数	舌质黯或有瘀斑,脉细弦	舌淡黯,苔薄白,脉沉弱
治法	滋肾养阴,固冲止血	清热利湿	化瘀止血	补肾益阳,固冲止血
方药	两地汤(《傅青主女科》)合二至丸(《医便》)。 两地汤:生地 地骨皮 玄参 麦冬 阿胶 白芍 二至丸:女贞子 墨旱莲	清肝止淋汤(《傅青主女科》)去阿胶、红枣,加小蓟、茯苓。 清肝止淋汤:当归 白芍 生地 丹皮 黄柏 牛膝 制香附 阿胶 黑豆 红枣	逐瘀止血汤(《傅青主女科》):生地 大黄 赤芍 丹皮 当归尾 枳壳 桃仁 龟板	健固汤(《傅青主女科》)合二至丸(《医便》)。 健固汤:人参 白术 茯苓 薏苡仁 巴戟天 二至丸:女贞子 旱莲草
加减	若阴虚及阳,阴阳两虚,经间期出血反复不愈,量稍多,色淡质稀,神疲乏力,夜尿频数,舌淡红,苔白,脉细者,治宜滋肾助阳,固摄止血。方用大补元煎(《景岳全书》)	若出血增多,宜去牛膝、当归,加侧柏叶、荆芥炭以止血;带下多而黄稠,则加马齿苋、椿根皮以清热化湿	若出血偏多时,宜去赤芍、当归尾,合失笑散以祛瘀止血;若少腹痛甚,则加延胡索、香附以行气止痛;若兼肾虚,腰膝酸软者,加续断、桑寄生、菟丝子以补益肾气	若食少纳呆,加砂仁、陈皮以醒脾和胃;若腰膝冷痛者,加炒杜仲、续断、补骨脂以补肾强腰

问题 5

该患者的下一步治疗方案如何?

1. 中医辨证治疗

(1) 四诊合参,证属肾阴虚证,就诊时为经后期,治疗以滋肾养阴为法,辨证予药,方选两地汤合二至丸。

(2) 中成药:葆宫止血颗粒,口服,每次 1 袋,每日 2 次。经间期出血时适用。

2. 西医治疗　因患者基础体温高温相上升缓慢,黄体期孕激素水平偏低,且近期有妊娠计划,故可于月经后半周期补充孕激素。用药:黄体酮注射液,每日 10mg,肌内注射,共 10 天,或口服地屈孕酮 10mg,每日 2 次,10~12 天。

【临证要点】

西医治疗

ER-5-16

1. 经间期出血,多发生在月经周期的第 10~16 天,即月经干净后 7 天左右出血。如出血量很少,仅仅一两天,或偶然一次者,一般不影响生育,可不予治疗。倘有规律地反复发生,迁延不愈,或出血稍多,时间稍长,并伴有其他症状,基础体温呈不典型双相,从低温相向高温相转变期体温波动较大,属于排卵性异常子宫出血的一种类型,可影响生育,应积极调治。

2. 本病临床以肾阴虚证最为常见。"善补阴者,必于阳中求阴",故滋阴的同时,应加入少许补气温阳之品,如菟丝子、巴戟天、鹿角霜等,以利于阴阳转化。临证虽有阴虚、血瘀、湿热、阳虚之不同,但多有热象。同时还应了解,本病的发生还与情绪波动有关,治疗时应注意情志疏导,适当加入莲子心、郁金等解郁清心的药物。

【难点、疑点】

1. 本病应注意与月经过少和月经先期相鉴别。临床需运用 B 超、宫腔镜检查等手段排除器质性病变,需掌握宫腔检查的适应证。

2. 对于经间期出血的治疗,其重要意义不仅在于止血,经后期预防调理更重要。促进阴阳的顺利转化,亦即是促进顺利排卵,从而避免经间期再次发生出血。

诊治流程图：

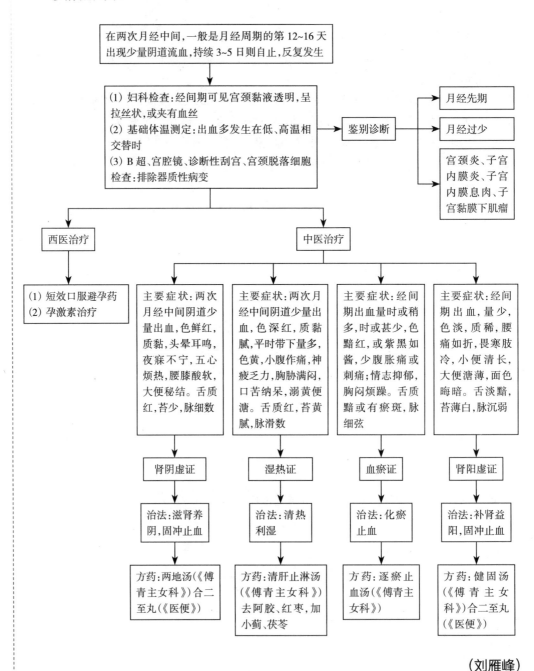

在两次月经中间,一般是月经周期的第 12~16 天出现少量阴道流血,持续 3~5 日则自止,反复发生

(1) 妇科检查:经间期可见宫颈黏液透明,呈拉丝状,或夹有血丝
(2) 基础体温测定:出血多发生在低、高温相交替时
(3) B 超、宫腔镜、诊断性刮宫、宫颈脱落细胞检查:排除器质性病变

鉴别诊断

月经先期

月经过少

宫颈炎、子宫内膜炎、子宫内膜息肉、子宫黏膜下肌瘤

西医治疗

中医治疗

(1) 短效口服避孕药
(2) 孕激素治疗

主要症状:两次月经中间阴道少量出血,色鲜红,质黏,头晕耳鸣,夜寐不宁,五心烦热,腰膝酸软,大便秘结。舌质红,苔少,脉细数

主要症状:两次月经中间阴道少量出血,色深红,质黏腻,平时带下量多,色黄,小腹作痛,神疲乏力,胸胁满闷,口苦纳呆,溺黄便溏。舌质红,苔黄腻,脉滑数

主要症状:经间期出血量时或稍多,时或甚少,色黯红,或紫黑如酱,少腹胀痛或刺痛;情志抑郁,胸闷烦躁。舌质黯或有瘀斑,脉细弦

主要症状:经间期出血,量少,色淡,质稀,腰痛如折,畏寒肢冷,小便清长,大便溏薄,面色晦暗。舌淡黯,苔薄白,脉沉弱

肾阴虚证

湿热证

血瘀证

肾阳虚证

治法:滋肾养阴,固冲止血

治法:清热利湿

治法:化瘀止血

治法:补肾益阳,固冲止血

方药:两地汤(《傅青主女科》)合二至丸(《医便》)

方药:清肝止淋汤(《傅青主女科》)去阿胶、红枣,加小蓟、茯苓

方药:逐瘀止血汤(《傅青主女科》)

方药:健固汤(《傅青主女科》)合二至丸(《医便》)

（刘雁峰）

? **复习思考题**

经间期出血的诊断要点是什么？治疗原则和分型论治是什么？

第八节 崩 漏

PPT 课件

05章08节PPT

培训目标

1. 掌握崩漏的辨证论治。
2. 掌握崩漏治疗的三大原则。
3. 掌握崩证的急症处理。
4. 熟悉崩漏诊断、鉴别诊断。

崩漏是指经血非时暴下不止或淋漓不尽,前者称崩中,后者称漏下,由于崩与漏两者常相互转化,故概称崩漏。其是月经周期、经期、经量严重紊乱的月经病。

有关崩漏的范围,正如《景岳全书·妇人规·崩淋经漏不止》所云:"崩漏不止,经乱之甚者也。"故本节将崩漏限定在月经疾病范围。至于因明显器质性病变,或妊娠期、产褥期表现为如崩似漏的下血证,在诊断崩漏时应进行鉴别。

西医学的排卵障碍型异常子宫出血(简称 AUB-O)可参照本病治疗和处理。

病例摘要

古医籍精选

ER-5-17

某女,40 岁,教师,已婚。患者反复阴道出血 20 天,量不多,淋漓不尽,色淡,无血块,腹不痛,伴头昏心慌,神疲气短,夜寐甚差,小腹作胀,腰骶酸楚,面色㿠白,舌淡胖,苔白,脉沉弱。

问题 1

通过病史采集,我们目前可以获得的临床信息有哪些? 为了进一步明确诊断及证型,需要补充哪些病史内容?

女性,出现反复阴道出血,首先需要考虑的是月经病。

为了进一步明确诊断,需补充了解以下病史:

询问既往月经情况。

询问阴道出血的时间、诱因、量、色、质、持续时间。

询问伴随症状:头晕、神疲气短等。

收集中医望、闻、问、切四诊内容:参考"十问歌",询问既往史、婚育情况、有无生育要求、家族史等,以助于选择治疗方案和进行鉴别诊断。

完善病史

患者初潮 16 岁,既往月经 5 天 /28~30 天,经量一般,色红质稠,无痛经,患者 1 年开始出现月经紊乱,月经 5~30 天 /15~60 天,3 个月前因"阴道流血 1 个月"在当地医院行诊刮术,术后病检示:增殖期子宫内膜,术后未予系统治疗。20 天前又开始出现阴道不规则流血,量不多,淋漓不尽,色淡,间断口服止血药无明显疗效。尿 HCG:阴性。

既往史:$G_2P_1A_1$,无生育要求,工具避孕。平时带下或多,质稀。既往体健,否认血液系统疾病,否认高血压、糖尿病、心脏病、乙肝等病史,否认过敏及手术史。

无排卵性异常子宫出血的病因与发病机制

ER-5-18

知识点一

病 因 病 机

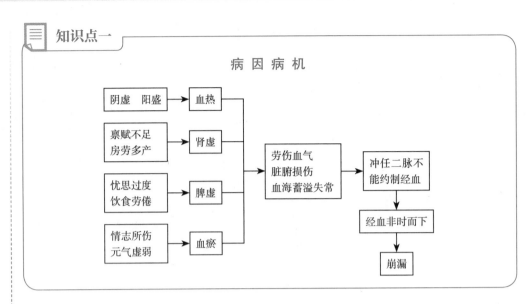

知识点二

诊 断 要 点

1. 病史　详细询问病史,需排除与妊娠和产褥有关的病变、全身性和器质性疾患。

(1) 既往多有月经先期、先后无定期、经期延长、月经过多等病史。

(2) 年龄、孕产史、目前采取的避孕措施、激素类药物的使用史。

(3) 肝病、血液病、高血压以及甲状腺、肾上腺、脑垂体病史。

2. 症状　主要是月经不按周期而行,出血量多如山之崩,或量少淋漓漏下不止。出血情况可有多种表现形式,如停经数月而后骤然暴下,继而淋漓不断;或淋漓量少累月不止,突然又暴下量多如注;或流血时断时续,血量时多时少。常常继发贫血,甚至发生失血性休克。

3. 检查　目的是排除生殖器官器质性病变、与妊娠和产褥有关的各种疾病,判断病情轻重及有无恶性病变。

(1) 妇科检查:出血来自子宫腔。生殖器官无器质性病变。无妊娠迹象。

(2) 辅助检查:①B超检查:了解子宫大小及内膜厚度,排除妊娠、生殖肿瘤或赘生物等。②血液检查:如血常规、血小板计数、出血时间、凝血时间和凝血功能检查等以了解贫血程度并排除血液病。③卵巢功能及激素测定:基础体温呈单相型;血清雌、孕激素及垂体激素测定等。有性生活史者,应做妊娠试验。④诊断性刮宫:可止血并明确诊断。对育龄期和绝经过渡期患者可在出血前数天,或出血6小时之内进行诊断性刮宫;对大出血、出血淋漓不净或不规则出血者,可随时进行诊断性刮宫取子宫内膜送病理检查,以明确有无排卵及排除子宫内膜恶性病变。但对未婚患者,仅在药物治疗失败或疑有器质性病变、并征得本人或其家长知情同意后方可进行诊断性刮宫。

无排卵性异常子宫出血内膜的病理改变

ER-5-19

笔记

问题 2

为了进一步明确诊断,体格检查需要注意哪些问题?

在全身体格检查的基础上,着重妇科检查了解盆腔情况,排除生殖器官器质性病变、恶性病变。妇科检查时注意消毒,戴无菌手套,要注意外阴、阴道有无赘生物;宫颈有无息肉、赘生物、接触性出血;子宫大小是否正常,有无压痛;附件区有无包块及压痛。

体格检查情况

体格检查:全身常规检查无异常,腹软,全腹部无压痛及反跳痛,未叩及移动性浊音。

妇科检查:外阴发育正常,阴道通畅,内见血液,宫颈光滑、未见明显赘生物,无宫颈举摆痛,子宫前位,正常大小,无压痛,双附件未扪及异常。

问题 3

为了进一步明确诊断,需要进一步完善哪些辅助检查?

应进一步完善 B 超检查、血常规、凝血功能检查、卵巢功能及激素测定、血 HCG 检查。

辅助检查结果

该患者检查结果:血常规正常,凝血功能正常;血 HCG 正常;余检查结果未见明显异常。

问题 4

该患者的中西医诊断是什么?

中医诊断:崩漏(脾虚)

西医诊断:异常子宫出血(AUB-O)

 知识点三

鉴 别 诊 断

崩漏应与月经不调、胎漏、异位妊娠、产后出血、赤带、癥瘕、外伤、全身出血性疾病等鉴别,见表 5-13。

表 5-13　崩漏鉴别诊断

病证	病史及主症	检查
崩漏	多有月经不调史或不孕史,多发生于青春期和更年期,主要表现为子宫不规则出血	生殖器官无器质性病变
月经不调	月经先期、先后无定期是周期异常,经期、经量正常;月经过多为经量异常(多于平时),周期经期正常;经期延长为行经持续时间延长,但非淋漓不尽,月经周期正常;经间期出血为两次月经之间少量阴道下血,周期规则	生殖器官无器质性病变

续表

病证	病史及主症	检查
胎漏	多有停经史或早孕反应,阴道出血量少,或伴轻微腹痛	子宫增大符合妊娠月份,妊娠试验阳性。
异位妊娠	有停经史,或急腹痛史,阴道出血量少,点滴性出血,血色黯褐,或有蜕膜管形排出	少腹一侧可触及包块,子宫无明显增大,或宫颈摇举痛,妊娠试验弱阳性
赤带	带下呈血性,多在月经净后出现	有宫颈糜烂或息肉,或有小腹压痛
产后出血	发生于分娩后至产褥期的阴道出血,如恶露不绝、产后血晕等	子宫复旧不良,或有胎盘、胎膜残留
癥瘕出血及外伤出血	妇科检查可发现癥块,外伤出血多能追询外伤史	子宫增大质硬,外形不规则;外伤出血可查见伤处
全身性疾病及其他	血液病,其他内分泌腺疾病,营养不良,心力衰竭,严重肝、肾功能障碍,生殖器官炎症,药物影响等	专科检查以助鉴别

知识点四

辨 证 论 治

(一) 急症处理

治疗原则:"急则治其标,缓则治其本",灵活掌握"塞流、澄源、复旧"三法。

1. 塞流　即是止血。暴崩之际,急当止血防脱,详见急症处理。血势渐缓应按不同证型塞流与澄源齐头并进,采用健脾益气止血,或养阴清热止血,或养血化瘀止血治法。

2. 澄源　即正本清源,出血暂停或已止,行澄源之法。根据不同证型辨证论治。

3. 复旧　即固本善后,调理恢复。但复旧并非全在补血,而应及时地调补肝肾、补益心脾以资血之源,安血之室,调经固本。调经治本,其本在肾,故总宜填补肾精,补益肾气,固冲调经,使本固血充,则周期可望恢复正常。

崩漏属于急症,崩漏发作常以出血量多势急,急当"塞流"止崩,以防厥脱,视病情和患者体质选择下列方法急止其血。

常用止血方法有:

1. 补气摄血　固摄冲任以止崩,常用西洋参10g或独参汤炖服。

2. 温阳止崩　崩证发作,暴下如注,血压下降,胸闷泛恶,四肢湿冷,脉芤或脉微欲绝,病情危象,急须中西医结合抢救。

3. 滋阴固气止崩　急用生脉注射液或参麦注射液20ml加入5%葡萄糖注射液250ml静脉点滴。

4. 祛瘀止崩　使瘀祛血止,用于下血如注,夹有瘀血者,可用以下药物:①三七末 3~6g,温开水冲服;②云南白药 0.25~0.5g,温开水冲服;③宫血宁胶囊,每次 2 粒,日 3 次,温开水送服。

5. 针灸止血　针刺断红穴,艾灸百会、大敦、隐白。

6. 西药或手术止血　主要是血势不减者,宜输血救急。输液、输血补充血容量以抗休克或激素止血。

(二) 辨证论治

1. 出血期治疗　塞流为主,结合澄源。

(1) 辨证要点:崩漏辨证首先要根据出血的期、量、色、质辨明血证的属性,以分清寒、热、虚、实(表 5-14)。一般而言,崩漏虚多实少,热多寒少。发病初期可为实热,失血伤阴即转为虚热。

(2) 分型论治(表 5-15)

表 5-14　崩漏证候特点

证型		妇科特征				全身症状	舌脉	
		期	量	色	质		舌苔	脉象
血热证	虚热证	非时而下	量少淋漓	鲜红	稠	虚热证	舌红,苔薄黄	细数
	实热证	非时暴下	淋漓不净又时而增多	深红或鲜红	稠	实热证	舌红,苔黄	滑数
肾虚证	肾阴虚	经乱无期	淋漓不净或量多	鲜红	稠	肾阴虚证	舌质偏红,苔少	细数
	肾阳虚	经来无期	多或淋漓不尽	淡	清	肾阳虚证	舌质淡,苔薄白	沉细
脾虚型		非时而至	暴下继而淋漓	淡	薄	脾虚证	舌质淡,苔薄白	弱或沉细
血瘀型		非时而下	时下时止,或淋漓不净	紫黑	有块	血瘀证	舌质紫黯,苔薄白	涩或细弦

表 5-15　崩漏的分证论治

证型		治法	主方	药物组成
血热证	虚热证	养阴清热止血调经	加减一阴煎(《景岳全书》)合生脉散(《内外伤辨惑沦》)加山茱萸、阿胶	加减一阴煎:生地、熟地、麦冬、白芍、知母、地骨皮、甘草　生脉散:人参、麦冬、五味子
	实热证	清热凉血止血调经	清热固经汤(《简明中医妇科学》)	生黄芩、焦栀子、大生地、地骨皮、地榆、阿胶(烊化)、生藕节、陈棕炭、炙龟板、牡蛎粉、生甘草

续表

证型		治法	主方	药物组成
肾虚证	肾阴虚证	滋肾益阴止血调经	左归丸(《景岳全书》)去牛膝,合二至丸(《医便》)	左归丸:熟地、山药、枸杞、山茱萸、川牛膝、菟丝子、鹿胶、龟胶 二至丸:女贞子、墨旱莲
	肾阳虚证	温肾固冲止血调经	右归丸(《景岳全书》)去肉桂,加补骨脂、淫羊藿	右归丸:制附子、肉桂、熟地、山药、山茱萸、枸杞、菟丝子、鹿角胶、当归、杜仲
脾虚型		补气升阳止血调经	举元煎(《景岳全书》)合安冲汤(《医学衷中参西录》)加炮姜炭	举元煎:人参、黄芪、白术、升麻、炙甘草 安冲汤:黄芪、白术、生地、白芍、续断、乌贼骨、茜草、龙骨、牡蛎
血瘀型		活血化瘀止血调经	桃红四物汤(《医宗金鉴》)加三七粉、茜草炭、炒蒲黄	桃红四物汤:桃仁、红花、当归、白芍、生地、川芎

2. 血止后治疗　复旧为主,结合澄源。

(1) 辨证求因、治本调经:一般说来,可在血止后根据患者不同年龄重建月经周期,多以补益肝肾佐以理气和血之法,方用归芍地黄汤、二至丸加减;或补益心脾,益气养血,方用归脾汤加味;或补益脾肾,健固冲任,方用健固汤加减。如基础体温监测有双相则表示有排卵,周期重建功能活动,此时当温肾暖宫,调肝养血,方用加减苁蓉菟丝子丸化裁治疗。

(2) 中药调整月经周期调节法:中药调整月经周期疗法(简称"调周法"),是根据月经周期中脏腑阴阳气血的生理性变化,在月经周期不同时段采用不同的治法,因势利导,以达到调整月经周期和恢复排卵的目的。"调周法"周期性用药的原则为:经后期着重补肾调肝养血,促进卵泡发育成熟;经间期着重助阳活血,促进阴阳转化,诱发排卵;经前期着重补肾助阳养肝,维持黄体功能;经行之际,着重活血调经,根据经量多少随证用药。一般连续治疗3~6个周期,可望逐渐重新建立月经周期,并恢复排卵。临床运用"调周法"时,应根据患者的证候与体质特点,辨病与辨证结合,因人、因证、因时制宜,以补肾、养肝、扶脾和调理气血为治疗大法,平衡阴阳,调周治本。治疗时要针对卵泡发育和排卵障碍的根本原因,借助卵巢功能检查的方法动态监测卵泡发育、成熟与排卵情况,适时调整方药。

(3) 确定复旧的目标:治疗崩漏还应结合患者的年龄与生育情况来确定治疗所要达到的最终目标。如治疗青春期崩漏的目标是使肾气充盛,冲任气血充沛,建立月经周期;治疗育龄期崩漏的目标是使肾气平均,肝肾精血旺盛,生殖功能正常,恢复卵巢排卵功能与月经的周期;治疗更年期崩漏的目标则是重在减少出血量,调整气血失衡状态,恢复阴阳平衡,促使肝肾、脾肾、心肾功能协调,改善衰老进程。

问题 5

该患者的下一步治疗方案如何?

1. 止血治疗

(1) 中医辨证治疗:四诊合参,证属脾虚证,以补气升阳,止血调经为法,辨证予药,方选举元煎合安冲汤加减。

(2) 西医治疗:地屈孕酮 10mg 口服每 6~12 小时一次;2~3 日血止后,按照每 3 日减量 1/3,直至维持量 10mg,2 次 /d,维持至出血停止后 21 日停药。

2. 调经治疗

(1) 中医治疗:以补肾、养肝、扶脾和调理气血为治疗大法,根据月经周期予以中药调周治疗,恢复卵巢排卵功能与月经的周期。

(2) 西医治疗:孕激素后半周期治疗:撤药性出血的第 16~25 日予地屈孕酮 10mg/片,2 次 /d,连用 10 日,口服。

【临证要点】

1. 崩漏类似于无排卵性异常子宫出血,诊断时必须排除与妊娠和产褥有关的病变以及全身性和器质性疾患。

2. 在全身体格检查的基础上,着重妇科检查了解盆腔情况,排除生殖器官器质性病变、恶性病变。

3. 对于久治不愈或绝经过渡期的崩漏患者,建议进行诊断性刮宫,取子宫内膜送病理检查,以排除子宫内膜恶性病变。

4. 临证治疗崩漏一定要分清病情轻重缓急、病程长短和血量多少,遵循“塞流、澄源、复旧”三大法则分阶段、分步骤进行。但三法又不可截然分割,往往塞流需结合澄源,澄源应结合复旧。出血量多势急阶段以治标为主,应塞流止血为先;量少势缓以治本为要,应塞流结合澄源;血止以后还应继续澄源固本、善后复旧,以恢复冲任气血蓄溢的周期,胞宫定期藏泻规律,达到调整治愈之目的。

【难点、疑点】

子宫内膜癌、宫颈癌、宫颈息肉等患者均可表现为不规则阴道流血,往往被误以为崩漏进行调经治疗,导致延误病情;无明显停经史的妊娠病如先兆流产、异位妊娠,也常常被误以为崩漏进行调经治疗,这些都极易引起医疗纠纷,临证时,结合病史、症状、查体、辅助检查加以鉴别诊断,临床医师应当严格按照临床诊疗常规来处理问题,以免延误病情。

西医用于无排卵性异常子宫出血的止血方法

ER-5-20

诊治流程图：

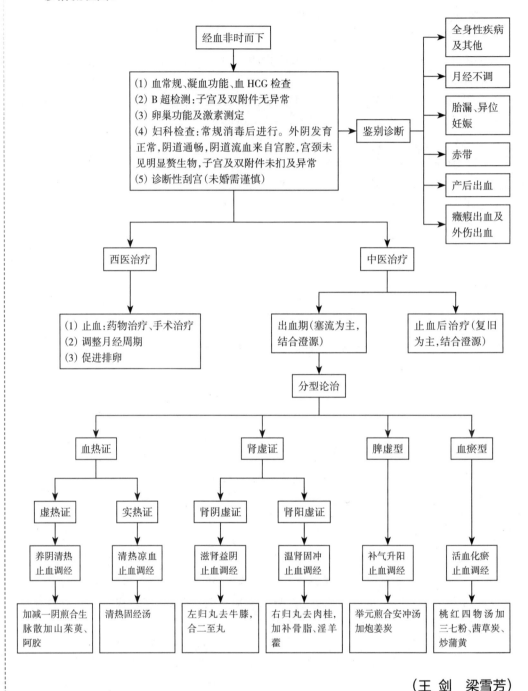

（王 剑 梁雪芳）

扫一扫
测一测

❓ 复习思考题

　　患者来诊时诉反复出现阴道流血,接诊时需要了解哪些内容? 需考虑哪些
疾病?

第九节 闭 经

培训目标

1. 掌握闭经的辨证论治。
2. 熟悉闭经的诊断要点及鉴别诊断。

知识点一

定 义

女子年满 14 岁,第二性征未发育;或年满 16 周岁,第二性征已发育,月经尚未来潮;或已经建立规律的月经周期后又停经 6 个月以上;或根据自身月经周期计算停经 3 个周期以上,称为闭经。前二者为原发性闭经,后二者为继发性闭经。

妊娠期、哺乳期、绝经后期的月经不潮及青春期初潮后 1 年内月经停闭数月不行,无不适者属生理性停经。

先天性生殖器官缺如或畸形,或后天生殖器官严重损伤而致月经停闭者,不属中药治疗范畴。

病例摘要

患者,女,30 岁,已婚。停经 7 个月。常感胸闷,神疲倦怠。月经初潮 13 岁,5~6 天 /30~35 天。未避孕。

问题 1

通过病史采集,我们目前可以获得的临床信息有哪些?为了进一步明确诊断及证型,还需了解患者哪些病史?

育龄期女性,既往月经周期延后,未避孕,现停经 7 个月,常感胸闷、神疲倦怠,首先需要排除妊娠。

为了进一步明确诊断,需补充了解以下病史:

询问平素月经的量、色、质、持续时间,有无痛经、血块、腰酸、乳胀等症状。

询问伴随症状:有无腰酸、腹痛、恶心、呕吐等。

询问一般情况:近期有无体重变化,饮食睡眠、二便和生活习惯等。

收集中医望、闻、问、切四诊内容:十问歌。

询问既往史、生育情况等,以助于根据患者的需求选择治疗方案和进行鉴别诊断。

完善病史

患者已婚未育,生育史:0-0-0-0,现有生育要求。平素月经量少,色淡,质黏腻。身高 160cm,体重 75kg,纳寐可,二便尚调,无腰酸腹痛等不适。舌淡,苔腻,脉滑。

知识点二

病 因 病 机

发病机制主要是冲任气血失调,有虚、实两个方面,虚者由于冲任亏败,源断其流;实者因邪气阻隔冲任,经血不通。导致闭经的病因复杂,有先天因素,也有后天获得,可由月经不调发展而来,也有因他病致闭经者。

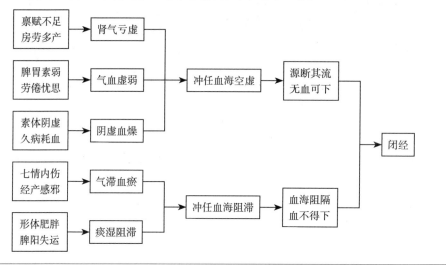

知识点三

诊 断 要 点

1. 病史 原发性闭经应了解患者生长发育及健康状况,有无急、慢性疾病及内分泌疾病史;继发性闭经需了解既往月经史,有无精神创伤、营养严重缺乏、环境改变、服用药物等诱因。

2. 临床表现 女子年满 16 周岁月经尚未来潮;或年满 14 岁仍无第二性征发育,或已经建立月经周期后又停经 6 个月以上,或根据自身月经周期计算停经 3 个周期以上。

3. 检查

(1) 全身检查:身高、体重、发育、营养情况,毛发分布,第二性征发育。

(2) 妇科检查:了解外阴、阴道、子宫、卵巢发育情况;注意处女膜有无闭锁,有无阴道、子宫、卵巢缺如或畸形。

(3) 辅助检查

1) 子宫功能检查:根据药物撤退试验结果,可行 B 超、子宫输卵管造影、宫腔镜检查。

2) 卵巢功能检查:基础体温测定、B 超监测卵泡、宫颈黏液结晶检查、血清性激素(E_2、P、T)测定。

3) 垂体功能检查:雌孕激素序贯试验阳性提示体内雌激素水平低落,为确定原发病因在卵巢、垂体或下丘脑,可做垂体激素(FSH、LH、PRL)测定、垂体兴奋试验、蝶鞍 X 线摄片或 CT 或 MRI 检查。

　　4）其他检查：染色体核型分析、甲状腺功能、肾上腺功能测定等。

问题 2

为了进一步明确诊断，需要进一步完善哪些辅助检查？

应进一步完善尿妊娠试验、基础生殖内分泌激素水平及 B 超等检查。

辅助检查结果

尿妊娠试验：阴性；

基础性激素测定：T 1.8nmol/L，性激素结合球蛋白（SHBG）18.6nmol/L，硫酸脱氢表雄酮（DHEAS）1 690μg/L，LH10.01mIU/ml，FSH5.42mIU/ml；

B 超：双侧卵巢呈多囊样改变。

问题 3

该患者的中西医诊断是什么？

中医诊断：闭经（痰湿阻滞证）

西医诊断：多囊卵巢综合征

知识点四

鉴 别 诊 断

　　继发性闭经应与早孕相鉴别，尤其是月经不调患者，需首先确定是否妊娠。

　　早孕停经后可出现妊娠反应，脉象滑利。尿妊娠试验阳性。妇科检查子宫体增大，质软。B 超可见宫内孕囊及胎心搏动。

知识点五

辨 证 论 治

　　闭经的辨证，当分清虚实。本病以虚证为主，或虚实夹杂，本虚标实。治疗原则为：虚者补而充之，实者泻而通之。在确诊闭经之后，尚须明确是经病还是他病所致，因他病致闭经者先治他病然后调经。本病虚证多，实证少，切忌妄行攻破之法，犯虚虚实实之戒。分证论治见表 5-16。

表 5-16　闭经辨证与治法特点

	肝肾亏虚证	气血虚弱证	阴虚血燥证	气滞血瘀证	痰湿阻滞证
主要症状	年逾 16 周岁尚未初潮，或月经后期、经行量少渐至经闭				
	经色淡而质稀；素体虚弱，腰膝酸软，头晕耳鸣	经色淡而质稀；神疲肢倦，头晕眼花，食欲不振，心悸气短，面色萎黄	经色红质稠；五心烦热，颧赤盗汗，骨蒸劳热，干咳或咳嗽唾血	精神抑郁，烦躁易怒，胸胁、乳房、少腹胀痛	形体肥胖，胸胁满闷，呕恶痰多，神疲倦怠，或带下量多色白

续表

	肝肾亏虚证	气血虚弱证	阴虚血燥证	气滞血瘀证	痰湿阻滞证
舌脉	舌淡黯,苔薄白,脉沉弱或细涩	舌淡,苔少或薄白,脉沉缓或细弱	舌红,少苔,脉细数	舌紫黯,或有瘀点,脉沉弦或沉涩	舌淡,苔腻,脉滑
治法	滋肾养肝,补血调经	补气健脾,养血调经	养阴清热,润燥调经	理气活血,祛瘀通经	化痰除湿,活血通经
方药	归肾丸(《景岳全书》)加川牛膝、鸡血藤。 归肾丸:熟地 山药 山茱萸 菟丝子 茯苓 当归 枸杞子 杜仲	人参养荣汤(《太平惠民和剂局方》):人参 黄芪 白术 茯苓 远志 陈皮 五味子 当归 白芍 熟地黄 桂心 炙甘草	加减一阴煎(《景岳全书》)加黄精、丹参。 加减一阴煎:生地 熟地 白芍 地骨皮 知母 麦冬 炙甘草	血府逐瘀汤(《医林改错》):桃仁 红花 当归 生地黄 川芎 赤芍 牛膝 桔梗 柴胡 枳壳 甘草	苍附导痰丸(《叶天士女科诊治秘方》)加当归、川芎。 苍附导痰丸:茯苓 陈皮 甘草 苍术 香附 胆南星 枳壳 生姜 神曲
加减	若闭经日久,畏寒肢冷甚者,酌加菟丝子、肉桂、紫河车;夜尿频数者,酌加金樱子、覆盆子	若血虚日久,渐至阴虚血枯经闭者,症见月经停闭,形体羸瘦,骨蒸潮热,或咳嗽唾血,两颧潮红,舌绛苔少,甚或无苔,脉细数。治宜滋肾养血,壮水制火,方用补肾地黄汤(《陈素庵妇科补解》):熟地 麦冬 知母 黄柏 泽泻 山药 远志 茯神 丹皮 枣仁 元参 桑螵蛸 山萸肉 竹叶 龟板	若潮热盗汗者,酌加青蒿、鳖甲、地骨皮;心烦不寐者,酌加柏子仁、丹参、珍珠母;阴虚肺燥,咳嗽咯血者,酌加白及、仙鹤草	若烦躁、胁痛者,酌加柴胡、郁金、栀子;夹热而口干,便结,脉数者,酌加黄柏、知母、大黄	若胸脘满闷者,酌加瓜蒌、枳壳;肢体浮肿明显者,酌加益母草、泽泻、泽兰

问题4

该患者的下一步治疗方案如何?

1. 一般治疗　先予黄体酮撤退性出血,继之中药治疗。嘱患者加强运动,控制饮食,减轻体重。

2. 辨证施治　宜化痰除湿,活血通经,选用苍附导痰丸加味。方药如下:

茯苓 12g　制半夏 9g　陈皮 12g　苍术 9g　香附 9g　胆南星 3g　枳壳 9g　生姜

6g　神曲 9g　当归 9g　川芎 9g　炙甘草 6g

3. 调护　治疗过程中,每 3 个月复查相关指标,了解病情转归。

早发性卵巢
功能不全的
激素补充
方案

ER-5-23

【临证思路】

1. 育龄期妇女有性生活史,有停经史均应考虑有妊娠的可能性,故临证时需鉴别妊娠病,可通过检查血 HCG、尿妊娠试验来明确。

2. 排除妊娠后,需进一步明确闭经的病因,可通过 B 超、生殖内分泌激素等协助诊断闭经的类型。

3. 因他病致闭经者先治他病然后调经,辨证重在辨明虚实或虚实夹杂的不同情况。

【难点、疑点】

　　临证时,结合病史、症状、查体、辅助检查加以鉴别诊断。应辨病与辨证结合。虚证以补肝肾、气血为主,配以通经之药;实证以痰湿阻滞胞宫多见,以化湿涤痰,软坚为主,且应注意调护。虚证者宜加强营养及精神调养,痰湿阻滞胞宫者宜以加强体育锻炼为主,减轻体重。闭经病因较为复杂,可以是多因素,临证时需要鉴别闭经的类型,分型进行治疗。闭经病程多较长,易反复,治疗时需要医患进行充分沟通。

诊治流程图：

```
┌─────────────────────────────────────────────────┐
│ 女子年满 16 周岁月经尚未来潮;或年满 14 岁仍无第二性征发 │
│ 育,或已经建立月经周期后又停经 6 个月以上,或根据自身月 │
│ 经周期计算停经 3 个周期以上                        │
└─────────────────────────────────────────────────┘
                         │
                         ▼
┌─────────────────────────────────────────────────┐
│ (1) 全身检查:身高、体重、发育、营养情况,毛发分布,第二性征 │
│     发育                                          │
│ (2) 妇科检查:了解外阴、阴道、子宫、卵巢发育情况;注意处女 │
│     膜有无闭锁,有无阴道、子宫、卵巢缺如或畸形        │
│ (3) 辅助检查                                      │
│ 1) 子宫功能检查:根据药物撤退试验结果,可行 B 超、子宫输卵 │
│    管造影、宫腔镜检查                              │      ┌────────┐      ┌──────────┐
│ 2) 卵巢功能检查:基础体温测定、B 超监测卵泡、宫颈黏液结晶 │─────▶│ 鉴别诊断 │─────▶│ 继发性闭经与 │
│    检查、血清性激素(E₂、P、T)测定                  │      └────────┘      │ 早孕相鉴别  │
│ 3) 垂体功能检查:雌 - 孕激素序贯试验阳性提示体内雌激素 │                     └──────────┘
│    水平低落,为确定原发病因在卵巢、垂体或下丘脑,可做垂体激 │
│    素(FSH、LH、PRL)测定、垂体兴奋试验、蝶鞍 X 线摄片或 CT 或 │
│    MRI 检查                                       │
│ 4) 其他检查:染色体核型分析、甲状腺功能、肾上腺功能测定等 │
└─────────────────────────────────────────────────┘
```

E_2、P、T 测定

西医治疗 ／ 中医治疗

（一）对症治疗
加强身体锻炼,合理安排生活、工作。避免精神紧张,消除不良刺激;增加营养,去除慢性病灶,消除患者顾虑,增强信心。哺乳期过长使子宫萎缩者,应立即停止哺乳。对引起闭经的器质性病变,应予治疗

（二）激素治疗
1. 调整月经周期:雌 - 孕激素序贯疗法(人工周期)
2. 诱发排卵:①氯米芬;②促性腺激素:尿促性素(hMG)、卵泡刺激素;③促性腺激素释放激素(LHRH)

肝肾亏虚证	气血虚弱证	阴虚血燥证	气滞血瘀证	痰湿阻滞证
治法:滋肾养肝,补血调经	治法:补气健脾,养血调经	治法:养阴清热,润燥调经	治法:理气活血,祛瘀通经	治法:化痰除湿,活血通经
方药:归肾丸(《景岳全书》)加川牛膝、鸡血藤	方药:人参养荣汤(《太平惠民和剂局方》)	方药:加减一阴煎(《景岳全书》)加黄精、丹参	方药:血府逐瘀汤(《医林改错》)	方药:苍附导痰丸(《叶天士女科诊治秘方》)加当归、川芎

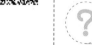

扫一扫
测一测

（任青玲）

❓ 复习思考题

阴虚血燥型闭经和痰湿阻滞型闭经的证治有何不同?

第十节　痛　　经

> **培训目标**
>
> 1. 掌握痛经的中医辨证论治。
> 2. 熟悉痛经的诊断要点及鉴别诊断。

　　妇女正值经期或经行前后,出现周期性小腹疼痛,或痛引腰骶,甚则剧痛昏厥者,称为"痛经",亦称"经行腹痛"。若经前或经期仅有小腹或腰部轻微胀痛不适,不影响日常工作和生活者,则属经期常见生理现象,不作病论。

病例摘要

　　患者,女,26岁,已婚。于12岁月经初潮;最近3年来情志不畅,月经来时常伴腹痛,逐渐加剧,甚至经前兼有乳房胀痛,口苦、呕吐、腹泻及经期提前等症状。经行第1日腹痛最剧,于经期第2日来诊,经量稍增,色红,夹血块,胸闷,心烦,精神不舒,口干苦,舌质红、苔黄,脉弦数。结婚1年,工具避孕,孕0产0。

问题1

本例患者的初步诊断是什么? 为进一步明确诊断,需要了解哪些情况?

　　育龄期女性,出现经前经期腹痛,逐渐加重,初步考虑诊断为痛经。

　　需要进一步了解以下病史及经期腹痛情况:

　　询问疼痛的部位(小腹、少腹、腰骶)、性质(胀痛、冷痛、灼痛、刺痛、隐痛)、程度,以及持续时间等。

　　询问腹痛症状是否会随着经期而变化,有无其他伴随症状(乳房胀痛、乏力、头晕、痛引腰骶等)。

　　询问病史、月经史(期、量、色、质)、婚育史等,既往有无痛经及诊治情况等。有利于根据患者的病情、证候进行鉴别诊断及选择治疗方案。

> **知识点一**
>
> ### 诊 断 要 点
>
> 　　1. **病史**　素体虚弱,或大病久病,或情志内伤,或感受风寒湿邪,或有不孕、盆腔炎、宫腔手术史等。
>
> 　　2. **症状**　经行小腹疼痛,伴随月经周期规律性发作,腹痛多发生于经期前或行经第1~2天,可呈阵发性痉挛性或胀痛下坠感,疼痛可引及全腹或腰骶部,或外阴、肛门坠痛,可伴发恶心、呕吐、腹泻、头晕、乏力等症状,严重者可出现面色苍白、出冷汗、手足发凉等晕厥现象。疼痛程度虽有轻有重,但一般无腹肌紧张或反跳痛。偶有经行腹痛延续至经净或经净后1~2天始发病者。

3. 检查

（1）妇科检查：无阳性体征者属功能性痛经，部分患者可见子宫体极度屈曲或宫颈口狭窄；如盆腔内有粘连、包块、结节或附件区增厚、子宫体均匀增大者，可能是盆腔炎性疾病后遗症、子宫内膜异位症、子宫腺肌病等病所致。

（2）辅助检查：B 超、腹腔镜、宫腔镜检查，子宫输卵管造影有助于明确痛经的原因。

西医病因

FR-5-25

知识点二

病 因 病 机

痛经的主要病机为冲任、胞宫气血阻滞，"不通则痛"；或冲任胞宫失于濡养，"不荣而痛"。其病位在冲任、胞宫，变化在气血，表现为痛证。

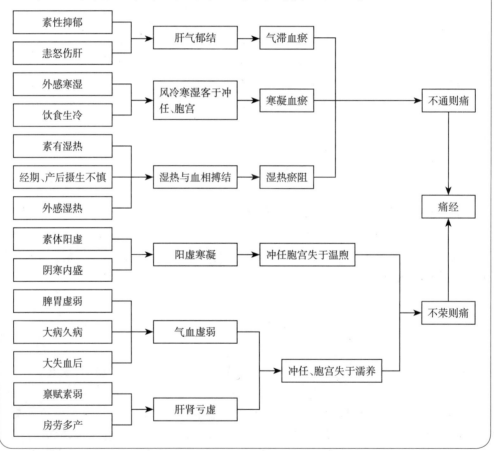

问题 2

根据上述病史、症状描述，该患者还需做哪些辅助检查？

（1）妇科检查：已婚或有性史者采用双合诊、三合诊，无性史者借助 B 超或肛门指诊。

（2）辅助检查：盆腔 B 超、子宫输卵管造影、诊断性刮宫，应用宫腔镜、腹腔镜检查可及早明确痛经诊断。宫腔镜检查可发现刮宫时遗漏的细小病灶，如小肌瘤、息肉、溃疡等；必要时结合相关实验室检查，如血沉、白带细菌培养。

完善病史

　　患者，26 岁。因抑郁引发经期腹痛，逐渐加重 3 年。经前兼有乳房胀痛，口苦、呕吐、腹泻及经期提前等；经行第 1 天腹痛最剧，遂后经量稍增色红，夹血块，胸闷，心烦，精神不舒，口干苦，舌质红、苔黄，脉弦数。盆腔超声检查：子宫、附件未见明显异常。患者婚后工具避孕；因正值经期，暂未做妇科检查。

问题 3

本例患者的中西医诊断是什么？

中医诊断：痛经（气滞血瘀）。

西医诊断：原发性痛经。

 知识点三

鉴　别　诊　断

　　痛经应与内、外、妇科等在经期发生腹痛症状的疾病如急性阑尾炎、结肠炎、膀胱炎、卵巢囊肿蒂扭转相鉴别。重点应与阴道流血伴有小腹疼痛的异位妊娠、胎动不安等相鉴别（表 5-17）。

表 5-17　痛经的鉴别诊断

病证名称	疼痛特点	相关检查	鉴别要点
排卵期腹痛	发作于两次月经之间，可有点滴出血	妇科检查排除器质性变，BBT 确定发作于排卵期	非月经期腹痛
宫腔粘连	经期腹痛，血少似无	经期 B 超见宫腔内有积液，宫腔镜检查提示宫颈、宫腔粘连	有宫腔操作或感染史
子宫内膜异位症	经期腹痛进行性加重，可有排卵痛、性交痛	妇科检查、B 超、腹腔镜见异位灶出血触痛、渐增大	盆腔有轻重不同的粘连、卵巢子宫内膜异位囊肿等
子宫腺肌病	经期腹痛进行性加重，疼痛程度严重而难忍	妇科检查、B 超、MRI 双合诊可及子宫球形增大	子宫肌层弥漫性病灶或子宫肌腺瘤样改变
黏膜下子宫肌瘤	经期腹痛，血量多非经期出血、带下多	妇科检查、B 超、宫腔镜	肌瘤较大可突出宫颈外口、宫腔镜可确诊
盆腔炎性疾病	平素下腹坠，腰骶酸痛，白带多，经期腰腹痛加剧	妇科检查、B 超、腹腔镜；急性发作时血象升高，体温升高	有宫腔操作或感染史抗生素治疗部分有效

知识点四

辨 证 论 治

1. 痛经首辨虚实寒热　痛经以经期腹痛为主症,故辨证首先当识别痛证的属性。根据疼痛发生时间、性质、部位、轻重程度,结合月经周期、量、色、质及兼证、舌脉以及素体情况,参考发病相关因素等辨其寒热虚实。

（1）一般痛在经前、经期多属实;痛在月经将净或经后多属虚。

（2）疼痛剧烈、拒按、绞痛、掣痛、刺痛、灼痛多属实;隐隐作痛、坠痛、喜揉喜按多属虚。

（3）痛甚于胀,血块排出则疼痛减轻或刺痛、持续作痛者多为血瘀;胀甚于痛,时痛时止者多为气滞。痛在两侧少腹多为气滞,病多属肝;痛在小腹正中多属血滞;痛在腰际病多于肾。

（4）绞痛、冷痛得热痛减多属寒;灼痛得热痛增多为热。

2. 痛经治疗原则　治疗痛经以调理冲任、胞宫气血为主;须根据不同的证候,或行气,或活血,或散寒,或清热,或补虚,或泻实。

（1）治法分两步:月经期调血止痛以治标;非经期辨证求因以治本。应注意选择最佳治疗时机。

（2）痛经严重,因疼痛剧烈,影响工作、生活者,亟须止痛为要,可以针灸迅速止痛;中药则遵循"急则治其标"或"标本同治"的原则,可给予止痛药物达到止痛效果,宜于规律性腹痛发作前1~2小时或经前1~2天开始服用。

（3）一般来说,实证者应着重在经前5~10天开始治疗,以疏通气血为主,重在消除气机郁滞和血脉瘀阻,使气血流畅,通则不痛;虚证者则着重在行经期末或经净后3~7天治疗,以养血益精为主,补精血之不足,使胞宫得以濡养,荣则不痛。分证论治见表5-18。

西医治疗

ER-5-26

表 5-18　痛经辨证与治法特点

中医证型	气滞血瘀	寒凝血瘀	湿热瘀阻	阳虚内寒	气血虚弱	肝肾亏虚
腹痛情况	经前或经期下腹胀痛或刺痛、拒按	经前或经期下腹冷痛拒按,得热痛减	经前或经期下腹胀痛或灼热,痛连腰骶;平时小腹疼痛,经期加剧	经期或经后小腹冷痛,喜按,得热则舒	经期或经后下腹隐隐作痛,喜按或小腹及阴部空坠不适	经期或经后1~2天小腹绵绵作痛,伴腰骶酸痛
月经	经量少,经不畅,血色紫黯有块	经期延后,量少,经色黯有瘀块	经血多或经期延长,色黯红质稠或夹有黏液	经量少,经色黯淡	月经量少,色淡,质清稀	经色黯淡,量少质稀薄
舌象	舌质紫黯或有瘀点	舌黯瘀斑,苔白润	舌黯红,苔黄腻	舌淡胖,苔白润	舌质淡	舌质淡红,苔薄

右上角：续表

中医证型	气滞血瘀	寒	湿热瘀阻	阳虚内寒	气血虚弱	肝肾亏虚
脉象	脉弦或弦涩	脉沉紧	脉滑数或涩	脉沉迟	脉细无力	脉沉细,两尺无力
治法	理气行滞化瘀止痛	温经散寒除湿,活血止痛	清热除湿化瘀止痛	温经扶阳暖宫止痛	益气养血调经止痛	益肾养肝缓急止痛
方药	膈下逐瘀汤(《医林改错》):当归川芎 赤芍桃仁 枳壳丹皮 乌药香附 延胡索五灵脂 甘草	少腹逐瘀汤(《医林改错》):小茴香干姜 延胡索没药 五灵脂当归 川芎肉桂 赤芍蒲黄	清热调血汤(《古今医鉴》):丹皮黄连 生地当归 白芍川芎 红花桃仁 莪术香附 延胡索	温经汤(《金匮要略》):当归 芍药川芎 人参生姜 麦冬半夏 丹皮阿胶 甘草桂枝 吴茱萸	圣愈汤(《兰室秘藏》):人参 黄芪当归 川芎熟地黄生地黄	调肝汤(《傅青主女科》):当归 白芍山茱萸 山药巴戟天 阿胶甘草
加减	若心烦口苦,经期提前,色紫黯质稠,舌红苔黄,加栀子、夏枯草清泄肝热;前后二阴坠胀,加川楝子、柴胡、升麻行气升阳;胸脘满闷,食少、便溏,加白术、茯苓、陈皮健脾和胃;痛甚而恶心呕吐,加吴茱萸、半夏、陈皮和胃降冲气之逆	若痛甚而厥,证见手足不温或冷汗淋漓,为寒邪凝闭,阳气不达之象,宜加附子、细辛以回阳散寒;若痛而胀者,酌加乌药、香附、九香虫以理气行滞	若痛连腰骶,加续断、狗脊、秦艽清热除湿止痛;伴见月经量多或经期延长,加地榆、马齿苋、黄芩、槐花凉血止血;带下量多色黄有味者,加黄柏、土茯苓、椿根白皮以清热除湿止带	若手足不温,面色青白,舌质淡嫩,宜去麦冬、阿胶,以其阴柔碍阳滞血;若腰痛如折,膝软乏力明显,加杜仲、续断、狗脊温肾强腰脊	若胁痛,乳胀,小腹胀痛,乃血虚肝郁,加川楝子、柴胡、小茴香、乌药以行气止痛;若伴腰腿酸软者,加菟丝子、川断、桑寄生补肾强腰脊	若痛及腰骶加川断、杜仲以补肾壮腰;兼少腹或两胁胀痛,乃夹肝郁所致,加川楝子、延胡索、橘核、郁金以疏肝行气止痛;头晕耳鸣、健忘失眠酌加枸杞子、何首乌、酸枣仁、柏子仁以补肾养血安神

知识点五

急 诊 处 理

(1) 针灸:辨证选取中极、关元、气海、三阴交、阴陵泉、隐白等穴位。经期可选用火针疗法。

(2) 中成药:酌情辨证选用少腹逐瘀颗粒、艾附暖宫丸、丹莪妇康煎膏、散结镇痛胶囊等。

（3）前列腺素合成酶抑制剂：口服布洛芬（200mg，每日 3 次）、酮洛芬（50mg，每日 3 次）、甲芬那酸、吲哚美辛片剂（25mg，每日 3 次），吲哚美辛栓剂（50~100mg）肛塞等；临床有效率约 80%。主要副作用是胃肠道症状及过敏反应。

（4）其他止痛剂：解痉止痛针剂如阿托品、山莨菪碱、安痛定（阿尼利定）等；解热镇痛剂如阿司匹林、去痛片（索米痛片），均可为临床急诊止痛之用。

（5）避孕药与孕激素制剂：原发性痛经发生于有排卵周期。口服避孕药的有效率达 90%；亦可在经前用黄体酮针剂。但不适合有计划妊娠者，也不宜长期应用。

问题 4

该患者应如何制定治疗方案？

经期可给予"膈下逐瘀汤"加减，理气行滞，化瘀止痛。若疼痛加剧，亦可服用止痛药物，或针灸止痛治疗。平时以加味逍遥口服液调理气血，嘱调节情志。

【临证要点】

1. 经期或经行前后小腹疼痛，伴随月经周期规律性发作，妇科检查若无阳性体征，临床可诊断为原发性痛经。通过 B 超、腹腔镜、宫腔镜、子宫输卵管造影等辅助检查，有助于明确痛经的原因。

2. 中医药治疗痛经有一定优势和良好的治疗效果，但需要做到诊断明确、辨证精准。对于原发性痛经尤其要叮嘱患者经前和经期注意保暖，适当休息，勿食生冷，避免过度紧张。

3. 痛经有虚实之分，虚者多责之肝肾亏损，气血不足，"不荣而痛"；实者多责之寒、热、湿邪侵袭，情志所伤，导致瘀血阻滞，"不通则痛"。痛经实证多而虚证少，也有虚实夹杂者，证候更为复杂，临证需详尽分析，知常达变。

4. 非经期应辨证求因以治本，或补虚，或泻实，与经期调治有所不同；一般以 3 个周期为 1 个疗程，巩固治疗，以获佳效。

【难点、疑点】

痛经一病，具有明显的周期性，即无论经前、经期或经后腹痛，均与月经来潮密切相关。临证辨别寒、热、虚、实是治疗的关键，需关注经期腹痛发作时间和程度，月经的量、色、质改变，全身证候及舌脉等以综合判断。如果治疗 2~3 个周期效果不明显，一要劝慰患者调整情绪，避免紧张焦虑心态；二要进一步进行相关检查，除外子宫内膜异位症、子宫腺肌病、盆腔炎性疾病后遗症、宫腔粘连、宫颈狭窄等引起痛经的器质性疾病。

诊治流程图:

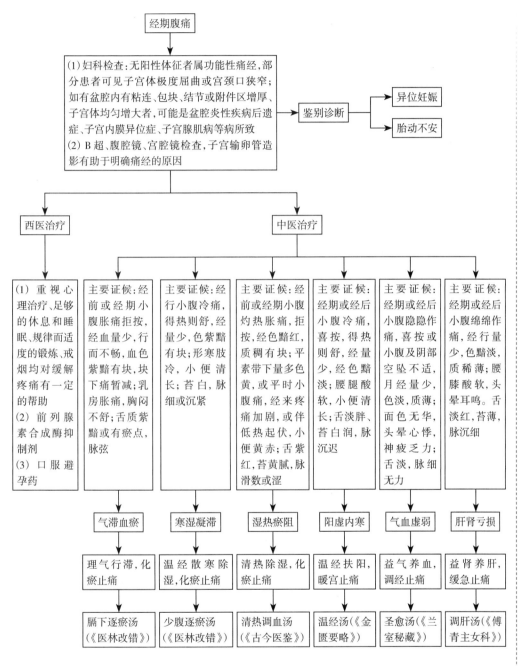

(许　昕)

 复习思考题

1. 试述痛经的辨证要点。

2. 痛经的患者可借助哪些检查明确病因和诊断?

第十一节 月经前后诸证

培训目标

1. 掌握月经前后诸证各症的中医辨证论治。
2. 熟悉月经前后诸证各症的诊断要点。

每于行经前后或行经期间,周期性出现明显不适的全身或局部症状者,称为月经前后诸证,以经前 7~14 天和经期多见,包括经行乳房胀痛、经行头痛、经行感冒、经行发热、经行身痛、经行眩晕、经行口糜、经行泄泻、经行肿胀、经行风疹块、经行吐衄、经行情志异常等。

西医之"经前期综合征"可参照本病治疗。

本病病因病机见下图。

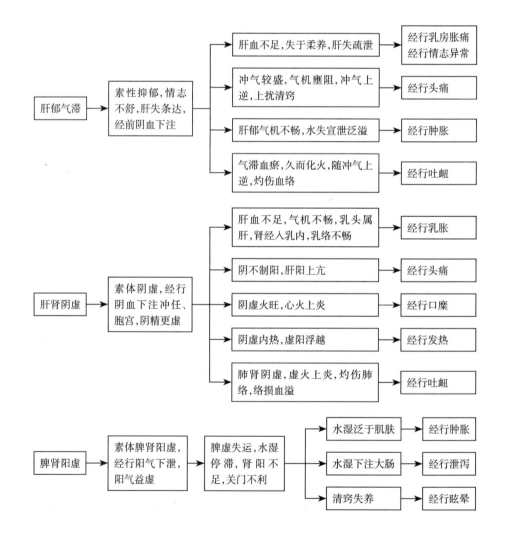

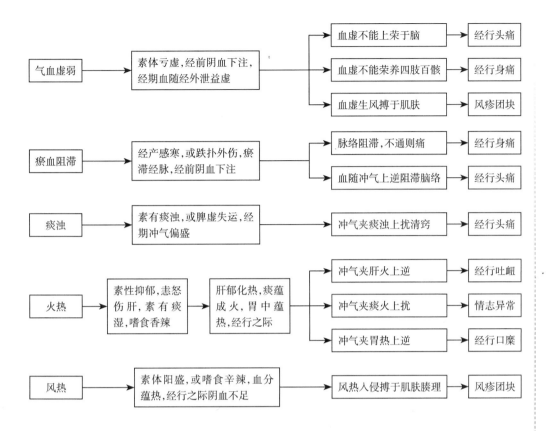

一、经行乳房胀痛

每于行经前或行经期,出现乳房胀痛,或乳头胀痒疼痛,连续 2 个月经周期以上者。

病例摘要

患者,女性,23 岁,2017 年 7 月 7 日初诊。近半年每于经前 5~6 天开始出现两侧乳房胀痛,经行第 3 天后疼痛渐止。14 岁月经初潮,5~6 天 /28~30 天,LMP:2017 年 6 月 12 日,就诊时双侧乳房胀痛,舌黯苔薄白,脉弦。

问题 1

通过病史采集,目前获得的临床信息有哪些? 为明确诊断及证型,需要补充哪些病史内容?

育龄期女性,月经规律,经前 5~6 天开始出现两侧乳房胀痛,经后辄止,首先需要考虑的是月经病。

为了进一步明确诊断,需补充了解以下病史:

询问乳房胀痛的诱因、性质及严重程度。

询问月经的量、色、质。

询问伴随症状:带下、饮食、精神状态、二便等。

收集望、闻、问、切四诊内容:参考"十问歌",询问既往史、婚育情况、目前有无生育要求等,以助于根据患者的需求选择治疗方案和进行鉴别诊断。

完善病史

患者未婚。半年前因工作不顺恼怒,出现经前两侧乳房胀痛,伴乳头痒痛,甚则痛不可触衣,月经先后不定,色黯红,经行不畅,小腹胀痛,胸闷肋胁胀,精神抑郁。

知识点一

病　因　病　机

主要病机是乳房气血运行不畅,"不通则痛";或乳络失于濡养,"不荣则痛"。

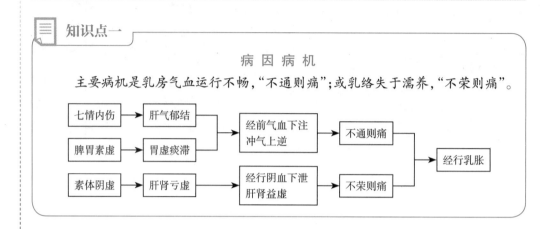

知识点二

诊　断　要　点

1. 病史　多见于 20~45 岁女性,长期精神紧张或抑郁不舒。
2. 症状　经前或经期出现乳房胀痛,乳头胀痒疼痛,甚则痛不可触衣,经行后乳房胀痛明显减轻至消退。
3. 体征　双侧乳房胀满,扪诊时乳房敏感或触痛,多无明显结块。
4. 辅助检查　乳腺钼靶、乳腺 B 超无明显器质性病变。

问题 2

为了进一步明确诊断,体格检查需要注意哪些问题?

体格检查着重了解乳房局部体征。手法宜轻巧,要注意乳房皮肤色泽、温度,是否有肿块及触痛。

体格检查情况

体格检查:乳房无红肿热痛,未及肿块。全身检查无异常。

问题 3

为了进一步明确诊断,需要进一步完善哪些辅助检查?

应进一步完善乳腺 B 超或乳腺钼靶,可排除乳房实质性肿块所致乳房胀痛。

辅助检查结果

该患者行乳腺 B 超及乳腺钼靶检查未见明显异常。

问题 4

该患者的中西医诊断是什么?

中医诊断:经行乳房胀痛(肝气郁结证)

西医诊断:经前期综合征

知识点三

鉴 别 诊 断

应与乳癖、乳岩等相鉴别。

1. 乳癖 相当于西医的"乳腺增生病""乳腺腺肌病",经后可缩小,但不消失,并常伴有经行乳房胀痛,乳腺B超或乳腺钼靶有助于鉴别诊断。

2. 乳岩 相当于西医的"乳癌",初期虽可有乳房疼痛,但无周期性发作特点,病变晚期常伴有乳头凹陷、溢血、乳房皮肤橘皮样改变,腋下可触及肿大淋巴结,细胞学检查、活组织病理检查等可确诊。

知识点四

辨 证 论 治

1. 根据乳房胀痛发病时间、疼痛性质、疼痛程度、伴随症状及舌脉进行分析,辨其虚实。实证胀痛多见于经前,按之胀满痛甚,经后逐渐消退;虚证胀痛多见于经期或行经后,且以胀为主,按之柔软无块。亦有虚实夹杂者。

2. 本病以止痛为治疗大法。结合辨证疏肝解郁,理气止痛;或健胃祛痰,活血止痛;或滋肾养肝,养血止痛。分证论治见表5-19。

表 5-19 经行乳房胀痛辨证与治法特点

	肝气郁结证	胃虚痰滞证	肝肾亏虚证
主要症状	经前或经行乳房胀满疼痛,或乳头痒痛,甚则痛不可触衣,乳房按之无块		
	经行不畅,血色黯红,小腹胀痛;胸闷胁肋胀,精神抑郁,善叹息	月经量少色淡,平素胸闷痰多,食少纳呆,带下量多,色白黏稠	月经量少,色淡或黯,耳鸣目涩咽干,腰膝酸软
舌脉	苔薄白,脉弦	舌淡胖,苔白腻,脉缓滑	舌红,少苔,脉细数
治法	疏肝解郁,理气止痛	健胃祛痰,活血止痛	滋肾养肝,养血止痛
方药	柴胡疏肝散(《景岳全书》)加橘叶、川楝子。 柴胡疏肝散:柴胡 枳壳 香附 陈皮 芍药 川芎 炙甘草	四物合二陈汤(《陈素庵妇科补解》)去甘草。 四物合二陈汤:当归 生地黄 赤芍药 川芎 陈皮 半夏 茯苓 海藻 红花 香附 牡丹皮 甘草	一贯煎(《柳洲医话》)加麦芽、鸡内金。 一贯煎:沙参 麦冬 当归 生地黄 川楝子 枸杞子
加减	乳房胀硬,结节成块者,加夏枯草、荔枝核、橘核、王不留行;少腹胀痛者加延胡索、台乌药;心烦易怒,口干口苦,尿黄便结,舌苔薄黄,脉弦数者,为肝郁化热,治以疏肝解热,方用丹栀逍遥散(《内科摘要》)	带下量多者加白术、苍术;纳呆呕逆者,加砂仁	若乳胀者,加路路通、橘核;胀甚者,加丹参、郁金

问题5

该患者的下一步治疗方案如何?

1. 调畅情志,可辅以心理疏导。

2. 中医辨证治疗

(1) 四诊合参,属肝气郁结证,以疏肝解郁,理气止痛为法,辨证予药,方选柴胡疏肝散加减。

(2) 中成药:逍遥丸(浓缩丸),每次 8 丸,每日 3 次。

【临证要点】

1. 妇女每于行经前或行经期,出现乳房胀痛,或乳头胀痒疼痛,连续 2 个月经周期以上者,应考虑有经行乳房胀痛的可能性。

2. 必须通过乳腺 B 超或乳腺钼靶排除乳房实质性肿块所致乳房胀痛。

3. 排除器质性病变后,结合病机,分清虚实,辨证施治。

4. 辅以心理疏导,调整饮食结构,以提高疗效。

【难点、疑点】

妇女出现乳房胀痛或乳头胀痒疼痛,需注意其与月经周期的关系,并需遵守"器质性疾病"优先的临床诊断思维原则,排除乳房实质性肿块所致乳房胀痛。临证不可先入为主,以免误诊、漏诊。

诊治流程图:

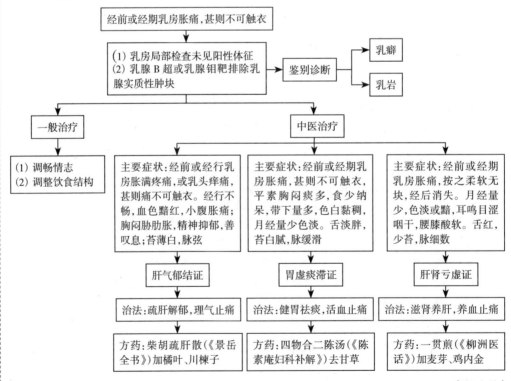

(张建伟)

二、经行头痛

每遇经期或行经前后,出现以头痛为主要症状的疾病,经后辄止。

病例摘要

患者,女性,32 岁,2016 年 8 月 8 日初诊。近半年每于经前 2~3 天开始出现头痛,经行第 3 天后疼痛渐止。12 岁月经初潮,6~7 天 /29~32 天,LMP:2016 年 7 月 10 日,就诊时头痛,舌黯有瘀点,脉弦涩。

问题 1

通过病史采集,目前获得的临床信息有哪些? 为明确诊断及证型,需要补充哪些病史内容?

育龄期女性,月经规律,经前 2~3 天开始出现头痛,经后辄止,首先需要考虑的是月经病。

为了进一步明确诊断,需补充了解以下病史:

询问头痛的诱因、性质及严重程度。

询问月经的量、色、质。

询问伴随症状:带下、饮食、精神状态,二便等。

收集望、闻、问、切四诊内容:参考"十问歌",询问既往史、婚育情况、目前有无生育要求及避孕措施等,以助于选择治疗方案和进行鉴别诊断。

完善病史

患者已婚已育,放置宫内节育器(IUD)3 年。半年前因家庭琐事心情不畅,出现经前头痛,重则痛如锥刺,经行不畅,经色紫黯有块,伴小腹疼痛拒按,胸闷不舒。

知识点一

病 因 病 机

主要病机是气血阴精不足,清窍失养,"不荣则痛";痰、火、瘀邪,上扰清窍,"不通则痛"。

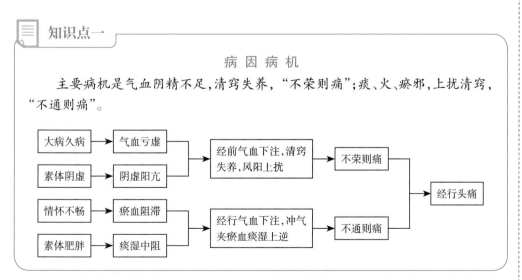

知识点二

诊 断 要 点

1. 病史　久病体弱、长期情志不畅、精神过度刺激史。
2. 症状　每逢行经前后或经期,出现明显头痛,经后辄止,周期性发作。连续 2 个月经周期以上。
3. 体征　妇科检查及体格检查无明显异常。
4. 辅助检查
(1) 内分泌测定:雌二醇、孕酮测定可能提示两者比例失调,雌孕激素比值异常。
(2) X 线检查:椎动脉造影无异常发现。
(3) 实验室检查:血、尿常规和电解质均在正常范围。

问题 2

为了进一步明确诊断,体格检查需要注意哪些问题?

体格检查着重了解头部局部体征。手法宜轻巧,要注意头部皮肤色泽、温度,是否有肿块及触痛。

体格检查情况

体格检查:头部无触痛,未及肿块。全身检查无异常。

问题 3

为了进一步明确诊断,需要进一步完善哪些辅助检查?

可行椎动脉造影,内分泌功能检测,血、尿常规和电解质测定。

辅助检查结果

该患者行椎动脉造影,内分泌功能检测,血、尿常规和电解质测定未见异常。

问题 4

该患者的中西医诊断是什么?

中医诊断:经行头痛(瘀血阻滞证)

西医诊断:经前期综合征

知识点三

鉴 别 诊 断

经行头痛应与经行感冒相鉴别。

经行感冒虽可见经期头痛不适,但尚有身寒热、鼻塞、流涕、咽喉痛痒等表现,不同于经行头痛。

知识点四

辨 证 论 治

1. 根据头痛时间、疼痛性质,辨其虚实,实者多痛于经前或经期,且多呈胀痛或刺痛;虚者多在经后或行经将净时作痛,多为头晕隐痛。头痛部位,前额属阳明,头枕部属太阳,两侧属少阳,巅顶属厥阴。

2. 本病以调理气血为治疗大法。实证者行气活血以止痛,虚证者补气养血以止痛。头为诸阳之会,用药宜以清轻上行之品,不可过用重镇潜阳之剂以免重伤阳气。分证论治见表5-20。

表 5-20　经行头痛辨证与治法特点

	气血虚弱证	阴虚阳亢证	瘀血阻滞证	痰湿中阻证
主要症状	经期或经后,头部绵绵作痛,头晕眼花,月经量少,色淡质稀,心悸少寐,神疲乏力	经行头痛,甚或巅顶掣痛,头晕目眩,月经量稍多,色鲜红;烦躁易怒,口苦咽干,手足心热	每逢经前、经期头痛剧烈,痛如锥刺,经行不畅,经色紫黯有块;伴小腹疼痛拒按,胸闷不舒	经前或经期头痛,头晕目眩,形体肥胖,平日带下量多质黏稠,月经量少色淡,胸闷泛恶,面色㿠白
舌脉	舌淡苔薄,脉虚细	舌质红,苔薄黄,脉弦细数	舌黯尖边有瘀点,脉细涩或弦涩	舌淡胖,苔白腻,脉滑
治法	养血益气,通络止痛	滋阴潜阳,平肝止痛	活血化瘀,通窍止痛	燥湿化痰,通络止痛
方药	八珍汤(《正体类要》)加蔓荆子、鸡血藤。 八珍汤:当归 川芎 白芍 熟地黄 人参 白术 茯苓 炙甘草	杞菊地黄丸《医级》)加钩藤、石决明。 杞菊地黄丸:熟地 山茱萸 山药 茯苓 丹皮 泽泻 枸杞子 菊花	通窍活血汤(《医林改错》)。 通窍活血汤:赤芍 川芎 桃仁 红花 老葱 麝香 生姜 红枣	半夏白术天麻汤《医学心悟》)加葛根、丹参。 通窍活血汤:半夏 白术 天麻 茯苓 橘红 甘草 生姜 大枣
加减	精亏者加山茱萸,月经量少加鸡血藤、丹参	若肝火旺,头痛剧烈者,加夏枯草、龙胆草、石决明	阴道流血量多者加阿胶、墨旱莲、仙鹤草	痰多黏腻者,加瓜蒌、浙贝母

问题5

该患者的下一步治疗方案如何?

1. 保持情志舒畅,辅以心理治疗。

2. 中医辨证治疗

(1) 四诊合参,属瘀血阻滞证,以活血化瘀,通窍止痛为法,辨证予药,方选通窍活血加减。

(2) 针灸疗法:主穴为百会、阿是穴;前额痛配印堂、上星穴;侧头痛配太阳、头维穴;后头痛配风池、大椎穴,采用平补平泻法。

【临证要点】

1. 妇女每于行经前或行经期,出现以头痛为主要症状的疾病,经后辄止。连续 2 个月经周期以上者,应考虑有经行头痛的可能性。

2. 须借助椎动脉造影,内分泌功能检测,血、尿常规和电解质测定排除相关疾病。

3. 辅以心理疏导,调整饮食结构,以提高疗效。

【难点、疑点】

经行头痛指妇女每于行经前或行经期,出现以头痛为主要症状,需注意其与月经周期的关系,并注意结合辅助检查,排除相关疾病。本病发生与情志因素有关,除药物治疗外,还须调情志,尤其在临经前、经期必须保持情志舒畅,以使气血调和。

诊治流程图:

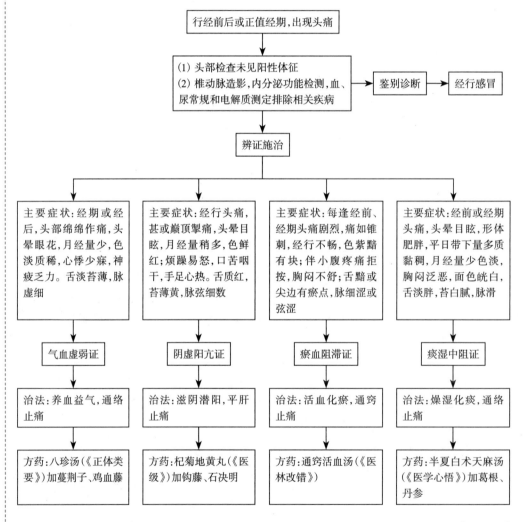

（张建伟）

三、经行感冒

每值经行前后或正值经期,出现感冒症状,经后逐渐缓解者。

古医籍精选

ER-5-28

病例摘要

患者,女性,19 岁,2018 年 9 月 7 日初诊。近 3 个月每于经前 1 周出现感冒症状,经行第 2 天后渐愈。12 岁月经初潮,5~6 天 /28~30 天,LMP:2018 年 8 月 12 日,就诊时鼻塞,流涕,舌淡红苔薄白,脉浮紧。

问题 1

通过病史采集,目前获得的临床信息有哪些? 为明确诊断及证型,需要补充哪些病史内容?

育龄期女性,月经规律,经前 1 周开始出现感冒症状,经后辄止,首先需要考虑的是月经病。

为了进一步明确诊断,需补充了解以下病史:

询问感冒症状的特点,如热型,是否出汗,咳痰情况。

询问月经的量、色、质。

询问伴随症状:身痛、带下、饮食、精神状态,二便等。

收集望、闻、问、切四诊内容:参考"十问歌",询问既往史、婚育情况、目前有无生育要求等,以助于根据患者的需求选择治疗方案和进行鉴别诊断。

完善病史

患者未婚,学生。平素体弱,月经无异常。3 个月前恰逢期末考试,出现经前发热,恶寒,无汗,鼻塞流涕,咽喉痒痛,咳嗽痰稀,头痛身痛。近 3 个月每于经前 1 周出现上述症状,经行第 2 天后渐愈。

知识点一

病 因 病 机

以感受风邪为主,素体气虚,卫阳不密,经行阴血下注,风邪乘虚侵袭,或素有伏邪,随月经周期反复乘虚而发。经后气血渐复,邪去表解而缓解。

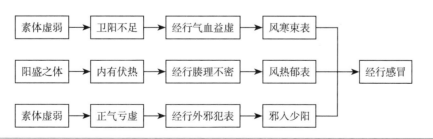

知识点二

诊　断　要　点

1. 病史　素体虚弱或气血不足,易感外邪或有伏热、痰热史。
2. 症状　经行之际有外感表证,以鼻塞、流涕、喷嚏、头痛、恶风寒或发热等症状为主,随经净而渐愈,反复发作2个月经周期以上。
3. 体征　咽部充血。妇科检查一般无异常。
4. 辅助检查　血常规分析正常或白细胞升高。

问题2

为了进一步明确诊断,体格检查需要注意哪些问题?

体格检查着重了解鼻咽局部体征,手法宜轻巧。

体格检查情况

体格检查:咽部充血。全身检查无异常。

问题3

为了进一步明确诊断,需要进一步完善哪些辅助检查?

应进一步行血常规分析。

辅助检查结果

该患者行血常规分析未见明显异常。

问题4

该患者的中西医诊断是什么?

中医诊断:经行感冒(风寒证)

西医诊断:经前期综合征

知识点三

鉴　别　诊　断

应与感冒、经行头痛等相鉴别。

1. 感冒　为内科病,病位在肌表,以表证为主。月经期虽可偶患感冒,但病机不同,无经行感冒伴随月经周期发病的规律性。
2. 经行头痛　虽有经行期间头痛的证候,但无恶寒、发热等表证,可与经行感冒相鉴别。

知识点四

辨　证　论　治

1. 本病病本为虚,根据热型、伴随症状及舌脉辨其风寒、风热、邪入少阳之不同。
2. 治疗施以辛温、辛凉解表之剂,但须顾及经行血虚、卫气不固的特点,平时宜和血益气,固卫祛邪,血和卫固,邪不得侵袭腠理。分证论治见表5-21。

表 5-21　经行感冒辨证与治法特点

	风寒证	风热证	邪入少阳证
主要症状	每于经行前后或经期,出现发热,恶寒,无汗,鼻塞流涕,咽喉痒痛,咳嗽痰稀,头痛身痛;经血净后,诸证渐愈	每于经行前后或经期,发热身痛,微恶风,头痛汗出,鼻塞咳嗽,痰稠,口渴欲饮	每于经行前后或经期,出现寒热往来,胸胁苦满,口苦咽干,心烦欲呕,头晕目眩,默默不欲饮食
舌脉	舌淡红,苔薄白,脉浮紧	舌红,苔黄,脉浮数	舌红,苔薄白或薄黄,脉弦或弦数
治法	解表散寒,和血调经	疏风清热,和血调经	和解表里
方药	荆穗四物汤(《医宗金鉴》):荆芥 白芍 熟地黄 当归 川芎	桑菊饮(《温病条辨》)加当归、川芎。 桑菊饮:桑叶 菊花 连翘 薄荷 桔梗 杏仁 芦根 甘草	小柴胡汤(《伤寒论》):柴胡 黄芩 人参 法半夏 甘草 生姜 大枣
加减	轻症者,可用葱豉汤(《肘后备急方》):葱白、淡豆豉;邪不易解,恶寒较甚,发热,舌苔淡白,脉浮无力,宜扶正固表,调和营卫,方选玉屏风散(《医方类聚》):黄芪、白术、防风	咳嗽重者加杏仁、川贝母、百部;口渴思冷饮者,加天花粉、沙参	心烦欲呕者加竹茹

问题5

该患者的下一步治疗方案如何?

1. 加强锻炼,规律作息,增加营养。

2. 中医辨证治疗

(1)四诊合参,属风寒证,以解表散寒,和血调经为法,辨证予药,方选荆穗四物汤加减。

(2)拔罐疗法:选大椎、身柱、大杼、肺俞,拔罐或者闪罐。

【临证要点】

1. 妇女每值经行前后或正值经期,出现感冒症状,经后逐渐缓解者,应考虑有经行感冒的可能性。

2. 注意其周期性发作的特点,与内科感冒鉴别;同时借助体格检查及辅助检查排除相关疾病。

3. 辅以生活调摄,可预防经行感冒发生。

【难点、疑点】

经行感冒容易反复发作,故本病重在预防,平时适当加强体育锻炼,规律作息,经期注意休息、加强营养,对预防经行感冒复发大有裨益。

诊治流程图:

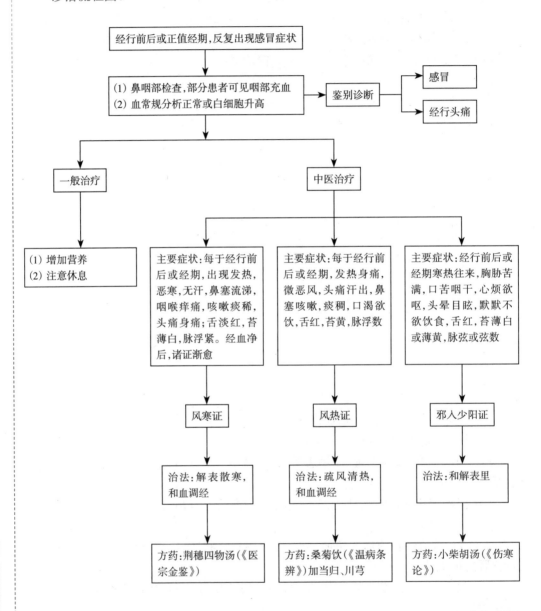

（张建伟）

四、经行发热

每值经期或行经前后,出现以发热为主证者,称"经行发热",亦称"经病发热"。

病例摘要

刘某,37岁,已婚。经前1周起发热,可达37.6~38.2℃,经后发热自退。未重视未治疗。LMP:2018年9月21日,4天净,量少如常,无痛经。舌淡红苔薄黄,脉细弦数。妇科检查:外阴正常,阴道畅,分泌物量少色白,宫颈光滑,宫体前位,正常大小,双侧附件未及异常。

问题1

通过病史采集,我们目前可以获得的临床信息有哪些?为了进一步明确诊断及证型,需要补充哪些病史内容?

患者每于月经前期出现发热,经后热自退,首先需要考虑的是经行发热。

为了进一步明确诊断,需补充了解以下病史:

询问发病时间及诱因:了解病程长短及可能诱发本病的原因。

询问月经史:了解月经周期,经量、色、质等。

询问生育史:了解患者生育情况。

询问伴随症状:五心烦热、神疲肢软、自汗、烦躁易怒、乳房胀痛等。

询问有鉴别意义的阴性症状:感冒咳嗽、流涕、腹痛腹泻、尿频尿急等。

询问有无相关辅助检查:血常规、CRP、血沉、盆腔B超等。

收集中医望、闻、问、切四诊内容:参考"十问歌",询问病史,以助于辨证分析和进行鉴别诊断。

完善病史

患者3年前丧母,情志不舒,后即出现经前1周起发热,可达37.6~38.2℃,伴头晕目眩,口苦咽干,乳房胀痛,烦躁易怒,无感冒咳嗽,无腹痛腹泻。经后发热自退。未重视未曾就诊治疗。LMP:2018年9月21日,4天净,量少如常,无痛经。患者平素月经后期而行,经期4~5天,周期约45天,量偏少,色深红,无血块,无痛经。生育史:1-0-1-1,人流1次,末次妊娠为2015年顺产。舌淡红苔薄黄,脉细弦数。妇科检查:外阴正常,阴道畅,分泌物量少色白,宫颈轻度糜烂,宫体前位,正常大小,双侧附件未及异常。

知识点一

病 因 病 机

主要病机是气血营卫失调。

妇人以血为本,月经乃血所化,值经行或行经前后,阴血下注冲任,易使机体阴阳失衡,若素体气血阴阳不足,或经期稍有感触,即诱发本病。临床常见有阴虚、气虚、肝郁、血瘀证。

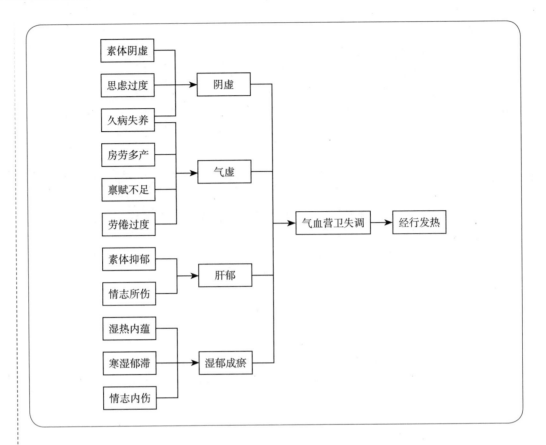

知识点二

诊 断 要 点

1. 病史   患者自3年前丧母后出现经前1周发热。

2. 症状   以经行前1周出现以发热为主证,发热伴随月经周期出现,体温可达37.6~38.2℃,经净后其热自退。伴头晕目眩,口苦咽干,乳房胀痛,烦躁易怒等不适。

3. 检查

(1) 妇科检查:外阴已婚式;阴道通畅,分泌物不多;宫颈光滑;宫体前位,正常大小;双附件未及明显压痛及包块。

(2) 全身检查:两肺呼吸音清,腹软,无压痛。

4. 辅助检查   血常规、血沉正常,B超示子宫、附件及盆腔无明显异常。

问题2

为了进一步明确诊断,体格检查需要注意哪些问题?

在全身体格检查的基础上,着重了解有无感染征象,如肺部听诊有无干湿啰音,腹部是否有压痛、反跳痛等不适。妇科检查时手法宜轻巧,尤其要注意盆腔情况,注意外阴、阴道有无炎性充血,有无宫颈举摆痛,附件区是否增厚或有压痛、反跳痛等。

问题 3

为了进一步明确诊断,需要进一步完善哪些辅助检查?

应进一步完善血常规、CRP、血沉及子宫、附件 B 超检查。

辅助检查结果

该患者查血常规、CRP、血沉均正常,子宫、附件 B 超检查未见明显异常。

问题 4

该患者的中西医诊断是什么?

中医诊断:经行发热(肝郁证)

西医诊断:经前期综合征

知识点三

鉴 别 诊 断

应与经行感冒、热入血室等相鉴别,鉴别要点见表5-22。

表 5-22 经行发热的鉴别诊断

	经行发热	经行感冒	热入血室
定义	每逢经期前后以发热为主证	经期前后伴发感冒	妇人血室正开时,邪热乘虚入里与血相搏结
症状	经期前后以发热为主要或唯一症状	以外感表证为主,伴见恶寒、鼻塞、流涕	热型多为寒热往来,或寒热如疟,可伴有神志症状,昼则明了,暮则谵语,或胸胁满如结胸状而谵语
与月经周期关系	与月经周期相关,呈周期性发作	与月经周期相关,呈周期性发作	发病虽与月经有关,但不呈周期性反复发作

知识点四

辨 证 论 治

1. 根据患者发病时的伴随症状,如头晕目眩、口苦咽干、乳房胀痛、烦躁易怒,结合舌脉之征进行辨证。

2. 重视患者的情志因素、禀赋、体质,以及其他病史、生育史、月经史等情况。

3. 本病治法当以调气血、和营卫为主。临证须审因论治,根据发热的时间、性质以辨阴、阳、虚、实。大抵发热在经前者多为实,以肝郁、血瘀者多见;发热在经后者多为气虚、阴虚;发热无时为实热,潮热有时为虚热,乍寒乍热为血瘀,低热怕冷为气虚。还应注意结合月经量、色、质,以及全身兼症和舌脉综合分析。分证论治见表5-23。

表 5-23　经行发热的辨证论治

	阴虚证	气虚证	肝郁证	血瘀证
主症	经期前后,午后潮热,经量少色鲜红;两颧红赤,五心烦热,烦躁少寐;舌红少苔,脉细数	经期前后发热,热势不扬,形寒,动则自汗出,经量多色淡质稀;神疲肢软,少气懒言;舌淡苔白润,脉虚缓	经期前后发热,头晕目眩,口苦咽干,烦躁易怒,胸胁乳房及少腹胀痛,经量不定,或有血块,色深红,苔薄黄,脉弦数	经前或经期发热,乍寒乍热,时作时止,口干不欲饮,小腹疼痛拒按,经色紫黯,夹有血块;舌黯或边尖有瘀点,脉沉弦数
治法	养阴清热	益气除热	疏肝清热	化瘀清热
方药	加味地骨皮饮(《医宗金鉴》)去川芎,加青蒿、白薇:生地黄 白芍 当归 牡丹皮 地骨皮 胡黄连 青蒿 白薇	补中益气汤(《脾胃论》):人参 黄芪 甘草 当归 陈皮 升麻 柴胡 白术	丹栀逍遥散(《内科摘要》)加青蒿、川楝子:柴胡 丹皮 栀子 当归 白芍 白术 茯苓 炙甘草 煨姜 薄荷 青蒿 川楝子	血府逐瘀汤(《医林改错》)加丹皮、栀子:当归 生地黄 桃仁 红花 川芎 赤芍 牛膝 桔梗 柴胡 枳壳 甘草 丹皮 栀子

问题 5

该患者的下一步治疗方案如何?

1. 保持心情愉悦,避风寒。

2. 中医辨证治疗:四诊合参,证属肝郁证,以疏肝清热为法,辨证予药,方选丹栀逍遥散加减。

【临证要点】

1. 经行发热属内伤发热,主要责之气血营卫失调,病机不同,治法迥异。临床上当详问病史、症状,辨证施治。

2. 诊断时当注重鉴别诊断,如与妇科慢性盆腔炎、子宫内膜异位症、生殖器结核等以及内科感染性疾病相鉴别,完善体格检查及妇科检查对鉴别诊断有很大帮助。

【难点、疑点】

本病在发病早期容易与其他疾病引起的发热相混淆,患者往往容易忽略,因此在临证问诊时,需要结合病史、症状、查体、辅助检查等进行诊断及鉴别诊断,以免漏诊、误诊。

诊治流程图：

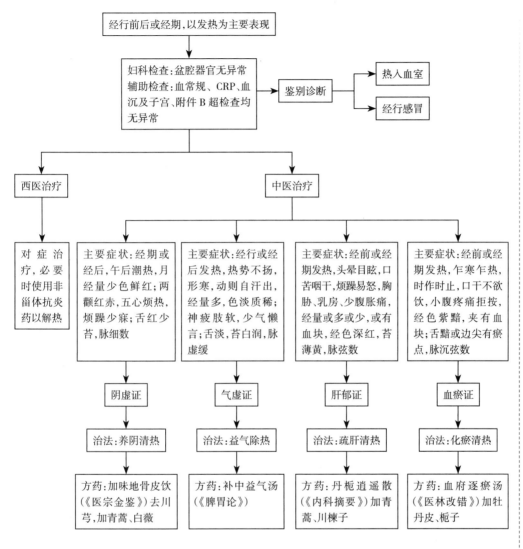

（赵 莉）

五、经行身痛

每于经行前后或正值经期，出现以身体疼痛为主证者，或遇经行则身痛加重，经净则疼痛逐渐减轻者，称"经行身痛"。

病例摘要

患者，女性，35 岁，经行周身疼痛半年余来诊。患者 2017 年 8 月顺产时失血较多（具体不详），产后休息不佳。每于经期周身疼痛，多持续至经后 2 天，能自行缓解。LMP：2018 年 7 月 4 日，4 天净，量少如常，无血块，经行周身酸楚疼痛。现为经净第 2 天，身痛仍未缓解，故来就诊。查患者舌质淡红，苔白，脉细弱。13 岁月经初潮，3~5 天 /28~32 天，量少，无血块，略有痛经，生育史：1-0-0-1。

问题1

通过病史采集,我们目前可以获得的临床信息有哪些? 为了进一步明确诊断及证型,需要补充哪些病史内容?

患者每于月经期出现周身疼痛,首先需要考虑的是经行身痛。

为了进一步明确诊断,需补充了解以下病史:

询问当时生产时出血量:可通过追问家属,查阅当年病史资料(如出院小结),追问有无输血史、输血量来了解生产时的出血情况。

询问生产后何时转经:了解身痛不适是自产后经行便开始或是近期由其他原因导致。

询问身痛的性质:隐痛、酸痛、游走痛或剧烈疼痛。

询问发病时的伴随症状:头晕、心悸、乏力等。

询问诊治过程:是否经过妇科、内科诊治,是否用药治疗,效果如何等。

询问辅助检查结果:血沉、抗链球菌溶血素O试验、类风湿因子等检查是否有异常。

收集中医望、闻、问、切四诊内容:参考"十问歌",并对月经情况加以询问,进行体格检查,以助于对患者进行鉴别诊断和辨证论治。

完善病史

患者分娩时曾输血400ml,2018年2月停哺乳后转经,产后休息不佳,常感疲倦,头晕乏力,无胸闷心悸。3个月前曾经内科、妇科检查,并行抗链球菌溶血素O、血沉、类风湿因子等检查均无异常,后间断服中药调理2个月余,自觉无明显改善。现正值经后第2天,全身关节酸痛,肢软乏力,头晕,经期正常,但经量较少,色淡,无血块。

 知识点一

病 因 病 机

主要病机是素体正气不足,营卫失调,筋脉失养,或因素有寒湿留滞,经行时则乘虚而发。

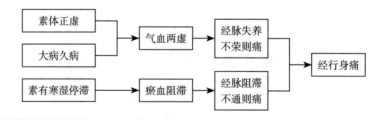

 知识点二

诊 断 要 点

1. 病史 分娩时有失血及输血史,产后劳累史,产后转经后即有经行身痛。

2. 症状 经行时,出现全身关节酸痛,肢软乏力,经后疼痛渐减,随月经周期发作。

3. 体征

(1) 妇科检查:盆腔器官未发现异常。

(2) 全身体格检查:周身骨节无明显压痛,关节无肿胀。

4. 辅助检查 血液检查血沉、抗溶血性链球菌 O 正常,类风湿因子阴性。

问题2

为了进一步明确诊断,体格检查需要注意哪些问题?

经行身痛主要需鉴别其身痛的原因,除常规妇科检查外,需排除风湿免疫类疾病。

体格检查情况

体格检查:全身常规检查无异常,周身骨节无明显压痛,关节无肿胀。

妇科检查:外阴发育正常,阴道通畅,宫颈光滑,子宫前位,正常大小,无压痛,双附件未扪及异常。

问题3

该患者的中西医诊断是什么?

中医诊断:经行身痛(气血虚弱)

西医诊断:经前期综合征

知识点三

鉴 别 诊 断

主要应与经期外感、内科痹证相鉴别。鉴别要点见表5-24。

表5-24 经行身痛鉴别表

	经行身痛	经期感冒	内科痹证
症状	经期前后经期,全身关节疼痛、腰背部或骶部沉重酸痛、伴肢体麻木,经后痛减	恶寒、发热、流涕、鼻塞、肢体关节酸重疼痛	肢体、关节酸痛,疼痛游走不定,关节屈伸不利,疼痛持续,关节部位可红肿热痛
体征	无特殊	外感体征,如体温升高	可有关节肿胀、变形
实验室检查	无异常	血常规或有异常,如白细胞、淋巴细胞升高等	红细胞沉降率增快、抗链球菌溶血素 O 增高、类风湿因子阳性等
发病与月经关系	随月经周期发作	经期偶感,与月经周期无关	与月经周期无关

知识点四

辨 证 论 治

1. 结合患者身痛的性质,疼痛的时间、程度,结合全身症状及舌脉进行辨证。一般经前疼痛多为实证,经后疼痛多为虚证。

2. 重视患者禀赋、体质、外邪因素、情志因素以及既往病史等情况。

3. 本病治疗原则为调气血,和营卫,通经络。先辨虚实,实者重在理气和血,虚者以养血调营为主。寒湿所致者,则以温阳散寒除湿为主。分证论治见表5-25。

表 5-25　经行身痛辨证与治法特点

	气血虚弱证(虚证)	瘀血阻滞证(实证)
主要症状	经行或经后肢体疼痛	
	肢体酸痛麻木,肢软乏力	腰膝、肢体、关节疼痛,得热痛减,遇寒疼甚
	月经量少,色淡质稀,面色无华	月经推迟,经量少,色黯,或有血块,经行腹痛拒按
舌脉	舌质淡红,苔白,脉细弱	舌紫黯,或有瘀斑、瘀点,苔薄白,脉沉紧或涩
治法	养血益气,柔筋止痛	化瘀通络,散寒止痛
方药	黄芪桂枝五物汤(《金匮要略》)加当归、鸡血藤 黄芪桂枝五物汤:黄芪 桂枝 白芍 生姜 大枣	身痛逐瘀汤(《医林改错》):当归 川芎 桃仁 红花 甘草 秦艽 羌活 没药 五灵脂 地龙 牛膝 香附
加减	关节痛甚者,加防己、元胡;腰腿痛甚者,加桑寄生、杜仲、牛膝	寒甚者,加川乌,桂枝;经行不畅,小腹疼痛者加益母草、延胡索

 知识点五

其 他 疗 法

其他疗法:针灸

(1) 取穴:足三里、三阴交、阳陵泉、关元、肾俞,适用于气血虚弱证。

(2) 取穴:中极、血海、行间、命门、足三里,适用于瘀血阻滞证。

问题4

本患者的证候分析及下一步治疗方案如何?

本案证候分析:

本患者分娩时亡血伤津,气随血脱,加之产后失于调养,致气血虚弱,不能濡养经脉。经期阴血下注胞中,气血益感不足,四肢百骸失于荣养,故见关节酸痛,血虚气弱,则肢软乏力,气血不能荣养头目,故见头晕,血虚则冲任气血不足,故经行量少,色淡;舌质淡红,苔白,脉细弱,为气血虚弱之象。

予治疗方案:

1. 注意休息,适当锻炼,增强体质。

2. 中医辨证治疗

(1) 四诊合参,证属气血虚弱证,以养血益气,柔筋止痛为法,辨证予药,方选黄芪桂枝五物汤加减。

(2) 针灸:足三里、三阴交、阳陵泉、关元、肾俞,左右侧交替取穴,每日1次。

【临证要点】

1. 每于经行前后或正值经期,出现以身体疼痛或疼痛加剧为主证者,主要考虑经行身痛。

2. 需要与其他原因引起的身痛相鉴别,主要需排除外感及风湿免疫类疾病引起的身痛。

3. 经行身痛有虚实两型,但以体虚为本,治疗上以调气血、和营卫、通经络为主。临证时需要结合实际,选方用药。

【难点、疑点】

因经行身痛来就诊的患者往往症状、体征比较明确,其疼痛与月经周期密切相关,但也不要忽视与其他疾病进行鉴别,以确保医疗安全。临证时,结合病史、症状、查体、辅助检查予以鉴别诊断,虽然临床上大部分疾病可以用一元论来解释,但一名优秀的临床医师应会从多方面、多角度来思考疾病问题。

诊治流程图:

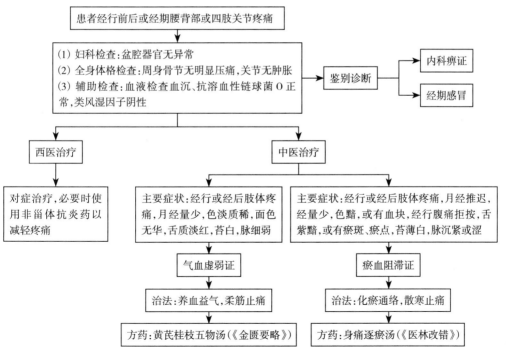

(赵　莉)

六、经行眩晕

　　每值经期或行经前后,出现以头晕目眩,视物昏花为主,甚或如坐舟车,并伴有恶心呕吐等症的病证谓"经行眩晕"。

　　早在宋代《陈素庵妇科补解·调经门》中即有"经行发热兼头重目暗"的记载,提出"血虚发热,阳气下陷,故头重;精血少,故目暗也",并列有治疗方药。《女科撮要》认为经后目暗,由"元气虚火妄动"所致。张山雷则认为本病病因为血虚及肝肾阴虚不能上荣于目。

病例摘要

　　患者,女性,39 岁,经行头目眩晕反复发作 3 年。舌淡,苔薄白,脉弱。13 岁月经初潮,3~4 天 /26~28 天,量偏少,色淡,质稀,无明显痛经。

问题 1

通过病史采集,我们目前可以获得的临床信息有哪些? 为了进一步明确诊断及证型,需要补充哪些病史内容?

　　女性,月经期出现的伴随症状,经期反复发作的头目眩晕,首先需要考虑的是月经伴随的疾病。

　　为了进一步明确诊断,需补充了解以下病史:

　　询问月经的量、色、质。

　　询问头目眩晕的程度。

　　询问头目眩晕发作的时间:是否与月经有关? 是在月经前、月经期还是月经后出现? 非月经期症状能否自行消失?

　　询问伴随症状:头痛、呕吐等。

　　收集中医望、闻、问、切四诊内容:参考"十问歌",询问既往史、生活习惯、不良嗜好等病史,以助于诊断和治疗。

完善病史

　　患者近 3 年每于月经第 1 天开始出现头晕目眩,视物昏花,经后自行缓解。现症见:头晕目眩,视物昏花,伴神疲乏力,面色萎黄,无头痛,无呕吐,大小便正常。血压正常。舌淡,苔薄白,脉细。

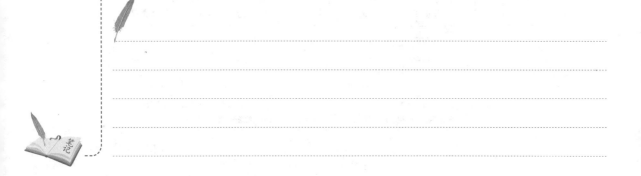

知识点一

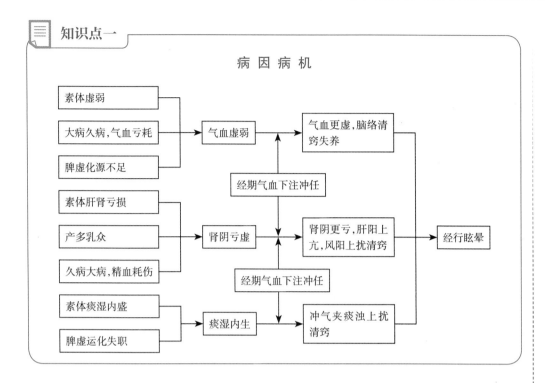

病 因 病 机

知识点二

诊 断 要 点

1. 病史　可有素体虚弱或慢性疾病等病史。

2. 症状　经期或行经前后出现头晕目眩,视物昏花,轻者瞬间即止,重者如乘车船,旋转不定,不能自主,月经过后,眩晕停止,下次经行又再复发。

3. 检查

(1) 妇科检查:盆腔器官未发现异常。

(2) 实验室检查一般无特殊。

(3) 应注意行耳部及心脑血管等检查,排除相应病变。

(4) 做颅内摄片检查,以排除颅内病变。

问题2

该患者的中西医诊断是什么?

中医诊断:经行眩晕(血虚证)

西医诊断:眩晕症

知识点三

鉴 别 诊 断

与颈椎病、高血压的眩晕鉴别:眩晕发作无规律性,与月经周期无关。

知识点四

辨 证 论 治

1. 经行眩晕有虚实之分,因于虚者,多于经期或经后发作;因于实者,多于经前、经期发作,经后逐渐缓解。

2. 经行眩晕的治疗原则,宜补血、填精、健脾培其本,潜阳、化痰治其标。

3. 分证论治见表5-26。

表 5-26 经行眩晕辨证与治法特点

	血虚证	阴虚阳亢证	痰浊上扰证
主要症状	经行头晕目眩		
	经期或经后头晕目眩,月经量少、色淡红,质稀,伴面色萎黄或无华,神疲乏力,心悸少寐	经行头晕目眩,月经量少,色鲜红,质稍稀,烦躁易怒,口干咽燥,颧红潮热,腰酸耳鸣	经前、经期头重眩晕,胸闷食少,恶心欲呕,平素带下量多,色白质黏
舌脉	舌淡苔薄白,脉细弱	舌质红,苔薄黄,脉弦细数	舌质淡,苔白腻,脉濡滑
治法	养血益气	滋阴潜阳	燥湿化痰
方药	归脾汤《校注妇人大全良方》加枸杞。归脾汤:人参 炒白术 炙黄芪 龙眼 茯神 当归 炒酸枣 木香 远志 炙甘草 生姜 大枣	天麻钩藤饮(《杂病证治新义》):天麻 钩藤 栀子 黄芩 杜仲 生石决明 川牛膝 益母草 桑寄生 夜交藤 朱茯神	半夏白术天麻汤(《医学心悟》):半夏 白术 天麻 陈皮 茯苓 炙甘草 生姜 大枣
加减	血虚化源不足,去木香、远志,加熟地黄、山萸肉	阴虚夹血热,去杜仲、桑寄生,加生黄芪、玄参;阴虚肝旺犯胃,去杜仲、桑寄生,加煅牡蛎、薄荷、竹茹	痰浊上犯者,加藿香、佩兰;脾虚化源不足,加当归,地黄,鸡血藤

知识点五

其 他 疗 法

针灸 取穴:百会,足三里,脾俞,肾俞。阴虚阳亢证可配伍风池,太冲;脾虚湿盛可配伍内关,丰隆。

问题3
该患者的下一步治疗方案如何?
1. 注意休息、饮食清淡。
2. 中医辨证治疗 四诊合参,证属血虚证,以养血益气为法,辨证予药,方选归脾汤加减。

【临证要点】

1. 经行眩晕重在辨清其虚实,临证应结合其兼证,舌脉、体质状况,并参考月经的量、色、质综合分析。

2. 辨证准确,治疗及时者,预后良好。若迁延日久,须进一步检查,以明确诊断。

【难点、疑点】

经前或经期、经后发生的头目眩晕,伴随月经周期而发作,经后能渐愈,应考虑经行眩晕。临证需与颈椎病、高血压等疾病导致的眩晕相鉴别,可以结合彩超、CT 等排除器质性病变,以免导致漏诊、误诊,引起医疗纠纷。

诊治流程图:

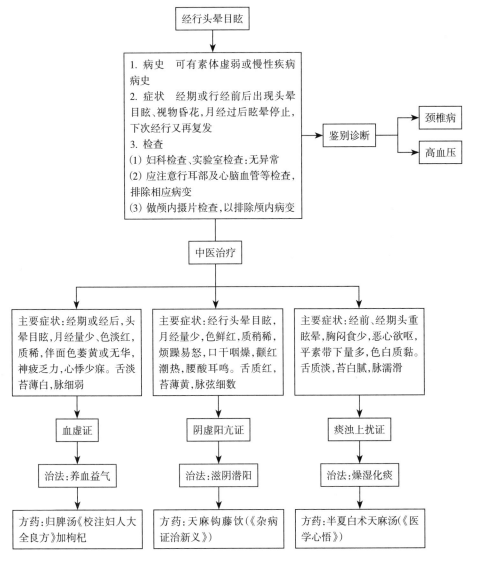

（王　剑）

七、经行口糜

每值经期或行经前后,出现口舌糜烂,如期反复发作,经后渐愈者,称"经行口糜"。本病以青、中年女性多见。

本病历代文献中少有记载,但临床常见此病,近年常有报道。根据其发病部位,溯其病源,为心、胃、肝、肾脏腑功能失调所致。尤与心之关系密切。且舌为心苗,故凡属口舌糜烂,多责之于心;而舌又居于口,口乃胃之门户,胃与脾互为表里,故口舌糜烂与脾胃也有关系。胞络者系于肾,肾中精血不足,值行经则阴血下注胞中而为经水,阴血益虚,虚热内生,虚火上炎遂发口糜。

病例摘要

患者,女性,35岁,经行口舌糜烂反复发作2年。舌红,苔黄,脉滑数。14岁月经初潮,月经4~5天/28天,量偏多,色红,无明显痛经。

问题1

通过病史采集,我们目前可以获得的临床信息有哪些? 为了进一步明确诊断及证型,需要补充哪些病史内容?

女性,月经期出现的伴随症状,经期反复发作的口舌糜烂,首先需要考虑的是月经伴随的疾病。

为了进一步明确诊断,需补充了解以下病史:

询问月经的量、色、质。

询问口舌糜烂的程度。

询问口舌糜烂发作的时间:是否与月经有关? 是在月经前、月经期还是月经后出现? 非月经期症状能否自行消失?

询问口腔伴随症状:口舌隐痛、口舌剧烈疼痛等。

收集中医望、闻、问、切四诊内容:参考"十问歌",询问既往史、生活习惯、不良嗜好等病史,以助于诊断和治疗。

完善病史

患者近2年每于经前2~3天开始出现口舌糜烂,疼痛难忍,持续至经净方愈。现症见:口舌糜烂,少许渗液,影响进食,口干,心烦易怒,大便稍干,小便偏黄。舌红,苔黄,脉滑数。

检查:溃疡散布于口舌黏膜。妇科检查:外阴阴道正常,宫颈光滑,宫体后位,大小正常,活动可,双侧附件正常。

知识点一

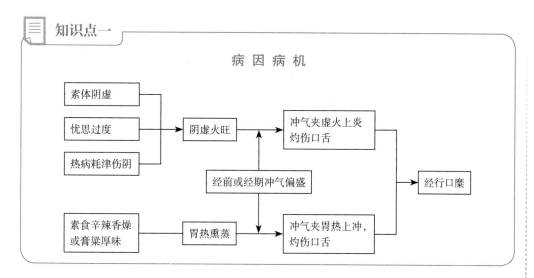

病 因 病 机

诊 断 要 点

知识点二

诊 断 要 点

1. 病史　有过劳,睡眠不足,或喜食辛燥,或热性病史。

2. 临床表现　经前或经期,在舌体、牙龈、颊部或口唇等部位黏膜发生基底部潮红,表面被覆白色膜状物的痛性溃疡,严重时可因溃疡疼痛而影响进食。伴随月经周期而发作,经后渐愈。一般于经前三五天开始,经前一两天加重,经行后逐渐减轻,溃疡痊愈。

3. 辅助检查

(1) 妇科检查:盆腔器官无异常。

(2) 实验室检查:实验室检查多无明显异常改变,但对口糜较重者,应常规查血常规、红细胞沉降率,必要时行病变局部渗出物的培养及皮肤过敏试验等以除外其他疾病。

问题 2

为了进一步明确诊断,需要进一步完善哪些辅助检查?

应进一步完善血常规、红细胞沉降率,必要时行病变局部渗出物的培养及皮肤过敏试验等以除外其他疾病。若怀疑舌癌,必要时可做脱落细胞及活体组织检查。

辅助检查结果

该患者查血常规、红细胞沉降率正常。

问题 3

该患者的中西医诊断是什么?

中医诊断:经行口糜(胃热熏蒸证)

西医诊断:

1. 经前期综合征

2. 口角炎

知识点三

鉴 别 诊 断

1. **与狐惑病鉴别**   狐惑病与西医学的白塞综合征(即眼 - 口 - 生殖器综合征)有相似之处。初起可表现为口唇、舌部及颊部、咽部黏膜圆形或卵圆形溃疡,但随着病情的发展,还将出现生殖器和眼部角膜等处溃疡,非特异性皮肤过敏反应阳性有助诊断,发作时实验室检查可有白细胞中度增加、红细胞沉降率加快等血液生化指标改变,还可能伴有心血管、关节,甚至中枢神经系统损害,且病程漫长,久治不愈。狐惑病的发生与月经无关,而经行口糜限于经行期间反复出现的口腔黏膜溃破糜烂,月经过后溃疡自愈,反复发作于月经周期。

2. **与舌癌鉴别**   舌癌之口糜与月经周期无关,必要时可做脱落细胞及活体组织检查以资鉴别。

3. **与维生素类缺乏症鉴别**   发作与月经周期无关。

还应与高热后口腔溃疡、硬物所致口舌损伤以及烫伤等进行鉴别。

知识点四

辨 证 论 治

经行口糜,多属热证。辨证必须详辨虚实。实者可在经行前已经口疮明显,并可伴口臭,脉数实而大,口干喜饮,尿黄便结;虚者多在经行后口糜加重,脉数无力,口干不欲饮。治疗原则以清热为主,虚者养阴清热,实者清热泻火。药宜用甘寒之品,使热除而无伤阴之弊。进食应避免燥、辣、烫、硬,必要时可配以药液含漱口腔。分证论治见表5-27。

表 5-27   经行口糜辨证与治法特点

	阴虚火旺证	胃热熏蒸证
主要症状	经行口舌生疮,糜烂疼痛	
	口燥咽干,月经量少,色红、质稠,五心烦热,两颧潮红,潮热盗汗,眠差梦多,尿少色黄	口臭口干喜饮,尿黄便结,月经量多,色深红、质稠
舌脉	舌红或舌边尖红,苔少,脉细数	舌苔黄厚,脉滑数
治法	滋阴降火	清胃泄热
方药	知柏地黄汤(《医宗金鉴》):知母 黄柏 熟地黄 山萸肉 山药 泽泻 茯苓 丹皮	凉膈散(《太平惠民和剂局方》):大黄 朴硝 甘草 山栀 薄荷叶 黄芩 连翘 竹叶
加减	虚火上炎者,加玄参、黄芩凉血滋阴,清热泻火;虚火炽盛,加地骨皮、鳖甲滋阴清热,凉血退蒸;兼心经火盛,心烦不宁者,加莲子心、淡竹叶清心降火	胃火伤阴者,方用玉女煎(《景岳全书》);烦渴引饮者,加石斛、麦门冬、天花粉;脾虚湿热内盛者,方用甘露消毒丹(《温热经纬》);胃热夹湿浊上冲,加藿香、白豆蔻;胃热与肝火相夹上犯,加龙胆草

知识点五

其 他 疗 法

针灸

（1）体针：廉泉、少府、合谷、三阴交。阴虚火旺加照海，胃热炽盛加内庭，宜用泻法。

（2）三棱针：金津、玉液、少冲、阿是穴。配穴：溃疡面多时配合四缝。

方法：点刺，每穴出血 2~3 滴为宜。溃疡小者刺病灶中心 1 针即可，大者可刺 3 针，使出血 3~10 滴。1~2 天一次，7 天为 1 个疗程，1 个月为 1 个疗程，连续治疗 3~5 个月。

问题 4
该患者的下一步治疗方案如何？

1. 加强营养、饮食清淡。

2. 中医辨证治疗　四诊合参，证属胃热熏蒸证，以清胃泄热为法，辨证予药，方选凉膈散加减。

3. 药液含漱口腔。

【临证要点】

1. 经行口糜是行经期间，心、胃之火上炎所致。每遇阴血下注，或阴虚火益旺，热乘于心，或胃热益盛，随冲气上逆而发。

2. 临证应结合兼证、舌脉、体质因素，并参考月经的量、色、质综合分析。治疗应以清热为主，虚者养阴清热，实者清热泻火。

3. 进食应避免燥、辣、烫、硬，必要时可配以药液含漱口腔。

【难点、疑点】

经前或经期发生的口舌糜烂，伴随月经周期而发作，经后能渐愈，应考虑经行口糜。但若伴有其他部位的溃疡，应考虑其他疾病的可能。尤其是反复发生的口舌糜烂，经久不愈，一定要警惕舌癌的可能，不可盲目只予以中药治疗，以免导致漏诊、误诊，引起医疗纠纷。

诊治流程图：

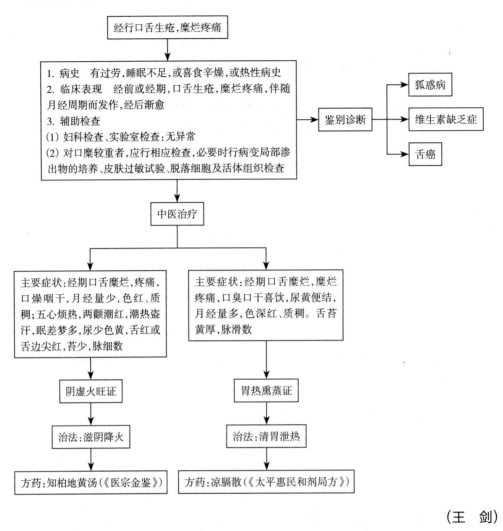

（王　剑）

八、经行泄泻

每值行经前后或经期，大便溏薄，甚或水泄，日解数次，经净自止者，称为"经行泄泻"，也可称为"经行而泻"或"经来泄泻"。本病以泄泻伴随月经周期而出现为主要特点。

病例摘要

患者，女性，27 岁，因经行大便溏泄 1 年来诊。大便溏薄，日解 3~4 次，经净则泄泻自止。月经规律，现经行第 4 天。舌淡胖，苔白腻，脉濡缓。

问题 1

通过病史采集，我们目前可以获得的临床信息有哪些？为了进一步明确诊断及证型，需要补充哪些病史内容？

女性，经行大便溏泄 1 年，日解 3~4 次，经净则泄泻自止。首先可以考虑的是经行泄泻。

为了进一步明确诊断,需补充了解以下病史:

询问出现大便溏泄的诱因、大便的性状及泄泻的持续时间。

询问月经周期、经期,月经的量、色、质。

询问伴随症状:发热、腹痛、消瘦、饮食情况等。

收集中医望、闻、问、切四诊内容:询问既往史、个人生活史等情况,有助于进行诊断及鉴别诊断。

完善病史

患者 1 年来无明显诱因每于经前 1~2 天及经期出现大便溏泄,无臭味,无脓血,日解 3~4 次,经净则泄泻自止。神疲乏力,纳呆食少,食后脘胀。劳累后症状加重。12 岁月经初潮,5~7 天 /25~28 天,量多,色淡、质稀,痛经(-)。现经行第 4 天。该患者非经期时妇科检查未见异常。平素饮食油腻易出现泄泻。已婚未孕,现节育器避孕。

大便常规检查未见异常。

知识点一

病 因 病 机

本病的发生主要由于脾肾功能虚损,运化失司,值经期血气下注冲任,脾肾愈虚而致泄泻。经行之后,气血恢复流畅,脾气得升,故泄泻可止。

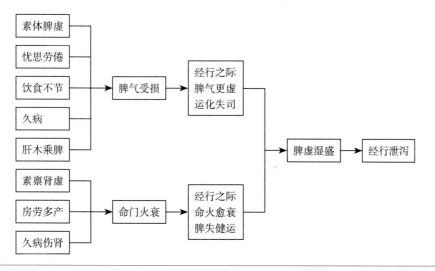

知识点二

诊 断 要 点

1. **病史**　禀赋素弱,脾肾不足,或有过度劳累史、房劳多产史或情志不舒等。

2. **症状**　经前或经期大便溏薄,次数增多,甚或水泄,经净渐止,伴随月经周期反复发作。一般无腹痛,大便不臭、无脓血。

3. 妇科检查 盆腔器官无异常。

4. 辅助检查 大便常规检查未见异常。如有必要可根据病情进行以下检查:粪便细菌培养检查可检查出致病微生物。血常规分析和生化分析检测有助于了解是否有白细胞升高、贫血及电解质等异常。肠道内镜检查对肠道的肿瘤和炎症等病变具有重要诊断价值。腹部超声及 CT 等影像学检查有助于对脏器的大小、形状,脏器内有无占位,占位的性质等进行判断,还可查出腹腔、盆腔肿大的淋巴结,是否有腹水,从而进一步明确诊断。

问题2

为了进一步明确诊断,体格检查需要注意哪些问题?

在全身体格检查的基础上,着重了解腹部体格检查的情况:腹软,一般腹部无明显压痛,无腹部包块。

问题3

为了进一步明确诊断,需要进一步完善哪些辅助检查?

应进一步完善血常规、粪便细菌培养检查。

辅助检查结果

该患者大便检查未见异常。血常规检查未见明显异常。

问题4

该患者的中西医诊断是什么?

中医诊断:经行泄泻(脾虚证)

西医诊断:经前期综合征

 知识点三

鉴 别 诊 断

应与内科泄泻相鉴别。鉴别要点见表 5-28。

表 5-28 经行泄泻的鉴别诊断

病名 鉴别要点	经行泄泻	内科泄泻
主要症状	在月经前后或经行期间,大便溏薄,甚或水泄,日解数次,不经治疗也能在经净后自然停止。随月经周期反复发作	排便次数增多,粪质清稀或完谷不化,甚至泻物如水状,亦可夹黏液。内科泄泻常常与饮食、感受外邪有关,一般需经药物治疗后泄泻才能停止。与月经来潮无明显相关性
辅助检查	大便检查未见异常	血常规、大便检查可有异常。如泄泻重可出现血清电解质异常

知识点四

辨 证 论 治

1. 根据泄泻发生的诱因、出现的时间、持续时间、大便性状、月经等情况,结合全身症状及舌脉之征进行辨证。

2. 重视患者禀赋、体质、情志因素以及其他病史、服药史等情况。

3. 本病治法以健脾温肾止泻为主,调肝健脾为辅。

4. 辨证论治见表5-29。

表 5-29　经行泄泻辨证与治法特点

	脾虚证	肾虚证	肝郁脾虚证
主要症状	经前或经期大便溏薄,次数增多,甚或水泄,经净渐止,伴随月经周期反复发作		
	经行量多,色淡质薄;脘腹胀满,神疲肢软,或面浮肢肿	大便泄泻,或五更泄泻;月经量少,经色淡,质清稀;腰膝酸软,头晕耳鸣,畏寒肢冷	经行腹痛即泻,泻后痛止;经量正常或多,经色红,可有血块;胸胁痞闷,嗳气不舒
舌脉	舌淡红,苔白,脉濡缓	舌淡,苔白,脉沉迟	舌淡红,苔薄白,脉弦细
治法	健脾益气,除湿止泻	温补肾阳,健脾止泻	柔肝扶脾,理气止泻
方药	参苓白术散(《太平惠民和剂局方》):人参 白术 扁豆 茯苓 甘草 山药 莲肉 桔梗 薏苡仁 砂仁	健固汤(《傅青主女科》)合四神丸(《证治准绳》) 健固汤:党参 白术 茯苓 薏苡仁 巴戟天 四神丸:补骨脂 吴茱萸 肉豆蔻 五味子 生姜 大枣	痛泻要方(《丹溪心法》):白术 白芍 陈皮 防风

5. 中成药

(1) 参苓白术散、人参健脾丸:适用于脾虚证。

(2) 补中益气丸:适用于脾气虚证。

(3) 附子理中丸:适用于脾胃虚寒证。

(4) 金匮肾气丸:适用于肾虚证。

(5) 右归胶囊:适用于肾阳虚证。

(6) 逍遥颗粒:适用于肝郁脾虚证。

6. 其他疗法

(1) 体针:取背俞穴、足太阴、足少阴、足阳明、任脉经穴为主。针刺补法,加灸。取穴脾俞、肾俞、足三里、三阴交、阴谷、气海。

(2) 耳针:取子宫、卵巢、盆腔、肾、内分泌、皮质下、大肠、小肠、胃、腹。

问题5

该患者的下一步治疗方案如何?

中医辨证治疗:四诊合参,证属脾虚证,以健脾益气,除湿止泻为法,辨证予药,方选参苓白术散加减。

【临证要点】

1. 经行泄泻随月经周期发作,经净则泄泻止。

2. 查体未见明显异常体征。

3. 大便检查未见异常。

4. 经行泄泻,有脾虚、肾虚之分,辨证时应着重观察大便的性状及泄泻时间,参见兼证辨之。

5. 经行泄泻与脾肾虚弱有关,不宜峻补收涩,应以健脾温肾止泻为主,调肝健脾为辅,缓而治之。平素应注意补脾固肾,增强脾肾功能。

【难点、疑点】

经行泄泻预后好。但对经行泄泻久治不愈者,或症状明显加重者,应考虑肠道病变可能,及时做大便常规检查、大便细菌培养或肠道内镜检查、腹部超声及CT 等检查有助于明确诊断。经行泄泻病情反复需要注意生活调摄。

诊治流程图:

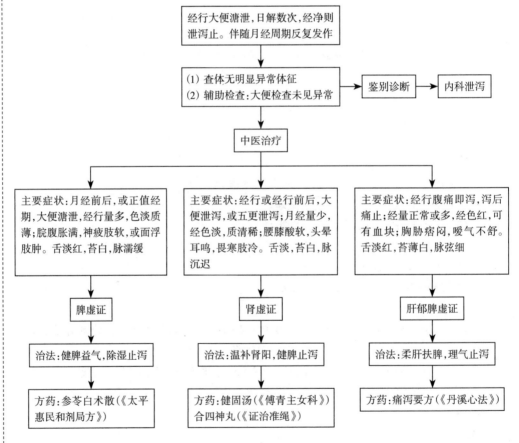

（王晓滨）

九、经行浮肿

每逢经行前后,或正值经期,头面四肢浮肿者,称为"经行浮肿"。本病以经前或经期开始出现眼睑、颜面浮肿或四肢肿胀不适为特点,经净后可逐渐自行消退。

古医籍精选
ER-5-34

病例摘要

> 患者,女性,35 岁,因经行头面及四肢肿胀不适 1 年来诊。肿胀于经前 2~3 天出现,经净后可逐渐自行消退。月经规律,现经行第 3 天。舌淡,苔白腻,脉沉缓。

问题 1

通过病史采集,我们目前可以获得的临床信息有哪些? 为了进一步明确诊断及证型,需要补充哪些病史内容?

女性,经前及经行头面及四肢肿胀不适,经净则逐渐自行消退,首先可以考虑的是经行浮肿。

为了进一步明确诊断,需补充了解以下病史:

询问头面及四肢浮肿出现的诱因、持续时间,肿胀的特点。

询问月经周期、经期,月经的量、色、质。

询问伴随症状:饮食、二便情况,体重的变化等。

收集中医望、闻、问、切四诊内容:询问既往史、个人生活史等情况,有助于进行诊断及鉴别诊断。

完善病史

西医的病因
病理

> 患者 1 年来每于经前 2~3 天及经期出现头面及四肢肿胀不适,按之没指,经净则逐渐自行消退。倦怠乏力,纳呆,大便溏薄,腰膝酸软。14 岁月经初潮,5~7 天 /26~30 天,量多,色淡质稀,痛经(-)。现经行第 3 天。该患者非经期时做妇科检查未见异常。已婚,孕 1 产 1,现节育器避孕。
>
> 小便常规检查未见异常。

📋 **知识点一**

病 因 病 机

主要病机是脾肾阳虚,水湿不化,或气滞湿郁,宣泄不利,值经期血气下注冲任,脾肾愈虚或气滞更甚,水湿泛溢肌肤而浮肿。

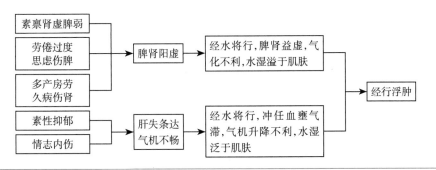

知识点二

诊 断 要 点

1. 病史 素有阳气偏虚,或者劳累过度史、七情内伤史。

2. 症状 经前或经期出现头面四肢浮肿,伴随月经周期而出现,经净后浮肿渐消。

3. 体征

(1) 全身检查:经前或经期头面四肢浮肿,可有体重增加。

(2) 妇科检查:一般无器质性病变。

4. 辅助检查

(1) 小便常规检查:多属正常范围。

(2) 肝肾功能、血浆蛋白检查均正常。

(3) 内分泌检查:血、尿中的雌激素、催乳素水平可见增高,或雌激素与孕激素比值升高。

(4) 必要时可根据病情进行心电图检查,心脏、肝脏、肾脏等脏器超声检查,CT、MRI 等影像学检查,对心源性、肝源性、肾源性等浮肿进行诊断。

问题 2

为了进一步明确诊断,体格检查需要注意哪些问题?

在全身体格检查的基础上,着重了解浮肿的部位、特点。经行肿胀时,脾肾阳虚者经行面浮肢肿,按之没指,而气滞湿郁者头面、肢体肿胀,皮色不变,按之随手而起。

问题 3

为了进一步明确诊断,需要进一步完善哪些辅助检查?

应进一步完善肝肾功能、血浆蛋白检测,心电图及心脏超声检查,生殖内分泌激素 E_2、P、PRL 测定。

辅助检查结果

该患者肝肾功能、血浆蛋白值均在正常范围。心电图检查提示正常心电图。心脏超声检查未见异常。血清 E_2、PRL 水平可见增高,或 E_2 与 P 比值失调。

问题 4

该患者的中西医诊断是什么?

中医诊断:经行浮肿(脾肾阳虚证)

西医诊断:经前期综合征

知识点三

鉴 别 诊 断

应与内科疾病导致的浮肿相鉴别。鉴别要点见表 5-30。

表 5-30　经行肿胀的鉴别诊断

鉴别要点 ＼ 病名	经行肿胀	心源性水肿	肝源性水肿	肾源性水肿
主要症状	经前或经期出现头面四肢浮肿,伴随月经周期而出现,经净后浮肿渐消	原有心脏病的临床表现,并可出现食欲不振、腹胀、呼吸困难、肝区疼痛,全身性或局限性水肿。与月经周期无关	乏力、食欲减退、腹胀、腹痛、腹泻、体重减轻、牙龈出血、月经过多、腹水、水肿等症状。与月经周期无关	尿量改变、血尿、蛋白尿,眼睑、颜面及全身为常见的水肿部位。同时伴有原有肾脏疾病的其他临床表现。与月经周期无关
体格检查	经前或经期头面、四肢浮肿,可有体重增加	原有心脏病的体征,可伴有颈静脉怒张、肝大、静脉压升高、胸腹水等	黄疸、肝大、脾大、蜘蛛痣、腹壁静脉曲张等肝功能减退和门脉高压体征	肾脏疾病体征,如高血压、眼底改变等
辅助检查	血、尿中的雌激素、催乳素水平可见增高,或雌激素与孕激素比值升高	脑钠肽检查、心肌酶检查、心电图、X线检查、心脏超声、核素心室造影及心肌灌注显像等检查可出现异常	肝功能检查、肝脏超声检查、CT、MRI 等影像学检查等可出现异常	尿常规、24 小时尿蛋白定量、肾功能检查、免疫学检查、肾脏超声检查等可出现异常

知识点四

辨 证 论 治

1. 根据头面部及四肢浮肿出现的时间、持续时间、浮肿的特点、月经等情况,结合全身症状及舌脉之征进行辨证。

2. 重视患者禀赋、体质、情志因素以及其他病史、服药史等情况。

3. 本病辨证重在辨其虚实。虚证者治以温肾健脾利水,实证者治以活血行气利水。

4. 辨证论治,见表 5-31。

表 5-31　经行肿胀辨证与治法特点

	脾肾阳虚证	气滞湿郁证
主要症状	伴随月经周期而出现头面、四肢浮肿,经净后浮肿渐消	
	经行面浮肢肿,按之没指,经行量多,色淡质稀;倦怠乏力,纳呆腹胀,大便溏薄,腰膝酸软	经行前后或经期,头面、肢体肿胀,皮色不变,按之随手而起;月经量少,色黯有块,胸胁、乳房胀痛,善叹息
舌脉	舌淡,苔白腻,脉沉缓	舌淡红,苔薄白,脉弦

续表

	脾肾阳虚证	气滞湿郁证
治法	温肾化气,健脾利水	理气行滞,化湿消肿。
方药	苓桂术甘汤(《金匮要略》):茯苓 白术 桂枝 甘草	八物汤(《医垒元戎》)去熟地,加泽兰、茯苓皮。 八物汤:当归 川芎 芍药 熟地黄 延胡索 川楝子 炒木香 槟榔
加减	水肿明显者加猪苓、泽泻;阳虚恶寒喜暖者加巴戟天、淫羊藿;阳虚寒甚见畏寒肢冷者,去桂枝,加干姜、肉桂;脾虚失控见月经量多者,加黄芪、鹿角霜	气滞湿困见肢体胀困不舒者,加秦艽、汉防己;瘀血阻络见经血排除不畅者,加茺蔚子、川牛膝

5. 中成药

(1) 五苓散:适用于脾肾阳虚证。

(2) 参苓白术丸:适用于脾虚证。

(3) 附桂八味丸:适用于肾阳虚证。

(4) 四制香附丸:适用于气滞证。

6. 其他疗法

(1) 体针:脾肾阳虚证选用脾俞、通天、关元、命门等穴;气滞血瘀证选用气海、血海、三阴交、腰阳关等穴。实证用泻法,虚证用补法。

(2) 耳穴:常规穴有子宫、卵巢、内分泌、膀胱、肾上腺、皮质下等。

(3) 灸法:取气海、中极、三阴交等穴。适用于脾肾阳虚证。

问题5

该患者的下一步治疗方案如何?

1. 心理治疗　给予心理安慰与疏导,重者可进行认知 - 行为心理治疗。

2. 调整生活状态　合理饮食及营养,限制钠盐和咖啡的摄入,适当进行身体锻炼。

3. 中医辨证治疗　四诊合参,证属脾肾阳虚证,以温肾化气,健脾利水为法,辨证予药,方选苓桂术甘汤加减。

4. 螺内酯 20~40mg,每日 2~3 次口服。

【临证要点】

1. 本病以经前或经期开始出现眼睑、颜面浮肿或四肢肿胀不适为特点。部分病例仅表现为手足肿胀或肢体肿胀不适。若不治疗,经净后也可逐渐自行消退。

2. 经行肿胀辨证重在辨其虚实。证有虚实,论治有异。

3. 治疗中谨防专投攻逐峻利之品,更伤正气。

4. 经行肿胀除浮肿外,无心、肝、肾等方面损害的证据。

【难点、疑点】

　　经行肿胀一般浮肿程度较轻,多出现在颜面、四肢。除浮肿外,无心、肝、肾等方面损害的证据。必要时可做 24 小时尿蛋白定量、免疫功能、肝肾功能、血浆蛋白、心电图、肝肾超声等检查有助于明确诊断。

诊治流程图:

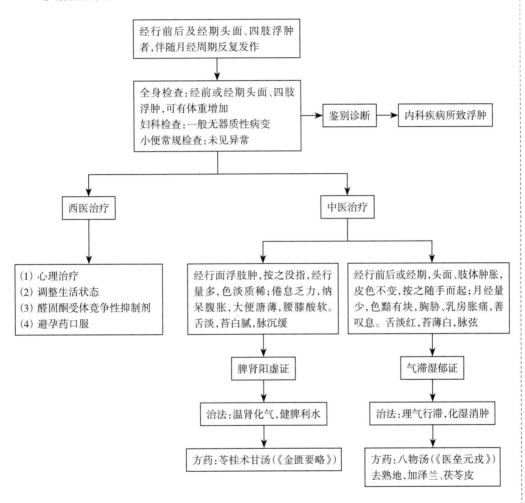

（王晓滨）

十、经行风疹块

　　每于月经前后或经期皮肤突起红疹或风团块,瘙痒异常,经净逐渐消退者,称"经行风疹块",又称"经行瘾癗""经行瘾疹"。

病例摘要

　　患者,女性,25 岁,半年前无明显诱因于月经前 1 周开始出现遍身肌肤散在风疹团块,瘙痒难忍,晚上睡前尤其明显,经后风疹逐渐消退,伴随月经反复发生。就诊时为经期第1天,皮肤散在风疹伴瘙痒,夜间尤甚,形体偏瘦,面色少华,肌肤枯燥,偶头晕头痛,月经量少,大便秘结。舌淡,苔薄白,脉沉细。14岁月经初潮,3~4天/35天,量少色淡。

问题1

通过病史采集,我们目前可以获得的临床信息有哪些? 为了进一步明确诊断及证型,需要补充哪些病史内容?

育龄期女性,伴随月经周期性出现遍身肌肤风疹块,伴有其他阴血不足证候,初步诊断为经行风疹块。

为了进一步明确诊断,需补充了解以下病史:

询问患者有无药物、食物或丝织物等过敏史,发病前有无特殊饮食或衣物等接触史。

收集中医望、闻、问、切四诊内容:参考"十问歌",询问既往史、婚育情况、目前有无生育要求等,以助于鉴别诊断和选择治疗方案。

完善病史

患者否认药物、食物或丝织物等过敏史,否认特殊饮食或衣物等接触史,未婚未育,既往否认心、脑、肾等慢性病史。

知识点一

病 因 病 机

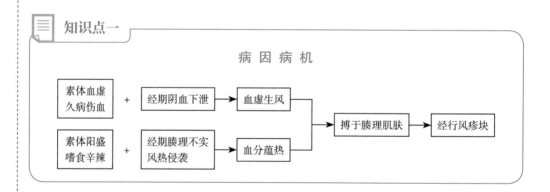

知识点二

诊 断 要 点

1. 病史　素体表虚或血虚,或有久病大病、失血病史,或嗜食辛辣食物,或为过敏体质。

2. 症状　每随经行而出现皮肤红疹或风团,瘙痒难忍,经净渐消,不留痕迹,周期性反复发作。

3. 体征

(1) 妇科检查:子宫、附件无异常。

（2）全身体格检查：经前或经期可见皮肤红疹或风团，经后皮疹或风团消失。

4. 辅助检查　部分患者可有免疫功能减退，或有过敏原阳性结果。

问题2

为了进一步明确诊断，体格检查需要注意哪些问题？

着重观察皮疹、风团的分布部位和发生时间，分别在经期与非经期进行对比。

体格检查情况

体格检查：颈部、躯干及四肢可见散发风团，色淡红，无脱屑、渗出，略凸出肌肤表面。

妇科检查：因患者未婚未育，故未检查。

问题3

为了进一步明确诊断，需要进一步完善哪些辅助检查？

需检测血常规以除外贫血。

辅助检查结果

该患者血常规结果正常。

问题4

该患者的中西医诊断是什么？

中医诊断：经行风疹块（血虚证）

西医诊断：经前期综合征

知识点三

鉴 别 诊 断

本病需与风疹或荨麻疹相鉴别。风疹由感染病毒所致，荨麻疹多由药物、饮食或衣物布料等致敏因素所诱发，其发病均与月经周期无相关性。

知识点四

辨 证 论 治

本病随月经周期发作，多于气血骤变时发生，大致分为血虚和风热两端。一般皮疹色淡，入夜痒甚者，多为血虚；皮疹色红，感风遇热痒增者，多为风热。治疗以消风止痒为大法，虚证宜养血祛风，实证宜疏风清热。分证论治见表5-32。

表 5-32　经行风疹块辨证与治法特点

	血虚证	风热证
主要 症状	经行肌肤、风疹团块频发，瘙痒难忍，入夜尤甚，肌肤少泽，月经推后，量少色淡，面色不华	经行身发红色风团、疹块，瘙痒不堪，感风遇热尤甚，月经多提前，量多色红，口干喜饮，尿黄便结

续表

	血虚证	风热证
舌脉	舌淡,苔薄,脉细无力	舌红苔黄,脉浮数
治法	养血祛风	疏风清热
方药	当归饮子(《外科正宗》)去何首乌。当归饮子:当归 川芎 白芍 生地黄 防风 荆芥 黄芪 甘草 白蒺藜 何首乌	消风散(《外科正宗》):荆芥 防风 当归 生地黄 苦参 炒苍术 蝉蜕 木通 胡麻仁 生知母 煅石膏 生甘草 牛蒡子
加减	血虚化热,伴见皮肤干痒者,加地骨皮、牡丹皮滋阴凉血;血不化经,伴见月经量少者,加枸杞子、熟地黄填精补血;痒甚难眠者,酌加蝉蜕、生龙齿疏风镇静止痒	若风热与血热相夹,伴见月经量多者,去活血之当归,加赤芍、牡丹皮凉血清热;若热盛,伴见心烦、口渴,去辛温之当归、苍术,加麦冬、天花粉清心凉血,生津止渴

问题5

该患者的下一步治疗方案如何?

1. 中医辨证治疗

(1) 四诊合参,证属血虚证,以养血祛风为法,辨证予药,方选当归饮子加减。

(2) 中成药:人参养荣丸,每次 9g,每日 2 次,或复方阿胶浆,每次 20ml,每日 3 次。

2. 禁食辛辣刺激食品。

【临证要点】

经行风疹块为月经期的伴发症状,具有显著的周期性,多因血虚生风或风热之邪侵袭而引起。临证根据风疹色状、舌脉、素体情况及月经的量、色、质综合分析,辨别虚实。治疗用药慎用辛温香燥之品,并注意起居避风寒,饮食忌辛辣、海腥之味。除口服中药以外,还可配以针灸、拔火罐、耳尖放血、药液洗浴等疗法。

【难点、疑点】

临床应注意详细询问患者病史,尤其是特殊药物、食物、织物等接触史,结合实验室检验,以排除风疹和荨麻疹。辨证治疗的同时还应注意经期慎用苦寒之品以免滞血留瘀。

诊治流程图：

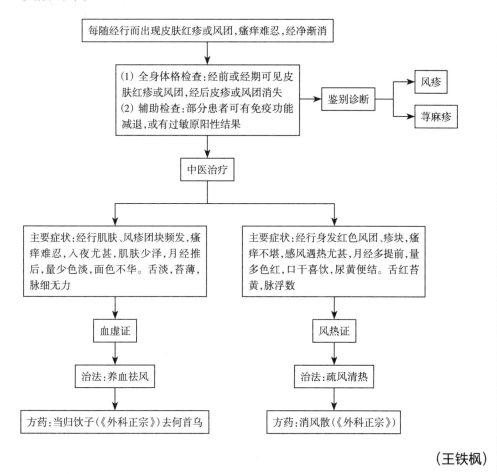

每随经行而出现皮肤红疹或风团,瘙痒难忍,经净渐消

↓

(1) 全身体格检查:经前或经期可见皮肤红疹或风团,经后皮疹或风团消失
(2) 辅助检查:部分患者可有免疫功能减退,或有过敏原阳性结果

→ 鉴别诊断 → 风疹 / 荨麻疹

↓

中医治疗

主要症状:经行肌肤、风疹团块频发,瘙痒难忍,入夜尤甚,肌肤少泽,月经推后,量少色淡,面色不华。舌淡,苔薄,脉细无力

↓

血虚证

↓

治法:养血祛风

↓

方药:当归饮子(《外科正宗》)去何首乌

主要症状:经行身发红色风团、疹块,瘙痒不堪,感风遇热尤甚,月经多提前,量多色红,口干喜饮,尿黄便结。舌红苔黄,脉浮数

↓

风热证

↓

治法:疏风清热

↓

方药:消风散(《外科正宗》)

（王铁枫）

十一、经行吐衄

每逢经行前后或正值经期,出现周期性的吐血或衄血者,称"经行吐衄",常伴经量减少,似月经倒行逆上,亦有"倒经""逆经"之谓,以青春期少女多见,亦可见于育龄期妇女。本病相类于西医学的"代偿性月经"。

病例摘要

患者,女性,20 岁,2019 年 1 月 8 日初诊。2018 年 5 月起出现经期口中咯吐血液,量时多时少,色鲜红或黑红,周期性反复发作。刻下症:性急易怒,纳食、睡眠正常,二便调。舌质红,有瘀点,苔薄白,脉沉弦。14 岁月经初潮,4~6 天 /30~32 天,经量偏少,色黯,有血块,痛经可忍。末次月经:2018 年 12 月 20 日,月经第 6 天咯吐鲜红色血,量稍多。

问题 1

通过病史采集,我们目前可以获得的临床信息有哪些? 为了进一步明确诊断及证型,需要补充哪些病史内容?

育龄期女性,反复出现行经期口中咯吐血液,初步诊断为经行吐衄。

为了进一步明确诊断,需补充了解以下病史:

询问患者每次咯血的诱因,有无外力外伤;咯血的次数及持续时间;非经期有无咯血情况。

询问患者伴随症状:有无胸痛、咽痛。

询问患者有无肺部、支气管、胃部疾病和血液病。

收集中医望、闻、问、切四诊内容:参考"十问歌",询问既往史、婚育情况、目前有无生育要求等,以助于鉴别诊断和选择治疗方案。

完善病史

患者否认外伤史,每次咯血时无明显诱因;每次行经期咯血出现1~3次,血量或多或少,2~5ml左右,随痰而出,无胸痛、咽痛;非经期无咯血情况发生。未婚未育,既往否认肺、胃、支气管及血液病等病史。

知识点一

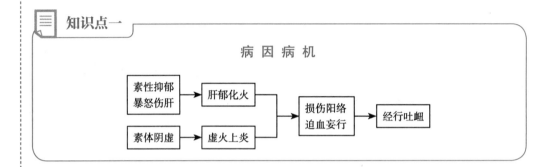

知识点二

诊断要点

1. 病史 以青春期少女多见,亦可见于育龄期妇女。可有精神刺激、辛辣饮食或肺、鼻咽部炎症史。

2. 症状 正值经期出现吐血或衄血,经净后即止,多伴月经量减少,甚则无月经,连续发生2个月经周期以上。

3. 体征

(1) 妇科检查:子宫、附件无异常。

(2) 全身体格检查:检查鼻、咽部以及气管、支气管、肺、胃等黏膜有无病变,必要时出血部位做活检,以排除恶性肿瘤及炎症所致出血。

4. 辅助检查 血常规、凝血四项、肝功能等检查以排除血液病及肝硬化引起的出血。胸部X线、纤维内镜检查以排除鼻、咽部以及气管、支气管、肺、胃等器质性病变。

问题2

为了进一步明确诊断,体格检查需要注意哪些问题?

全身体格检查着重观察患者鼻、咽部有无异物、畸形及出血点,肺部听诊有无异常呼吸音及啰音,身体其他部位有无出血或皮下瘀血。

体格检查情况

体格检查:鼻、咽部无异常,肺部听诊无明显异常,无皮下瘀点、瘀斑。

妇科检查:因患者未婚未育,故未检查。

问题3

为了进一步明确诊断,需要进一步完善哪些辅助检查?

需进行气管镜、胸部X线等检查。

辅助检查结果

该患者气管镜检查可见小出血点;胸部X线检查未见异常。

问题4

该患者的中西医诊断是什么?

中医诊断:经行吐衄(肝经郁火证)

西医诊断:代偿性月经

代偿性月经

ER-5-38

知识点三

鉴 别 诊 断

本病应与内科吐血、衄血疾病相鉴别。内科吐血、衄血者多有消化性溃疡、肝硬化、支气管扩张、肺结核、呼吸道或消化道的恶性肿瘤等病史,或有血小板减少性紫癜病史等,虽可能有经期加重的趋势,但其吐衄亦在非行经期发生,与本病随月经周期反复出现、经净即止有所不同。血小板减少性紫癜者尚有皮下瘀点、瘀斑、月经量多等表现。通过详细询问病史、查体及血常规、胸片、纤维内镜等辅助检查可明确诊断。

知识点四

辨 证 论 治

1. 本病有虚证和实证之分。主要根据吐血、衄血的量、颜色及全身症状并结合舌脉来辨其虚实。

2. 治疗上遵循"热者清之""逆者平之"的原则,以清热降逆平冲,引血下行为主,或滋阴降虚火,或清泄肝胃之实火。切忌过用苦寒克伐之剂,以免耗伤气血。分证论治见表5-33。

表5-33　经行吐衄的辨证与治法特点

	肝经郁火证	肺肾阴虚证
主要症状	伴随月经出现周期性吐血或衄血,经净即止	
	经前或经期吐血、衄血,量多,色鲜红;月经可提前,量少甚或不行;胸闷胁胀,心烦易怒,口苦咽干,头晕目眩,尿黄便结	经前或经期吐血、衄血,量少,色鲜红,月经量少或先期,头晕耳鸣,手足心热,两颧潮红,咽干口渴

续表

	肝经郁火证	肺肾阴虚证
舌脉	舌红苔黄,脉弦数	舌红,少苔或无苔,脉细数
治法	疏肝清热,引血下行	滋阴润肺,引血下行
方药	清肝引经汤(《中医妇科学》四版教材)加减。 清肝引经汤:当归 白芍 生地 丹皮 栀子 黄芩 川楝子 茜草 牛膝 甘草 白茅根	顺经汤(《傅青主女科》)加牛膝。 顺经汤:当归 熟地 沙参 白芍 茯苓 黑荆芥 丹皮
加减	若兼小腹疼痛拒按,经血不畅有块者,为瘀阻胞中,于上方加桃仁、红花以活血祛瘀止痛	若咳血、咯血甚者可加白茅根、浙贝母、桔梗以滋肺镇咳以止血

问题 5

该患者的下一步治疗方案如何?

1. 中医辨证治疗

(1) 四诊合参,证属肝经郁火证,以疏肝清热,引血下行为法,辨证予药,方选清肝引经汤加减。

(2) 中成药:加味逍遥颗粒(或舒肝颗粒),口服,每次 1 袋,每日 2 次。

2. 调畅情志,禁忌辛辣刺激饮食。

【临证要点】

1. 经行吐衄应注意与内科疾病引起的吐血、衄血相鉴别,通过详细询问病史判断吐衄与月经周期的关联性,结合查体和相关辅助检查可资鉴别。

2. 本病临床以肝经郁火证居多。无论虚实,治疗均以清热顺气为主,不可过用寒凉之品,以免损伤脾胃,血滞留瘀。

3. 患者日常饮食宜清淡,忌辛辣煎烤食品,以免伤阴津、助火热。同时注意舒缓情志,尤其经前、经期应保持情绪稳定以防经血上逆。本病一般预后良好。

【难点、疑点】

本病临证应特别注意排除内科疾病所引起的吐血、衄血,以免误诊、漏诊。治疗用药避免过用苦寒之品,谨防损伤脾胃。

诊治流程图：

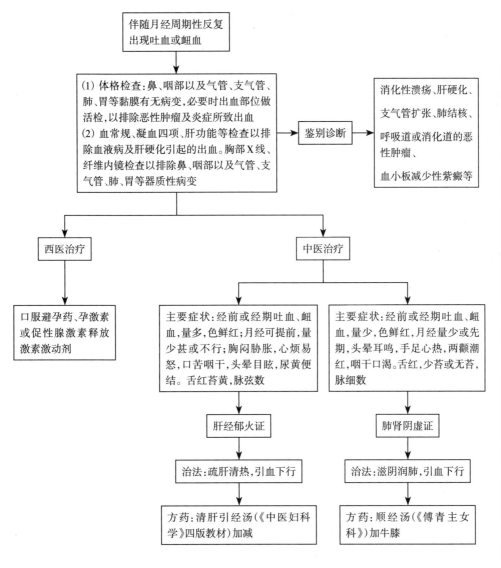

（王铁枫）

十二、经行情志异常

每于经行前后，或正值经期，出现烦躁易怒，悲伤啼哭，或情志抑郁，喃喃自语，或彻夜不眠，甚或狂躁不安，经后复如常人者，称为"经行情志异常"。

病例摘要

患者女性，44 岁，已婚，2012 年 12 月 23 日就诊。近 1 年每于经前 7 天始出现情绪不宁，多抑郁不乐，伴胸闷胁胀，不思饮食，失眠；经后逐渐减轻复如常人。

问题 1

通过病史采集，我们目前可以获得的临床信息有哪些？为了进一步明确诊断及证型,需要补充哪些病史内容?

　　育龄期女性,每于经前、经期出现情绪异常,经后消失,伴月经周期如是循环。

　　为了进一步明确诊断,需补充了解以下病史:

　　询问月经的情况:明确月经的周期;色、质、量是否正常。

　　进一步询问情志不舒的状况:漠漠不喜语抑或烦躁易怒。

　　进一步询问伴随症状:有无头晕或头痛;有无心悸、胸闷。

　　收集中医望、闻、问、切四诊内容:参考"十问歌",询问既往病史,有无经历特发事件,精神是否受到刺激,平素工作情况等以助于进行鉴别诊断及制定治疗方案。

　　完善病史

　　患者月经规律,LMP:2012 年 11 月 29 日,PMP:2012 年 10 月 30 日,经量正常,色稍黯,偶夹小血块。已婚育,孕 1 顺产 1。产程顺利,产后恢复良好。上环,现无生育要求。既往无特殊病史,生活尚平顺,无经历特殊事件,工作偶尔较忙碌。每于经前情绪低落,不喜言语,若遇工作繁忙时更甚,影响工作效率。

　　舌黯,苔薄,脉弦细。

知识点一

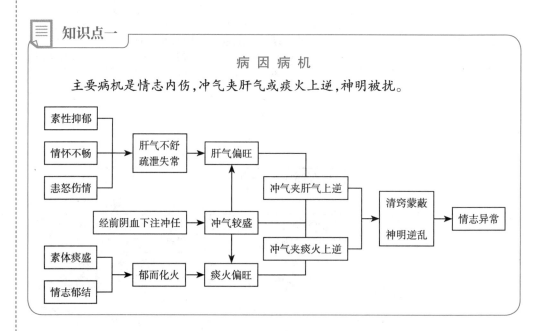

病 因 病 机

　　主要病机是情志内伤,冲气夹肝气或痰火上逆,神明被扰。

知识点二

诊 断 要 点

　　1. 病史　平素有情志不舒史。

　　2. 症状　经行期间或经行前后,出现情志变化。本病临床症状有轻有重,其表现有抑郁型和狂躁型的不同。轻者,郁闷寡言,反应迟钝,悲伤欲哭,情志恍惚;或心中懊恼,失眠而惊,烦躁易怒,一触即发。重者,神志呆滞,语无伦次,或詈骂殴打,狂言妄语,不能自控。以上症状可单独出现,亦可多个出现,每于经期前后发生,经净后可逐渐复如常人,随月经周期而呈规律性发作。

3. 体征　妇科检查及全身体格检查无特殊。

4. 实验室检查　可见血清泌乳素升高,雌激素/孕激素比值升高。

问题2

为做出初步诊断,需做些什么检查?

全身体格检查、妇科B超、性激素检查与甲状腺功能检查。

检查结果

全身体格检查及妇科检查未见异常。妇科B超未提示异常。查性激素六项未见明显异常,甲状腺功能正常。

问题3

该患者的中西医诊断是什么? 如何进行鉴别诊断?

中医诊断:经行情志异常(肝气郁结)

西医诊断:月经周期性精神病

知识点三

周期性精神病的诊断标准
ER-5-40

鉴 别 诊 断

应与脏躁、郁证、癫狂相鉴别。鉴别要点见表5-34。

表5-34　经行情志异常的鉴别诊断

病名 鉴别要点	经行情志异常	脏躁	郁证	癫狂
主要症状	烦躁易怒,悲伤啼哭,或情志抑郁,喃喃自语,或彻夜不眠,甚或狂躁不安	无故自悲伤,不能控制,甚或苦笑无常,呵欠频作	心情抑郁,情绪不宁,胸部满闷,胁肋胀痛,或易怒易哭,或咽中如有异物梗塞	癫则精神抑郁,表情淡漠,沉默痴呆,语无伦次,静而少动或静而多喜。狂则精神亢奋,狂躁刚暴,喧扰不宁,毁物打骂,动而多怒
与月经周期的关系	有关	无关	无关	无关

知识点四

辨 证 论 治

1. 根据舌脉象及相关症状进行辨证。

2. 注重心理疏通与引导,注重月经生理卫生知识宣教。

3. 本病治疗为理气解郁为大法。因于肝郁者,疏肝理气,养血舒肝。因于痰火者,涤痰降火,凉血宁神。分证论治见表5-35。

表 5-35　经行情志异常的辨证与治法特点

	肝气郁结	痰火上扰
主要症状	每值经前后或经期出现症状	
	经前、经期精神抑郁不乐,情绪不宁,经后复常	经行狂躁不安,语无伦次,心胸烦闷,经后复如常人
月经情况	经色黯,经血或夹血块	经色鲜红而质稠
舌脉象	舌红,苔薄腻,脉弦	舌红,苔黄厚或腻,脉弦滑而数
治法	疏肝解郁,养血调经	清热化痰,宁心安神
方药	逍遥散(《太平惠民和剂局方》):柴胡、当归、白芍、白术、茯苓、煨姜、薄荷、甘草	生铁落饮(《医学心悟》)加郁金、川黄连 生铁落饮:天冬、麦冬、贝母、胆南星、橘红、远志、连翘、茯苓、茯神、玄参、钩藤、丹参、辰砂、石菖蒲、生铁落
加减	肝火旺者加丹皮、栀子。夜难寐者加夜交藤、龙骨、牡蛎。经行不畅者加川牛膝	大便不畅者,加大黄、川朴。夜难寐者加枸杞、龙骨、牡蛎。经量多者加地榆、茜根

问题 4

该患者的下一步治疗方案如何?

1. 心理疏导　针对患者的思想情绪,排查患者障碍情志之事物,进行解释安慰,同时将本病的生理、病理特点解释清楚,让其主动配合治疗,必要时转专科医生协诊。嘱在发病期间适当休息,避免情绪紧张,注意饮食均衡。

2. 中医辨证治疗

(1) 四诊合参,证属肝气郁结证,以疏肝解郁,养血调经为法,辨证予药。

(2) 中成药:逍遥丸(浓缩丸),每次 8 粒,每日 3 次。

3. 针灸治疗　烦躁抑郁发作时可选用针灸治疗,选穴:三阴交、合谷、内关、百会等。毫针刺,补虚泻实,每日 1 次,每次留针 20~30 分钟。

4. 密切随访,若患者症状加重,如严重失眠或狂躁不安等,可配合西药治疗:

(1) 苯巴比妥片 0.03g,口服,每日 2~3 次;地西泮片 2.5~5mg,口服,每晚 1 次。

(2) 谷维素 10~20mg,口服,每日 3 次。

【临证要点】

1. 每于经前、经期出现情绪异常,经后消失,伴月经周期如是循环。

2. 相关症状虽随月经周期出现,但可伴或不伴有月经性状的改变。

3. 治疗以理气解郁为大法,必要时配合心理疏导,多种方法调理身心,注重摄生养性,调顺作息。

4. 经行情志异常之重症者当配合西药规范治疗以迅速控制症状,以免发生严重后果(如自杀、犯罪等)。

周期性精神病的西医治疗
ER-5-41

【难点、疑点】

经行情志异常,每伴月经而出现,可能无诱因,也可能有诱因,乃患者无法放下之事或人,故药物治疗的同时应予以心理疏导。如何合理地身心同治是治疗的难点。另外,嘱患者注意摄生调理,规律作息,培养良好的饮食与睡眠习惯也是治疗中的重要一环。

诊治流程图:

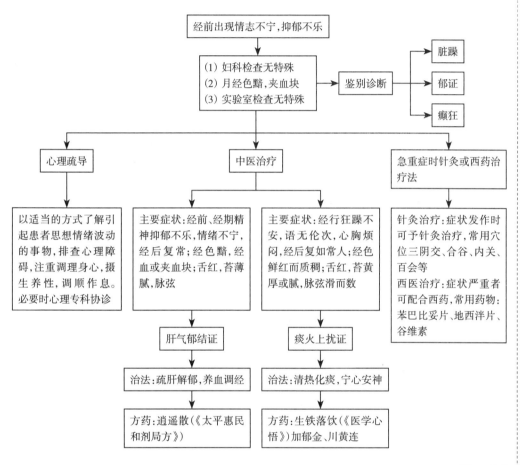

（陈　颐）

复习思考题

1. 为什么说肾、肝、脾功能失调是月经前后诸证的重要发病因素?

2. 患者来诊时诉每逢经期即自觉发热,我们在诊断过程中,提炼病史要点、进行查体及辅助检查时需注重哪些内容? 需与哪些疾病鉴别?

3. 患者来诊时诉经期腰背部及四肢疼痛,我们在诊断过程中,提炼病史要点、进行查体及辅助检查时需注重哪些内容? 需考虑哪些疾病?

4. 患者因经行头目眩晕就诊,接诊时需要了解哪些内容? 做哪些检查? 需排除哪些疾病?

5. 患者因经行口舌糜烂就诊,接诊时需要了解哪些内容? 做哪些检查? 需排除哪些疾病?

6. 经行泄泻为何逢经期发作?

7. 患者来诊时诉每逢经行出现大便溏泄,经后自止,接诊时需要注意了解哪些内容?

8. 患者来诊时诉每逢经行出现头面四肢浮肿,接诊时需要了解哪些内容? 用药注意事项?

9. 经行风疹块怎样辨证论治?

10. 经行吐衄的诊断要点有哪些? 应与哪些疾病相鉴别?

11. 患者因情志抑郁,烦燥来诊时,接诊时需要了解哪些内容? 作些什么检查? 需排除哪些疾病?

第十二节 绝经前后诸证

 培训目标

1. 掌握绝经前后诸证中医辨证论治与转归。
2. 熟悉绝经前后诸证诊断要点及鉴别诊断。

妇女在绝经期前后,围绕月经紊乱或绝经,出现如烘热汗出、烦躁易怒、潮热面红、眩晕耳鸣,心悸失眠,腰背酸楚、面浮肢肿、皮肤蚁行样感、情志不宁等症状,称为绝经前后诸证,亦称"经断前后诸证"。

绝经前后诸证即西医之"绝经综合征"。绝经综合征指妇女绝经前后出现性激素波动或减少所致的一系列躯体及精神心理症状。绝经分为自然绝经和人工绝经,自然绝经指卵巢内卵泡生理性耗竭所致的绝经,人工绝经指两侧卵巢经手术切除或放射线照射或药物损伤所致的绝经。

病例摘要

患者,女性,49 岁,已婚。近两年月经紊乱,周期 40~90 天,经期 9~10 天净,经量时多时少,末次月经 9 月 11 日,淋漓半月未净,伴有烘热汗出,午寒午热,失眠健忘,头晕耳鸣,夜寐盗汗,腰背酸痛,下肢肿胀,小便频数,大便不实。舌淡,苔白,脉沉细弱。患者性激素测定:血清 E_2<10pg/ml;FSH 64U/L;LH 15U/L。

问题 1

通过病史采集,我们目前可以获得的临床信息有哪些? 为了进一步明确诊断及证型,需要补充哪些检查?

绝经前后期女性,月经紊乱 2 年,末次月经淋漓半月未净,伴有潮热汗出、失眠健忘、午寒午热、失眠健忘、头晕耳鸣、夜寐盗汗、腰背酸痛等症状,性激素测定血清

$E_2<10pg/ml$；FSH 64U/L；LH 15U/L，首先需考虑绝经前后诸证问题。

为了进一步明确诊断，需补充了解以下病史：

询问阴道出血的诱因、量、色、质、持续时间。

询问伴随症状：头晕、发热、腹痛等。

询问激素、药物应用史、手术史等。

询问有无心血管疾病史、肿瘤史及家族史等。

收集中医望、闻、问、切四诊内容：参考"十问歌"，询问既往史、婚育史、月经史等，以助于根据患者的需求选择治疗方案和进行鉴别诊断。

完善病史

患者已婚已育，近两年月经紊乱，经期 9~10 天净，周期 40~90 天，经量时多时少，末次月经 9 月 11 日，淋漓半月未净，量少两天，后量增多如正常月经量 5 天，之后经量逐渐减少，淋漓不净，伴有烘热汗出，乍寒乍热，失眠健忘，头晕耳鸣，盗汗，腰背酸痛，自觉下肢浮肿，尿频，大便不成形。舌淡，苔白，脉沉细弱。

患者查血常规、凝血功能正常，血 HCG 阴性。性激素测定：血清 $E_2<10pg/ml$；FSH 64U/L；LH 15U/L。

📑 知识点一

病 因 病 机

肾衰天癸竭为本病发病基础，肾阴阳失衡为病机关键。五脏之中，肾衰独早。肾阴阳失调，常涉及其他脏腑，尤以心、肝、脾为主，从而发生一系列的病理变化，常可兼夹气郁、瘀血、痰湿等复杂病机。

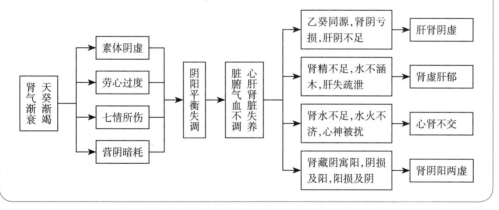

📑 知识点二

诊 断 要 点

1. 发病年龄　40~55 岁的妇女。

2. 病史　激素、药物应用史；是否切除子宫或卵巢；有无心血管疾病史、肿瘤史及家族史。

3. 症状

（1）月经的改变：如月经先期，量多或少，经期延长，崩漏，或月经后期，闭经。

（2）血管舒缩症状：表现为反复出现短暂的面、颈部皮肤发红，伴潮热、出汗。持续时间一般不超过 1~3 分钟，每天发作数次至十余次不等。

（3）精神神经症状：围绝经期妇女往往出现激动易怒、焦虑不安或情绪低落、抑郁、健忘多疑等情绪症状。

（4）泌尿生殖道症状：主要表现为泌尿生殖道萎缩，出现性交困难、排尿困难、反复发作的阴道炎及尿路感染。

（5）皮肤症状：皮肤干燥，瘙痒，感觉异常，或有蚁行感。

（6）骨关节、肌肉症状：绝经后期可出现肌肉、关节疼痛，腰背、足跟酸痛，易骨折等。

4. 体征　妇科检查：绝经后期可见外阴及阴道萎缩，阴道分泌物减少，阴道皱襞消失，宫颈、子宫可有萎缩。

5. 辅助检查

（1）血清 FSH、E_2 测定：绝经过渡期血清 FSH>10U/L，提示卵巢储备功能下降。闭经、FSH>40U/L 且 E_2 降低提示卵巢功能衰竭。

（2）抗米勒管激素（AMH）测定：AMH 低至 0.5~1.1ng/ml 提示卵巢储备功能下降，低于 0.2ng/ml 提示即将绝经。

（3）B 超检查：排除子宫、卵巢肿瘤，了解子宫内膜厚度。

（4）宫腔镜、诊断性刮宫：排除子宫内膜病变。

（5）影像学检查：测定骨密度等，确诊有无骨质疏松。

问题 2

为了进一步明确诊断，该患者体格检查情况如何？

体格检查：全身常规检查无异常，腹软，全腹部无压痛及反跳痛。监测血压 126/78mmHg，心率 82 次 /min，律齐。

妇科检查：外阴及阴道萎缩，阴道分泌物减少，阴道皱襞消失，阴道内见少量黯红色积血，宫颈萎缩，子宫前位，缩小，无压痛，附件区未及明显异常。

问题 3

为了进一步明确诊断，需要进一步完善哪些辅助检查？

应进一步完善 B 超检查子宫及双侧附件，必要时行宫腔镜下诊断性刮宫，测定骨密度等。

辅助检查结果

1. B 超检查　子宫前位，大小 40mm × 30mm × 32mm，子宫内膜 14mm。双侧卵巢显示不清。

2. 宫腔镜下诊断性刮宫　病理为单纯性子宫内膜增生过长。

3. 影像学检查　测定骨密度等，轻度骨质疏松。

4. 内科检查未见异常。

问题 4

该患者的中西医诊断是什么？

中医诊断：绝经前后诸证（肾阴阳两虚证）

西医诊断：绝经综合征

知识点三

鉴 别 诊 断

围绝经期是高血压、冠心病、肿瘤等好发年龄，须注意与心血管疾病、泌尿生殖器官器质性病变鉴别，也要与甲状腺功能亢进等内分泌疾病相鉴别，具体参见表 5-36。

表 5-36　绝经前后诸证鉴别诊断

	绝经前后诸证	甲状腺功能亢进（甲亢）	高血压	冠状动脉粥样硬化性心脏病	子宫内膜癌
症状	月经紊乱，潮热盗汗，头晕耳鸣，腰膝酸软，焦虑抑郁	好动多言，焦虑不安，手及眼睑震颤，心悸气促，多食善饥	头部胀痛或头晕不适，视力模糊，四肢痿软无力	心绞痛，典型部位为胸骨后及左前胸压榨样疼痛	不规则阴道出血
体征	绝经后期妇科检查可见外阴阴道萎缩、子宫缩小	眼球突出、甲状腺肿大	未服降压药时收缩压≥140mmHg和/或舒张压≥90mmHg	可有心率增快、血压上升，听诊可闻及第四心音、第三心音或奔马律	子宫可有增大，宫旁可扪及增厚结节
相关检查	绝经过渡期：FSH>10U/L；FSH>40U/L且 E₂ 降低提示卵巢功能衰竭；AMH 低于 0.2ng/ml 提示即将绝经；B 超：绝经后期子宫缩小；骨密度测定：骨质疏松	血清促甲状腺激素（TSH）降低，血清总甲状腺素（TT₄）、总三碘甲状腺原氨酸（TT₃）、血清游离三碘甲状腺原氨酸（FT₃）及血清游离甲状腺素（FT₄）增高；甲状腺球蛋白抗体、甲状腺过氧化物酶抗体增高	24 小时动态血压、心电图、心脏彩超、颈动脉彩超等可有异常	冠状动脉造影可见冠状动脉分支管径狭窄、心电图可有 ST-T 段改变，心脏彩超及心脏 CTA 可见冠状动脉狭窄	子宫内膜活检提示恶性病变，盆腹腔 CT 及 MRI 提示肿瘤浸润或转移；血清 CEA、CA125 等肿瘤标志物可有异常增高

知识点四

辨 证 论 治

1. 根据月经的期、量、色、质情况，结合全身症状及舌脉之征进行辨证。

2. 重视患者体质特点、情志状况以及其他病史、手术史、服药史，以审证求因。

3. 本病以肾虚为本，病理变化以肾阴阳平衡失调为主，并伴有脏腑功能失调,气、火、痰、瘀等病理产物生成。临证需重点辨寒热虚实属性、脏腑气血病位,并以平调肾中阴阳、补益肾中精气为治则。同时注意调节心肝脾等脏腑气血,祛除气火痰瘀等病理实邪,以恢复脏腑功能而阴阳平衡、气血调和。具体见表5-37。

表 5-37   绝经前后诸证辨证与治法特点

	肾阴虚证	肾阳虚证	肾阴阳两虚证	心肾不交证	肾虚肝郁证
主要症状			绝经前后、月经紊乱		
	月经提前量少或多,或崩或漏,经色鲜红,烘热汗出,头晕耳鸣,五心烦热,腰膝、足跟疼痛,皮肤干燥瘙痒,口干,尿少便结	经行量多或崩中漏下,经色黯,精神萎靡,面色晦暗,腰膝酸痛,畏寒肢冷,面浮肢肿,小便清长,夜尿多,大便稀溏	经量少或多,乍寒乍热,烘热汗出,头晕耳鸣,健忘,腰背冷痛	烘热汗出,心悸怔忡,腰膝酸软,心烦不宁,失眠多梦,甚至情志异常	烘热汗出,烦躁易怒或易于激动,或精神紧张,或抑郁寡欢,腰膝酸软,头晕失眠,乳房胀痛或胁肋疼痛,口苦咽干
舌脉	舌红,少苔,脉细数	舌淡,或胖嫩边有齿痕,苔白,脉沉细弱	舌淡,苔薄,脉沉弱	舌红,少苔,脉细或细数	舌红,苔薄白,脉细数
治法	滋肾阴,佐以潜阳	温肾扶阳	阴阳双补	滋阴降火、补肾宁心	滋肾养阴,疏肝解郁
方药	左归丸(《景岳全书》)合二至丸(《医方集解》)。左归丸:熟地山药 枸杞子山茱萸 川牛膝 菟丝子 鹿角胶 龟板二至丸:女贞子 旱莲草	右归丸(《景岳全书》):熟地黄 附子肉桂 山药山茱萸 菟丝子 鹿角胶枸杞子 当归杜仲	二仙汤(《中医方剂临床手册》)合二至丸(《医便》)。二仙汤:仙茅 淫羊藿 巴戟 黄柏知母 当归二至丸:女贞子 旱莲草	天王补心丹(《摄生秘剖》)去人参、朱砂,加太子参、桑椹。天王补心丹:玄参 当归天冬 麦冬丹参 茯苓五味子 远志桔梗 酸枣仁地黄 柏子仁太子参 桑椹	滋水清肝饮(《医宗己任编》):熟地黄山药 山茱萸白芍 茯苓丹皮 泽泻柴胡 当归枣仁 山栀子
加减	若烘热汗出明显,五心烦热,阴虚内热者,可用知柏地黄丸或加五味子、浮小麦;若月经先期、量多,或崩或漏,加墨旱莲、地榆炭、茜草炭	若月经量多,崩中漏下者加补骨脂、赤石脂、鹿角霜;若便溏者去当归,加煨肉豆蔻;浮肿者加茯苓、泽泻	若腰背冷痛较重者,加川椒、桑寄生、杜仲;便溏者去当归,加茯苓、炒白术;若腰膝酸软,头晕耳鸣,郁郁不乐,欲哭寡言,或多疑多虑,或胸胁乳房胀痛,舌红苔薄黄,脉细涩,用归肾丸合逍遥散加合欢皮	若彻夜难眠,加紫贝齿(先煎)、珍珠母(先煎),以镇静安神,若情志异常,加炙甘草、怀小麦、大枣,以润养心神	若口苦咽干明显,加麦冬、生地

问题5

该患者的下一步治疗方案如何?

1. 注意休息,忌食辛辣刺激之物,禁止性生活。

2. 中医辨证治疗　四诊合参,证属肾阴阳两虚证,以调补肾阴阳,补益冲任为法,辨证予药,方选二仙汤合二至丸加减。

3. 绝经激素治疗(menopause hormone therapy,MHT)　诊刮后口服地屈孕酮10mg,每日2次,于月经或撤退性出血的第16天起,使用10天,连续3个月。

【临证要点】

中国指南中的绝经期管理方案

ER-5-43

1. 年龄一般为40~55岁的妇女。

2. 临床主要表现为月经的改变,包括周期紊乱、经量减少甚至闭经;面部潮红、烘热汗出、精神焦虑或抑郁、泌尿生殖道萎缩、性交困难、反复发作的阴道炎及尿路感染、皮肤干燥瘙痒,感觉异常或有蚁行感,绝经后期可出现肌肉、关节疼痛,腰背、足跟酸痛,易骨折等。

3. 妇科检查可见外阴及阴道萎缩,阴道分泌物减少,阴道皱襞消失,宫颈、子宫可有萎缩。

4. 辅助检查　血清FSH、E_2测定:绝经过渡期血清FSH>10U/L;FSH>40U/L且E_2降低提示卵巢功能衰竭。AMH测定:AMH低于0.2ng/ml提示即将绝经。超声可见卵巢及子宫体积明显减小。骨密度测定可有骨质疏松。

5. 本病以肾虚精亏为本,肾阴阳平衡失调是本病关键,心肝脾功能失调可产生气火痰瘀等病理实邪。临证需以补肾为要旨,并辨清寒热虚实。以平调肾中阴阳,恢复脏腑气血功能为要旨。

【难点、疑点】

围绝经期女性,常出现月经紊乱,并且伴有潮热汗出、烦躁易怒、骨节酸痛、心悸胸闷等血管舒缩反应异常、精神情志异常、骨关节症状及心血管症状等。围绝经期又是高血压、冠心病、肿瘤等疾病好发年龄。因此临证时需注意与心血管疾病、泌尿生殖系器质性疾病以及甲亢等内分泌疾病相鉴别。根据病史、症状、查体、辅助检查后,临床医师应当严格按照临床诊疗常规来处理问题。在应用激素替代治疗时严格掌控其适应证以及禁忌证。

诊治流程图

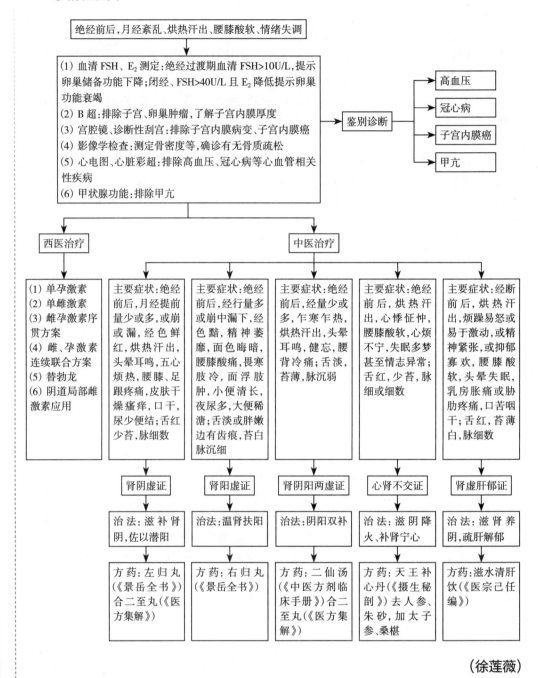

绝经前后,月经紊乱、烘热汗出、腰膝酸软、情绪失调

(1) 血清 FSH、E_2 测定:绝经过渡期血清 FSH>10U/L,提示卵巢储备功能下降;闭经、FSH>40U/L 且 E_2 降低提示卵巢功能衰竭
(2) B 超:排除子宫、卵巢肿瘤,了解子宫内膜厚度
(3) 宫腔镜、诊断性刮宫:排除子宫内膜病变、子宫内膜癌
(4) 影像学检查:测定骨密度等,确诊有无骨质疏松
(5) 心电图、心脏彩超:排除高血压、冠心病等心血管相关性疾病
(6) 甲状腺功能:排除甲亢

鉴别诊断 → 高血压
　　　　　→ 冠心病
　　　　　→ 子宫内膜癌
　　　　　→ 甲亢

西医治疗

(1) 单孕激素
(2) 单雌激素
(3) 雌孕激素序贯方案
(4) 雌、孕激素连续联合方案
(5) 替勃龙
(6) 阴道局部雌激素应用

中医治疗

主要症状:绝经前后,月经提前量少或多,或崩或漏,经色鲜红,烘热汗出,头晕耳鸣,五心烦热,腰膝、足跟疼痛,皮肤干燥瘙痒,口干,尿少便结;舌红少苔,脉细数	主要症状:绝经前后,经行量多或崩中漏下,经色黯,精神萎靡,面色晦暗,腰膝酸痛,畏寒肢冷,面浮肢肿,小便清长,夜尿多,大便稀溏;舌淡或胖嫩边有齿痕,苔白脉沉细	主要症状:绝经前后,经量少或多,乍寒乍热,烘热汗出,头晕耳鸣,健忘,腰背冷痛;舌淡,苔薄,脉沉弱	主要症状:绝经前后,烘热汗出,心悸怔忡,腰膝酸软,心烦不宁,失眠多梦甚至情志异常;舌红,少苔,脉细或细数	主要症状:经断前后,烘热汗出,烦躁易怒或易于激动,或精神紧张,或抑郁寡欢,腰膝酸软,头晕失眠,乳房胀痛或胁肋疼痛,口苦咽干;舌红,苔薄白,脉细数
↓	↓	↓	↓	↓
肾阴虚证	肾阳虚证	肾阴阳两虚证	心肾不交证	肾虚肝郁证
↓	↓	↓	↓	↓
治法:滋补肾阴,佐以潜阳	治法:温肾扶阳	治法:阴阳双补	治法:滋阴降火,补肾宁心	治法:滋肾养阴,疏肝解郁
↓	↓	↓	↓	↓
方药:左归丸(《景岳全书》)合二至丸(《医方集解》)	方药:右归丸(《景岳全书》)	方药:二仙汤(《中医方剂临床手册》)合二至丸(《医方集解》)	方药:天王补心丹(《摄生秘剖》)去人参、朱砂,加太子参、桑椹	方药:滋水清肝饮(《医宗己任编》)

(徐莲薇)

扫一扫
测一测

? 复习思考题

1. 围绝经期患者来诊时诉月经紊乱,接诊时需要了解哪些内容? 需考虑哪些疾病?

2. 如何对绝经前后诸证患者进行辨证论治?

第六章

带下病的诊治

带下量明显增多或减少,色、质、气味异常,或伴全身、局部症状者,称为带下病。

带下病与生殖道炎症、肿瘤、内分泌疾病等有关。可见于各种阴道炎、宫颈炎性疾病、盆腔炎性疾病、子宫肌瘤、宫颈息肉、宫颈上皮内瘤变(cervical intraepithelial neoplasia,CIN)、宫颈癌、子宫内膜癌、输卵管癌,以及多囊卵巢综合征、卵巢早衰、高泌乳素血症等。

第一节　带下过多

PPT 课件
06章01节PPT

培训目标

1. 掌握带下过多的中医辨证论治。
2. 熟悉带下过多的诊断要点及鉴别诊断。

带下过多是指带下量明显增多,色、质、气味异常,或伴有全身、局部症状者。

西医学的阴道炎、宫颈炎、内分泌功能失调(尤其是雌激素水平偏高)等疾病引起的阴道分泌物异常增多,可参照本病治疗。

带下病概述
ER-6-1

病例摘要

> 患者,女性,32岁,已婚。近两周白带明显增多,色微黄,伴有外阴瘙痒,自购洗液外洗,症状未见明显缓解。舌质红,苔黄腻,脉滑数。

古医籍精选
ER-6-2

问题 1

通过病史采集,目前可以获得的临床信息有哪些?为了进一步明确诊断及证型,需要补充哪些病史内容?

育龄期女性,白带量明显增多,色黄,伴有外阴瘙痒,首先需要考虑的是带下过多病。

为了进一步明确诊断,需补充了解以下病史:

询问带下增多的诱因。

询问带下的色、质、有无气味异常。

询问伴随症状：外阴瘙痒，小腹疼痛等。

收集中医望、闻、问、切四诊内容，辨证主要根据带下量、色、质、气味的异常，结合全身、局部证候以及舌象、脉象等，并参考妇科检查、阴道分泌物检查和其他检查综合判断。

完善病史

患者已婚，工具避孕，否认本月经周期妊娠可能。半月前经血未净之时行房事，遂出现带下量明显增多，色微黄，质地黏稠，呈豆腐渣样，有异味，外阴瘙痒，小腹偶有灼痛，腰骶胀痛，口苦口干，大便秘结，小便色黄等不适。

阴道分泌物检查：清洁度Ⅲ度，假丝酵母菌阳性。

知识点一

病 因 病 机

病因以湿邪为主，包括内湿和外湿。主要病机是任脉不固，带脉失约。外感之湿自外侵袭，多于经期、产后乘虚而入，或摄生不慎，感受湿邪，蕴为湿热、热毒；内生之湿源于脏腑功能失调，气化不利，水湿不运，流注任带。

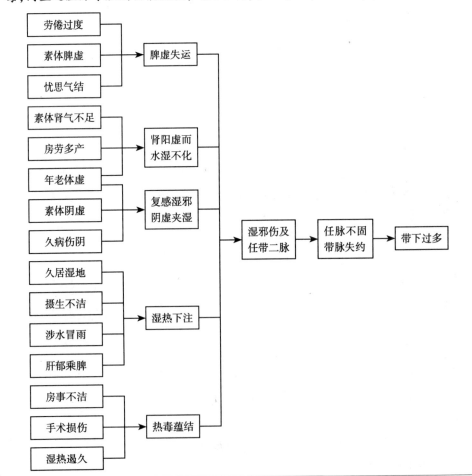

诊 断 要 点

1. **病史**　经期产后余血未净,摄生不洁,或素体虚弱或手术后感染史。

2. **症状**　带下量明显增多,色、质、气味异常,或伴有外阴、阴道瘙痒、灼热、疼痛等局部症状,或伴有全身症状。

3. **检查**

(1) 妇科检查:可有阴道炎、宫颈炎相应的体征。

(2) 其他检查:阴道、宫颈分泌物涂片检查阴道清洁度异常,或镜下可见大量白细胞,或滴虫、假丝酵母菌等病原体。可行子宫颈细胞学检查,必要时阴道镜或宫颈活组织检查,以明确诊断。

问题2

为了进一步明确诊断,如何注意带下特点、其他病变及阴道分泌物检查特点?

体格检查:全身有无异常;腹部柔软,全腹无压痛及反跳痛,无肌紧张。

妇科检查:应重点检查外阴、阴道、宫颈的黏膜状态、分泌物特点等,常见阴道炎的带下特点见表6-1。

表 6-1　常见阴道炎的带下特点

	滴虫性阴道炎	外阴阴道假丝酵母菌病	细菌性阴道病	老年性阴道炎
带下特点	稀薄脓性、黄绿色泡沫状,有臭味	白色稠厚、凝乳样或豆腐渣样	灰白色、均匀、稀薄,有鱼腥臭味	稀薄、淡黄色,或脓血性
伴随症状	外阴阴道瘙痒,或灼痛、性交痛,可有尿频、尿痛等	外阴奇痒、灼痛,可有性交痛、尿痛	无或轻度外阴瘙痒或烧灼感	外阴瘙痒,或烧灼或干涩,可有尿频、尿痛或尿失禁
妇科检查	阴道壁可见散在出血点,宫颈有出血斑点,呈"草莓样"	外阴红斑、水肿,阴道黏膜红肿,附有白色块状物,擦去后露出红肿黏膜面	阴道黏膜无充血的炎症表现	外阴阴道呈萎缩性改变,常有散在出血点或点状出血斑
白带检查	阴道毛滴虫,多量白细胞	假丝酵母菌,少量白细胞	线索细胞,极少量白细胞	大量基底层细胞及白细胞

问题3

为了进一步明确诊断,需要进一步完善哪些辅助检查?

应进一步完善子宫颈细胞学检查。

辅助检查结果

该患者子宫颈细胞学检查提示未见上皮内病变或恶性病变。

问题4

该患者的中西医诊断是什么?

中医诊断:带下过多(湿热下注证)

西医诊断:阴道炎(外阴阴道假丝酵母菌病)

知识点三

鉴 别 诊 断

1. 带下呈赤色、褐色时需与经间期出血、漏下及宫颈息肉等鉴别。

(1) 经间期出血:是在两次月经中间出现少量规律性阴道出血,血液出自胞宫。而赤带出自阴道,无周期性,患者月经正常。

(2) 漏下:是指经血非时而下,或行经时间超过2周以上,淋漓不尽,属月经周期、经期、经量异常。

(3) 宫颈息肉:宫颈息肉大多不影响月经周期;可有经间期赤带样出血,亦可见性交后出血,妇科检查可发现。子宫内膜息肉需借助B超及诊刮判断。

2. 带下呈赤白带或黄带淋漓时,需与阴疮、子宫黏膜下肌瘤鉴别。

(1) 阴疮:指阴户生疮,红肿热痛,或化脓腐烂,脓水淋漓,伴有腥臭。

(2) 子宫黏膜下肌瘤:当子宫黏膜下肌瘤突入阴道伴感染时,可见脓性白带或赤白带,伴臭味;可伴有月经过多或异常出血。妇科检查或B超可鉴别。

3. 带下呈白色时需与白浊鉴别 白浊出自尿窍,混浊如米泔,可伴尿频急涩痛或淋沥不尽;而带下出自阴道。

4. 带下过多需警惕生殖器恶性病变 带下过多以生殖器炎症最为常见,若见大量浆液性或脓血性恶臭带下时,需警惕发生输卵管癌、宫颈癌、子宫内膜癌。借助妇科检查、B超、诊断性刮宫、宫颈癌筛查(TCT、HPV)、肿瘤标志物测定、宫腔镜等可鉴别。

知识点四

辨 证 论 治

1. 带下过多的辨证要点,主要是根据带下的量、色、质、气味以辨其寒热虚实。

2. 临证时,还需结合病史、全身症状及舌脉等进行全面分析,综合辨证。

3. 带下过多的治疗以除湿为主。一般治脾宜升、宜燥、宜运;治肾宜补、宜涩、宜固;阴虚夹湿宜滋阴与清利兼顾;湿热和热毒宜清、宜利;局部症状明显者宜配合外治法,方可提高疗效。

(1) 内治法(分型证治见表6-2)

表 6-2 带下过多辨证与治法特点

	脾虚证	肾阳虚证	阴虚夹湿证	湿热下注证	湿毒蕴结证
主要症状	带下量多				
	色白或淡黄,质稀薄,无臭气,绵绵不断;神疲倦怠,面色㿠白或萎黄,四肢不温或浮肿,纳少便溏	色白清冷,质稀薄,淋漓不断;腰酸如折,畏寒肢冷,小腹冷感,小便频数清长,夜间尤甚,大便溏薄	色黄或赤白相兼,质黏稠,有气味,阴部灼热或瘙痒;腰膝酸软,头晕耳鸣,烘热汗出,五心烦热,咽干口燥,失眠多梦	色黄或呈脓性,质黏稠,或如泡沫,或如豆渣,有臭气,外阴瘙痒;胸闷纳呆,口苦而黏腻,小腹疼痛,小便短赤	黄绿如脓或赤白相兼,或五色杂下,质黏腻,脓样或如米泔,臭秽难闻;小腹作痛,腰骶酸痛,口苦咽干,烦热头晕,大便干结或臭秽,小便短赤
舌脉	舌淡苔白或腻,脉缓弱	舌淡润,苔薄白,脉沉迟	舌红,苔少或黄腻,脉细略数	舌红,苔黄腻或厚,脉濡数	舌红,苔黄或黄腻,脉滑数
治法	健脾益气,升阳除湿	温肾培元,固涩止带	滋肾益阴,清热利湿	清利湿热止带	清热解毒除湿
方药	完带汤(《傅青主女科》):白术 山药 人参 白芍 苍术 甘草 陈皮 黑芥穗 柴胡 车前子	内补丸(《女科切要》):鹿茸 菟丝子 潼蒺藜 黄芪 肉桂 桑螵蛸 肉苁蓉 制附子 白蒺藜 紫菀茸 茯苓	知柏地黄丸(《医宗金鉴》)加芡实、金樱子 知柏地黄丸:知母 黄柏 熟地 山药 山萸肉 丹皮 茯苓 泽泻	止带方(《世补斋不谢方》):猪苓 茯苓 车前子 泽泻 茵陈 赤芍 丹皮 黄柏 栀子 牛膝	五味消毒饮(《医宗金鉴》)加白花蛇舌草、樗根白皮、白术 五味消毒饮:蒲公英 金银花 野菊花 紫花地丁 天葵子
加减	脾虚及肾腰痛者,加杜仲、续断、菟丝子;寒凝腹痛者,加香附、艾叶;若带下日久,滑脱不止者,加金樱子、龙骨、芡实、乌贼骨、牡蛎	便溏者,去肉苁蓉,加补骨脂、肉豆蔻;小便清长或夜尿频多者,加益智仁、覆盆子	失眠多梦明显者加柏子仁、酸枣仁;咽干口燥甚者加沙参、麦冬;五心烦热甚者,加地骨皮、银柴胡;头晕目眩者加"二至丸"、白菊花、钩藤	带下如脓血而臭秽者,加土茯苓、败酱草、苦参;小腹疼痛甚者加川楝子、延胡;胸闷甚者加瓜蒌皮、薤白;食欲不振或纳呆者加炒山楂、砂仁	脾胃虚弱,正气不足者,加黄芪;腰骶酸痛,带下臭秽难闻者,加穿心莲、半枝莲、鱼腥草;小便淋痛,兼有白浊者,酌加土牛膝、虎杖、甘草梢

(2)外治法

1)外洗法:蛇床子散(《中医妇科学》1979 年版)。蛇床子、川椒、明矾、苦参、百部各 15g。先熏后坐浴,若阴痒溃破则去川椒。亦可用其他清热祛湿止痒药液外洗。

2）阴道纳药法：中成药栓剂、凝胶剂、泡腾剂等阴道给药。

3）针灸疗法：体针、耳针、艾灸等。

4. 西药治疗　消除诱因，根据患者情况选择局部或全身抗真菌药物，以局部用药为主。

（1）局部用药

1）克霉唑制剂，每晚 1 粒（150mg）置阴道深部，连用 7 天，或 1 粒（500mg）单次外用。

2）咪康唑栓剂，每晚 1 粒（200mg），连用 7 天，或每晚 1 粒（400mg），连用 3 天，或 1 粒（1 200mg）单次外用。

3）制霉菌素制剂，每晚 1 粒（10 万 U）纳入阴道深部，连用 10~14 天。

（2）全身用药

1）氟康唑 150mg 顿服。

2）伊曲康唑 200mg，口服，每日 1 次，连服 3~5 天，或每天 400mg，分 2 次口服，单日疗法。

5. 日常调护　发病期避免搔抓患部，暂禁房事，放松情绪；避免盆浴、游泳，防止交叉感染。平时保持外阴清洁干爽，勤换内裤；注意经期、产后卫生；避免过度思虑疲劳；避免久居湿地、冒雨涉水而感受湿邪；忌食肥甘或辛辣以免滋生湿热。

外阴阴道假丝酵母菌病的治疗方法

问题 5

该患者的下一步治疗方案如何？

1. 治疗期间禁止性生活。

2. 中医辨证内治法　四诊合参，证属湿热下注证，以清利湿热止带为法，辨证予药，方选止带方加减。

3. 局部外治法　选用蛇床子散熏洗外阴局部；或中成药阴道栓剂、西药阴道纳药或口服西药治疗。

【临证要点】

1. 带下过多是妇科临床常见病、多发病，是多种疾病的共同症状。其病因复杂，但总以湿邪为患；临证时首先应明确引起带下过多的原因，可通过了解病史、妇科检查、阴道分泌物检查等明确诊断。

2. 对于赤带、赤白带、五色杂下，气味秽臭者，需先排除恶性病变。

3. 带下过多的辨证主要根据带下的量、色、质、气味特点，结合局部及全身症状、舌脉等，辨其虚实、寒热；辨证与辨病相结合，内治与外治相结合。

4. 带下过多的治疗以利湿为主，而"诸湿肿满皆属于脾"，故健脾利湿法贯穿本病治疗始终。必要时中西医药结合，可提高疗效。对于反复发作的带下过多，应注意情志异常可引起肝气郁结，伤及脾运；宜综合治疗，增强体质。

【预后转归】

本病及时治疗多可痊愈，预后良好。若治疗不及时或不彻底，病程迁延不愈，反复发作,或病情加重,引起盆腔炎、癥瘕、不孕症等,疾病更趋复杂。

【难点、疑点】

　　带下过多可见于妇科多种疾病,在诊断和鉴别诊断时,不仅应了解带下的量、色、质、气味特点,还需借助妇科检查、分泌物检查等,明确阴道炎、宫颈炎等西医诊断。带下过多,五色杂下,脓血样或臭秽难闻,伴形体消瘦者,更需警惕输卵管癌、宫颈癌、子宫内膜癌等恶性病变,患者往往预后不良。

　　诊治流程图:

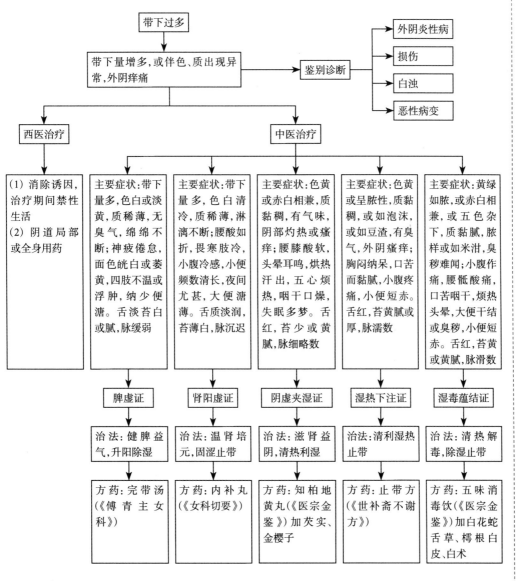

（徐晓宇　许　昕）

扫一扫
测一测

复习思考题

1. 患者以"带下量多,伴有外阴瘙痒"为主诉,接诊医师需要了解哪些情况以做出初步诊断?

2. 带下过多的患者,临床首先需要做哪些检查?

3. 如何对带下过多进行中医辨证?

4. 诊断带下过多病,应考虑与哪些疾病相鉴别?

第二节　带 下 过 少

PPT 课件

培训目标

1. 掌握带下过少的辨证论治。

2. 熟悉带下过少的诊断要点及鉴别诊断。

带下量明显减少,甚或全无,以致阴中干涩痒痛,甚至阴部萎缩者,称为"带下过少"。带下过少在古代文献没有专论,可散见于绝经前后诸证、闭经、不孕、阴痒、阴痛等病证中。西医学的严重卵巢炎、希恩综合征、卵巢早衰、手术切除双侧卵巢、盆腔放射治疗、肿瘤化疗及其他药物性损伤等导致雌激素水平低落,可参照本病治疗。

古医籍精选

病例摘要

患者,女性,38 岁,已婚。患者因带下量少,阴道干涩就诊。近 3 年来白带量逐渐减少,外阴及阴道干涩不适,因羞于启齿,而一直延搁未诊。现带下量少,甚或全无,性交困难,腰酸膝软,舌红,苔少,脉沉弦细。

问题 1

通过病史采集,目前可以获得的临床信息有哪些? 为了进一步明确诊断及证型,需要补充哪些病史内容?

育龄期女性,38 岁,出现带下少少,阴道干涩,性交困难,腰膝酸软,首先需要考虑的是带下过少病。

为了进一步明确诊断,需补充了解以下病史:

询问月经情况:周期、经期、经量有无改变。

询问伴随症状:烘热汗出,头晕耳鸣,情绪变化等。

询问带下过少有无诱因。

收集中医望、闻、问、切四诊内容:参考"十问歌",询问既往史、孕产史,有无卵巢手术史,盆腔放射治疗史,是否使用抑制卵巢功能的药物等,以助于根据患者的需求选择治疗方案和进行鉴别诊断。

完善病史

患者已婚生育,孕 2 产 1 人流 1,13 岁月经初潮,5~6 天 /28~32 天。3 年前因双侧卵巢子宫内膜异位囊肿行腹腔镜下双侧卵巢巧囊剥除术。术后每月 1 次皮下注射亮丙瑞林 3.75mg,连续 3 个周期,带下逐渐减少,伴月经周期后错,经量减少,2~3 天 /40~45 天。

刻下:带下量少甚或全无,阴道干涩灼痛,性欲减退,烘热汗出,夜眠欠安,情绪抑郁,腰酸膝软,头晕耳鸣;舌红苔少、脉沉弦细。

妇科检查:外阴:小阴唇内侧黏膜充血,阴道通畅,皱襞菲薄,黏膜充血,分泌物极少;宫颈光滑,子宫附件未触及异常。

知识点一

西医学病因病理

ER-6-5

病 因 病 机

本病的主要病机是任带失养。肝肾亏损、血枯瘀阻是导致带下过少的主要原因。

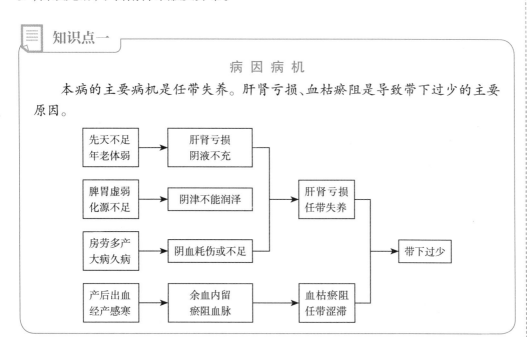

知识点二

诊 断 要 点

1. **病史** 可有卵巢早衰、手术切除双侧卵巢、盆腔放疗、肿瘤化疗、产后大出血等病史。

2. **症状** 带下过少,甚至全无,阴道干涩、痒痛,甚至阴部萎缩。或伴性欲低下,性交疼痛,烘热汗出,月经后错、稀发、经量偏少,甚至闭经,不孕等。

3. **检查** 主要通过妇科检查和必要的辅助检查明确诊断

(1)妇科检查:阴道黏膜皱褶明显减少或消失,或阴道壁菲薄充血,分泌物极少,宫颈、宫体或有萎缩。

(2)辅助检查

1)阴道脱落细胞涂片:提示雌激素水平较低。

笔记

2) 内分泌激素测定:卵巢功能低落者,卵泡生成素(FSH)、黄体生成素(LH)升高,而雌二醇(E_2)下降;希恩综合征者,垂体、卵巢激素水平均下降。

问题2

为了进一步明确诊断,需要进一步完善哪些辅助检查?

需完善妇科检查、内分泌激素测定、盆腔超声,必要时可检测抗米勒管激素(anti-Müllerian hormone, AMH)。

辅助检查结果

妇科检查:外阴轻度萎缩,阴道黏膜分泌物极少;阴道分泌物检查未见滴虫、假丝酵母菌等致病菌;阴道脱落细胞涂片细胞减少。

盆腔超声提示:子宫内膜0.5cm,双侧卵巢体积略缩小。

血清基础性激素测定:E_2 38.83pg/ml,FSH 28mIU/ml,LH 23mIU/ml,PRL 18.51pg/ml,P 1.03nmol/ml,T 0.43pmol/ml。

问题3

该患者的中西医诊断是什么?

中医诊断:带下过少;月经后期(肝肾亏损证)。

西医诊断:早发性卵巢功能不全。

知识点三

鉴 别 诊 断

育龄期妇女带下过少,往往是卵巢功能低下的征兆,应进一步检查激素水平以明确诊断。自然绝经后带下量减少属于生理现象。

知识点四

辨 证 论 治

1. 带下过少以阴血不足,任带失养为本,治疗重在滋阴养血。

2. 不可肆意攻伐,以免犯虚虚之戒;亦不可盲目滥用温补,以重伤阴液。

分证论治见表6-3。

表6-3 带下过少辨证与治法特点

	肝肾亏损证	血枯瘀阻证
主要症状	带下过少,甚至全无	
	阴部干涩灼痛,或伴阴痒,阴部萎缩,性交疼痛;头晕耳鸣,腰膝酸软,烘热汗出,烦热胸闷,夜寐不安,小便黄,大便干结	阴中干涩,阴痒;面色无华,头晕眼花,心悸失眠,神疲乏力,或经行腹痛,经色紫黯,夹有血块,肌肤甲错,或下腹有包块
舌脉	舌红少苔,脉细数或沉弦细	舌质黯,边有瘀点瘀斑,脉细涩

续表

	肝肾亏损证	血枯瘀阻证
治法	滋补肝肾,养血益精	补血益精,活血化瘀
方药	归肾丸(《景岳全书》)加知母、肉苁蓉、紫河车、麦冬 归肾丸:熟地 山药 山茱萸 枸杞 茯苓 当归 杜仲 菟丝子	滋血汤(《证治准绳》)加丹参、桃仁、牛膝 滋血汤:人参 山药 黄芪 茯苓 川芎 当归 白芍 熟地
加减	阴虚阳亢,头痛甚者,加天麻、钩藤、石决明;心火偏盛,失眠者,加黄连、炒枣仁、青龙齿;皮肤瘙痒者,加蝉蜕、防风、白蒺藜;大便干结者,加生地、玄参;烘热汗出甚者,熟地改用生地,加龟甲、鳖甲	小腹疼痛明显者,加五灵脂、延胡索以活血化瘀止痛;大便干结者,加胡麻仁以润肠通便;下腹有包块者,加鸡血藤、三棱、莪术以消癥散结

问题4

该患者的下一步治疗方案如何?

1. 中医辨证治疗　四诊合参,证属肝肾亏损证,治以滋补肝肾,养血益精,辨证予药,方选归肾丸加减。

2. 补充雌激素

(1) 雌三醇软膏:每日1~2次,局部涂抹,连用14天。

(2) 人工周期(HRT):口服雌孕激素,可治疗3~6个周期。

3. 阴道局部干涩明显,可应用润滑剂。

【临证要点】

1. 带下过少在临床多见于月经过少、闭经,通常是卵巢功能低下的征兆。应进行激素检查,以明确原因,治疗原发病。如卵巢早衰,闭经日久,阴道干涩,性交痛者,可配合雌激素或人工周期治疗。

2. 中医治疗以滋阴养血为主,待阴血渐充,自能濡润阴窍。不宜滥用苦寒清热或滑利泻下之品;亦不宜过于温补损耗阴液。可辅以饮食调理,少进辛辣温燥之品;避免过度焦虑、紧张,亦有助于提高疗效。

【预后转归】

带下过少若无器质性病变者,经中医辨证治疗,一般可好转,预后良好。若因手术切除卵巢或盆腔放射治疗引起卵巢功能衰退,伴月经过少、闭经和不孕者,则疗效较差。

【难点、疑点】

带下过少常与月经过少、月经后期、闭经、不孕等病证相兼而见,通常是育龄期女性卵巢功能低下的表现,故明确诊断,寻找诱因尤为重要。临证中除仔细询问患者年龄、生育要求、疾病诱发因素外,还需结合妇科检查、体格检查、阴道脱落细胞涂片、基础体温(BBT)及血清性激素测定等判断卵巢功能;必要时可行遗传、免疫及医源性等病因学相关检查,以明确原发疾病给予积极治疗。若因手术切除卵巢或放射治疗等引起的带下过少,治疗难度大,预后及疗效较差。非器质性病变之带下过少,中医辨证有肝肾亏损、血枯瘀阻之不同,但其根本是精血不足。治疗法则当重在滋补肝肾,益精养血,佐以活血化瘀。用药切忌肆意攻伐,避免过用辛燥劫阴或苦寒凝脉之品,以加重病情。

诊治流程图:

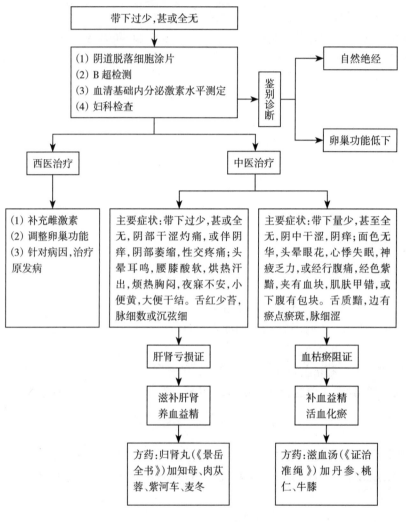

（徐晓宇　许　昕）

复习思考题

1. 患者主诉"带下过少,甚或全无",接诊时需了解哪些情况以便初步诊断?

2. 带下过少的患者,临床需要进行哪些检查?

3. 带下过少患者,应考虑与哪些疾病相鉴别?

4. 带下过少病如何进行中医辨证?

第三节 阴 道 炎

 培训目标

1. 掌握各型阴道炎的规范治疗。

2. 熟悉各种阴道炎的临床表现和鉴别要点。

阴道炎是多种特异性和非特异性炎症的总称。健康妇女的阴道有自然防御功能,当其解剖学及生物学特征发生变化时,病原菌趁机而入或者自身菌群失调,可造成阴道炎症。阴道炎症的共同特点是分泌物增多和外阴瘙痒。但是由于病原体不同,其分泌物特点、性质及瘙痒程度亦不同。阴道炎症是妇科最常见疾病,各年龄组均可发病。

病例摘要

患者,女性,26 岁,已婚。因阴道分泌物量多 3 天,色黄,伴外阴阴道瘙痒难忍,自行外洗未见症状缓解,前来就诊。

问题 1

通过病史采集,目前可以获得的临床信息有哪些? 为了进一步明确诊断及证型,需要补充哪些病史内容?

育龄期女性,阴道分泌物增多,色黄,伴有外阴阴道瘙痒。首先考虑阴道炎。

为了进一步明确诊断,需补充了解以下病史:

询问阴道分泌物异常的诱因。

询问阴道分泌物的颜色、性状、气味有无异常。

询问伴随症状:外阴瘙痒程度,小腹疼痛,腰骶酸痛,尿频尿急等。

询问性伴侣有无相关症状。

完善病史

患者于月经后行性生活出现阴道分泌物增多,呈稀薄泡沫状,色黄,有腥味。外阴及阴道瘙痒难忍,无小腹疼痛、腰骶酸痛、尿频尿急等不适症状。配偶外阴瘙痒不适。

 知识点一

阴道炎分类

临床常见的阴道炎主要有滴虫性阴道炎(TV)、外阴阴道假丝酵母菌病(VVC,俗称念珠菌性阴道炎)、细菌性阴道病(BV)和萎缩性阴道炎等。

TV:由阴道毛滴虫引起的炎症,适宜温度在 25~40℃、pH 值 5.2~6.6 的潮湿环境中生长,滴虫不仅寄生于阴道,还常侵入尿道或尿道旁腺,甚至膀胱、肾盂,可以引发多种症状,是常见的性传播疾病。

VVC:由假丝酵母菌引起的炎症,80%~90%为白假丝酵母菌,假丝酵母菌适宜在酸性环境中生长,其阴道pH值通常<4.5。发病常见诱因有:长期应用广谱抗生素、妊娠、糖尿病、大量应用免疫抑制剂以及口服大量雌激素等,胃肠道假丝酵母菌感染者,粪便可污染阴道,穿紧身化纤内裤、肥胖可使外阴局部温度与湿度增加,也是发病的影响因素。

BV:由于阴道内正常菌群失调,乳杆菌减少,阴道pH值升高,阴道微生态失衡,导致加德纳尔菌、厌氧菌及支原体等其他微生物大量繁殖引起的混合感染。促使阴道菌群改变的原因仍不清楚,可能与频繁性交、反复阴道灌洗等因素有关。

萎缩性阴道炎:为雌激素水平降低、阴道壁萎缩及局部抵抗力下降引起、以需氧菌感染为主的阴道炎症。常见于自然绝经或人工绝经后的妇女,也可见于产后闭经、接受药物假绝经治疗者。

知识点二

诊　断　要　点

(一)症状与体征

1. TV　主要表现为白带增多、外阴瘙痒及局部烧灼感、疼痛、性交痛。分泌物典型特点:白带呈灰黄、黄白或黄绿色,稀薄脓性、泡沫状,有异味。瘙痒部位主要为阴道口及外阴;若合并尿道感染,可伴有尿频、尿痛,有时可有血尿。检查见阴道黏膜充血,严重者有散在出血点,甚至宫颈有出血斑点,形成"草莓样"宫颈;部分无症状感染者阴道黏膜无异常改变。

2. VVC　主要表现为白带增多、外阴瘙痒及局部烧灼感,瘙痒较重甚至坐卧不安,夜晚更加明显;部分患者有性交痛及排尿痛。分泌物典型特征:白色质稠厚,呈豆渣样或凝乳样。妇科检查可见外阴红斑、水肿,小阴唇内侧及阴道黏膜上附着白色膜状物,擦除后露出红色黏膜面。

3. BV　主要表现为阴道分泌物增多,质稀薄,有鱼腥臭味,可伴有轻度外阴瘙痒或烧灼感,性交后症状加重。检查阴道黏膜无明显充血等炎症表现。分泌物呈灰白色、均匀一致、稀薄状,常黏附于阴道壁,但容易从阴道壁拭去。

4. 萎缩性阴道炎　主要表现为阴道分泌物增多,稀薄,呈淡黄色,严重者可有血样脓性带,外阴瘙痒及烧灼感,可伴有性交痛。妇科检查见阴道皱襞消失、萎缩、菲薄;阴道黏膜充血,有散在小出血点或点状出血斑,有时见浅表溃疡。

(二)实验室检查

1. TV　生理盐水悬滴法检查:看到阴道毛滴虫;检测阳性率达80%~90%;若多次检测阴性可送培养,准确率可达98%。

2. VVC　可用湿片法或涂片革兰染色检查,或培养法找到假丝酵母菌的芽生孢子或假菌丝。对于有症状而多次湿片法检查为阴性或治疗效果差的难治性VVC病例,可采用培养法同时行药敏试验。

3. BV　下列4条具备3条即可诊断:①线索细胞阳性;②阴道分泌物呈匀质、稀薄、灰白色,常黏附于阴道壁;③阴道pH值>4.5(正常阴道pH值≤4.5),系厌氧菌产氨所致;④胺试验阳性。

4. 萎缩性阴道炎　镜下见到大量基底层细胞及白细胞。

问题2

为了进一步明确诊断,在妇科检查需要注意哪些问题?

妇科检查时,患者取膀胱截石位,放置阴道窥器要做到动作轻柔,避免损伤。检查时注意观察外阴有无炎性充血、溃疡;阴道前后壁和侧壁黏膜有无炎症充血、有无溃疡,皱襞有无萎缩;阴道分泌物量、色、质、气味等有无异常。宫颈有无充血、息肉、肥大、接触性出血;子宫位置、大小、形状、软硬度,有无压痛;附件区有无包块及压痛。

该患者妇科检查:外阴发育正常;阴道通畅,阴道黏膜充血,见大量灰黄色、稀薄脓性、泡沫状分泌物,有异味;宫颈柱状,表面可见出血斑点;子宫前位,无压痛,双附件未扪及异常。

问题3

为进一步明确诊断,该患者需要进一步完善哪些辅助检查?

应进一步完善阴道分泌物检查,若伴有泌尿系统症状,可行尿常规检查。

辅助检查结果

阴道分泌物检查:清洁度Ⅲ度,滴虫(+);其余检查结果未见异常。

问题4

该患者的诊断是何疾病?

中医诊断:带下过多(湿热下注证)

西医诊断:滴虫性阴道炎

知识点三

鉴别诊断

1. 常见阴道炎　常见阴道炎的鉴别要点,见表6-4。

表6-4　常见阴道炎的鉴别要点

	正常	BV	VVC	TV	萎缩性阴道炎
病原体	乳杆菌为主	加德纳菌 厌氧菌	假丝酵母菌	阴道毛滴虫	乳杆菌减少 菌群失调
症状	无	无/轻度瘙痒	瘙痒明显	瘙痒	痒痛干涩
分泌物特点	色清,无味	鱼腥味,灰白色,均质稀薄	豆渣样或凝乳样	黄色稀薄泡沫状或脓样	水样,淡黄色,偶见血丝

续表

	正常	BV	VVC	TV	萎缩性阴道炎
分泌物量	正常	中等	多	多	少至中等
阴道黏膜	正常	无变化	有红斑	出血斑点	点片状出血斑时见表面溃疡
pH 值	3.8~4.4	>4.5	4.0~4.7	5.0~6.5	5.0~7.0
氨臭试验	阴性	阳性	阴性	可阳性	阴性
镜下所见	正常上皮细胞,乳杆菌	线索细胞,极少白细胞	芽孢及假菌丝	滴虫	底层细胞白细胞

2. 宫颈炎　可有白带增多,呈乳白色黏液状、淡黄脓性或血性白带。妇科检查可发现黄色分泌物覆盖子宫颈口或从子宫颈口流出,或在糜烂样改变同时伴有子宫颈充血、水肿、脓性分泌物增多或接触性出血,也可表现为子宫颈息肉或子宫颈肥大。有时可与阴道炎同时存在。

3. 宫颈病变　可通过液基薄层细胞学检查(TCT)、HPV 检测、阴道镜等检查与阴道炎鉴别。

知识点四

治　疗

1. 治疗原则　治疗期间禁止性生活;针对病因治疗;保持外阴清洁卫生,改善全身状况。

2. 中医药辨证论治　参见"带下过多"一节。

3. 西医治疗

(1) TV:滴虫阴道炎患者可同时存在尿道、尿道旁腺、前庭大腺多部位的滴虫感染,治愈此病需全身用药,并避免阴道冲洗。

1) 全身用药:甲硝唑 400mg,口服,每日 2 次,连服 7 日。初次患病者可予甲硝唑或替硝唑 2g,单次口服。

2) 局部用药:甲硝唑片 200mg 放置阴道,每晚 1 次,10 天为 1 个疗程。

3) 性伴侣治疗:滴虫阴道炎主要由性行为传播,性伴侣应同时进行治疗,并告知患者及性伴侣治愈前应避免无保护性行为。

(2) VVC

1) 单纯性 VVC:局部或全身抗真菌治疗参照"带下过多"一节。

2) 复发性 VVC(RVVC)定义:1 年内有症状并经真菌学证实 VVC 发作 4 次及以上者,称 RVVC。其疗程在初始用药基础上,局部治疗需延长 7~14 天。

巩固疗法:氟康唑 150mg,每周 1 次,连续 6 个月;或根据复发规律,每月复发前给予局部用药巩固治疗,连续 6 个月。

（3）BV

1）全身治疗：首选甲硝唑片 400mg，每日 2 次，口服，共 7 天。其次为替硝唑 2g，口服，每日 1 次，连服 3 日；或替硝唑 1g，口服，每日 1 次，连服 5 日；或克林霉素 300mg，每日 2 次，口服，连用 7 天。

2）局部用药：甲硝唑制剂 200mg，每晚 1 次，纳入阴道，连用 7 天；或 2% 克林霉素软膏阴道涂抹，每晚 5g，连用 7 天。性伴侣不需常规治疗。

3）复发者可选择与初次治疗不同的抗厌氧菌药物，也可试用阴道乳杆菌制剂恢复及重建阴道的微生态平衡。

（4）萎缩性阴道炎补充雌激素，增加阴道抵抗力，使用抗生素抑制细菌生长。

1）补充雌激素：局部涂抹雌三醇软膏，每日 1~2 次，连用 14 天；或口服雌激素制剂。

2）抑制细菌生长：阴道局部应用抗生素如诺氟沙星制剂 100mg，阴道纳药，每日 1 次，7~10 天为 1 个疗程。

阴道微生态评价的简介
ER-6-6

问题 5

该患者的下一步治疗方案如何？

1. 日常调护　保持外阴清洁，治疗期间禁止性生活；为避免重复感染，对密切接触的用品如内裤、毛巾等进行高温消毒，或紫外线照射。

2. 全身用药　甲硝唑 400mg，每日 2 次，连服 7 日；或甲硝唑或替硝唑 2g，单次口服。

3. 局部用药　用甲硝唑片 200mg 放置阴道，每晚 1 次，10 天为 1 个疗程。

4. 性伴侣同时进行治疗。

【临证要点】

1. 妇女出现阴道分泌物异常，伴有外阴瘙痒不适均应考虑阴道炎的可能性，应及时就诊，通过妇科检查、阴道分泌物常规检查以明确诊断。

2. 根据患者具体情况选择全身或局部规范用药治疗，必要时性伴侣需同时进行治疗。

3. 对于有泌尿系统感染、宫颈炎或宫颈病变者，可行尿常规、液基薄层细胞学检查、HPV 检测，或阴道镜及宫颈组织活检。

4. 应注意患者阴道微生态的评价与重建。

【注意事项】

1. 每次月经干净后，复查阴道分泌物找病原菌，连续 3 个月。

2. 及时停用广谱抗生素、雌激素等药物，积极治疗糖尿病。

3. 治疗期间保持外阴局部清洁，禁止性生活。

4. 接触患病部位的衣物、巾单、器皿等均应消毒、煮沸、晾晒。使用洗涤用具及卧具应与他人分开。

5. 避免过于辛辣刺激饮食，避免潮湿环境，调整身心状态轻松平和。

笔记

【难点、疑点】

阴道炎是妇科最常见疾病,可发生于各年龄组。因阴道与尿道、肛门毗邻,局部潮湿,易于感染;生育期妇女性生活较频繁,更易受外界病原体感染。各型阴道炎可单独存在,也可混合存在,因此临证中应结合分泌物特点、妇科检查及阴道分泌物镜检明确具体分型,根据患者情况针对性选择局部或全身用药,必要时需夫妻同时治疗。复发性VVC具有缠绵难愈、反复发作的特点,可采用培养法同时进行药物敏感试验,在常规治疗基础上,给予强化与巩固治疗。此外,还需注重阴道微生态评价系统在阴道炎诊治中的重要作用。

诊治流程图:

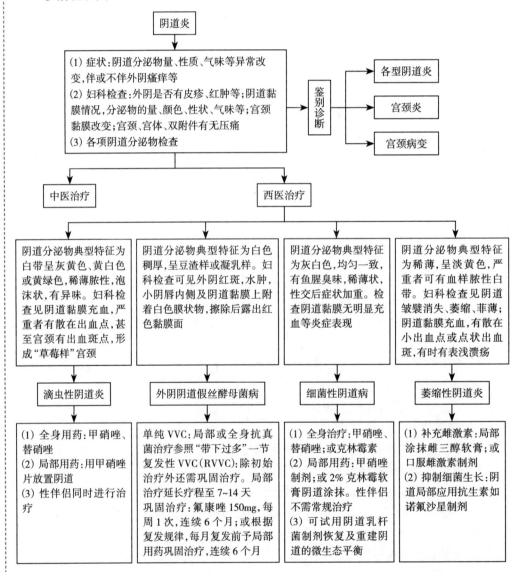

(徐晓宇　许　昕)

复习思考题

1. 患者以阴道分泌物增多就诊,接诊时需要了解哪些内容?
2. 根据阴道分泌物的特征,初步考虑为哪种阴道炎?
3. 阴道炎患者在行妇科检查时需要注意哪些事项?
4. 阴道炎患者需要做哪些辅助检查?

扫一扫
测一测

第四节　宫颈感染性疾病

 培训目标

1. 熟悉不同类型宫颈感染性疾病的治疗方法。
2. 掌握宫颈感染性疾病的定义。
3. 掌握宫颈感染性疾病的诊断要点及鉴别诊断。

PPT 课件

　　宫颈感染性疾病是指各种病原体感染宫颈区域而发生的一系列疾病。病原体可为性传播疾病病原体或内源性病原体,但部分病原体不清。主要包括淋病奈瑟菌感染、沙眼衣原体感染、生殖支原体感染、人乳头瘤病毒(human papilloma virus,HPV)感染等。涉及疾病包括子宫颈炎症、宫颈上皮内瘤变(cervical intraepithelial neoplasia,CIN),不及时治疗可发展为宫颈癌。

　　中医古籍无宫颈感染性疾病之名,根据其临床特点,可见于"带下过多"。

病例摘要

古医籍精选

　　患者,女性,29 岁,阴道分泌物量多、色黄、黏稠 1 周就诊,有赤白带下和同房后阴道出血史。妇科检查:外阴经产式;阴道分泌物量多,黄色,黏稠;宫颈中度柱状上皮异位,接触出血(+);子宫、附件未触及异常。舌质红,苔黄腻,脉滑数。

问题 1

　　通过病史采集,目前可以获得的临床信息有哪些? 为了进一步明确诊断及证型,需要补充哪些病史内容?

　　育龄期女性,阴道分泌物量多、色黄、黏稠,有赤白带下和同房后出血史。妇科检查示宫颈中度柱状上皮异位,接触出血(+),首先考虑宫颈感染性疾病。

　　为了进一步明确诊断,需补充了解以下病史:

　　询问有无不洁性生活史,有无宫腔操作史。

　　询问阴道分泌物有无异味,分泌物色、质、量。

　　询问有无外阴瘙痒、阴道不规则出血。

　　询问有无小腹坠痛、尿急、尿频、尿痛。

　　收集中医望、闻、问、切四诊内容,辨证主要根据带下量、色、质、气味的异常,结合全身、局部证候以及舌象、脉象等,并参考妇科检查、阴道分泌物检查和其他检查综合判断。

笔记

完善病史

　　患者已婚,近半年有同房后阴道少量出血史,阴道分泌物无异味,无外阴瘙痒,无腹痛、尿急、尿频及尿痛等不适症状。妇科检查:宫颈中度柱状上皮异位,充血,宫颈口有黄色脓性分泌物,接触出血(+);子宫、附件未触及异常。白带常规检查清洁度Ⅲ。

西医学病因病理

ER-6-8

知识点一

病 因 病 机

　　本病的主要病机是湿邪伤及任带二脉,使任脉不固,带脉失约。

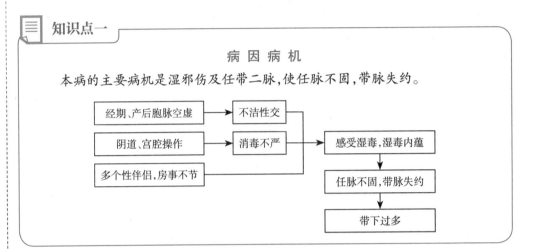

知识点二

诊 断 要 点

　　1. 病史　多有早婚史,多个性伴侣,或房事不洁(节)史,或宫腔操作史。

　　2. 症状　多有带下量多,色黄或赤白相兼,带下异味;或性交出血,或不规则阴道出血;或尿频、尿急、尿痛,或腰酸下坠、下腹坠痛。

　　3. 体征　宫颈充血、水肿肥大、组织增生、形成息肉等;宫颈柱状上皮异位、宫颈湿疣样或菜花样赘生物;阴道镜下醋白上皮、异型血管、镶嵌等。

　　4. 检查　因宫颈感染性疾病涉及从炎症到肿瘤的一系列疾病,故要根据患者各自情况进行专科检查、阴道分泌物检查和/或宫颈癌筛查,以协助明确诊断。

　　(1) 妇科检查:注意观察分泌物性状,宫颈外观有无充血、水肿、柱状上皮异位;有无宫颈息肉、异常赘生物、结节;有无接触性出血等。

　　(2) 阴道、宫颈分泌物检测

　　1) 包括阴道及宫颈管内分泌物的白细胞检测,除外阴道炎症。

　　2) 病原体检测:一般取宫颈管分泌物做细菌培养,可以检测淋病奈瑟菌、生殖支原体、沙眼衣原体等,现在常用酶联免疫吸附试验检查沙眼衣原体。

　　3) 宫颈细胞学检查:行薄层液基细胞学检查(TCT),除外宫颈病变。

笔记

问题2

为了进一步明确诊断,需要做哪些检查?

需做以下检查：

1. 白带常规检查。

2. 宫颈管分泌物检查。

3. 宫颈 TCT 和 HPV 分型检查。

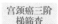

辅助检查结果

1. 分泌物常规检查　清洁度Ⅲ,白细胞 5 个 /HP,pH 值 4.6。

2. 宫颈管分泌物检查　沙眼衣原体(+)。

3. 宫颈 TCT 检查　中度炎症。

4. HPV 分型检查　高危型:阴性;低危型:阴性。

问题 3

该患者的中西医诊断是什么?

中医诊断:带下过多(湿毒蕴结证)

西医诊断:急性子宫颈炎

 知识点三

鉴 别 诊 断

1. 阴道炎　妇科检查阴道壁有无充血水肿等炎症外观,阴道分泌物检查可见白细胞、滴虫、假丝酵母菌菌丝等。宫颈感染性疾病主要表现为宫颈异常体征,有时可合并阴道炎的发生。

2. 子宫黏膜下肌瘤　也表现为阴道分泌物增多,或阴道有不规则流血,妇科检查、超声等可协助鉴别。

3. 阴道癌　阴道分泌物量多、接触性出血,阴道不规则流血,妇科检查及阴道活检可助鉴别。

4. 其他妇科恶性肿瘤　若见大量浆液性或脓血性恶臭带下时,需警惕发生输卵管癌、宫颈癌、子宫内膜癌。借助妇科检查、B 超、诊断性刮宫、宫颈癌筛查、肿瘤标志物测定、宫腔镜等可鉴别。

 知识点四

辨 证 论 治

1. 宫颈感染性疾病,需要在了解病史、症状、体征基础上,通过妇科检查、阴道宫颈分泌物的病原体检测以及宫颈细胞学检查等,明确诊断,除外恶性病变。

2. 宫颈感染性疾病的辨证,可参照"带下过多"一节。带下过多的辨证要点,主要根据带下的量、色、质、气味以辨其寒热虚实;并结合全身症状及舌脉。

3. 宫颈感染性疾病应采取病证结合、中西医结合方法,进行针对性治疗。中医药以清热利湿或除湿解毒为主。一般湿热和湿毒宜清解、宜通利;健脾则宜升、宜燥、宜运;若湿热或湿毒伤阴,则宜滋阴与清解通利兼顾;体质较差者酌情予以扶正;局部症状明显者宜配合外治法,以提高疗效(具体方药详见"带下过多")。HPV 感染为 CINⅡ或 CINⅢ的患者,可考虑手术治疗。

知识点五

西 医 治 疗

1. 单纯急性淋病奈瑟菌性子宫颈炎 首选抗生素治疗。主张单次、大剂量给药,常用药物为第三代头孢菌素,如头孢克肟 400mg,单次口服。

2. 支原体、沙眼衣原体感染性子宫颈炎 首选抗生素治疗。药物主要为四环素类,如多西环素;大环内酯类主要有阿奇霉素;喹诺酮类有氧氟沙星、左氧氟沙星。

3. 性伴侣治疗。

4. HPV 感染

(1) 药物治疗:针对 HPV 本身无直接有效的杀伤病毒的药物,一般用广谱抗病毒药,目前常用干扰素制剂等。

(2) 低危型 HPV 导致的宫颈湿疣:微波、激光、冷冻等物理治疗手段。

(3) 高危型 HPV 导致的 CIN

CIN Ⅰ:约 60% 会自然消退,故可随诊观察。在随访过程中,病变持续存在 2 年者或病情进展者宜进行物理治疗。

CIN Ⅱ:对于阴道镜满意的 CIN Ⅱ 可以考虑物理治疗或宫颈锥切术;但对于阴道镜不满意的 CIN Ⅱ 则应该宫颈锥切术,包括子宫颈环形电切除术(LEEP 术)和冷刀锥切术。

CIN Ⅲ:可发展为浸润癌,需要治疗。可先行子宫颈锥切术,包括子宫颈环形电切除术(LEEP)和冷刀锥切术。术后确诊为 CIN Ⅲ,且年龄偏大无生育要求、合并有其他妇科良性疾病手术指征者也可行筋膜外全子宫切除术。术后确诊为早期浸润癌者,按子宫颈癌处理。

问题 4

该患者的下一步治疗方案如何?

1. 阿奇霉素 1g,单次顿服。

2. 中医辨证内治法 四诊合参,证属湿毒蕴结,以清热利湿或除湿解毒为法,辨证予药,可选用五味消毒饮(《医宗金鉴》),酌加白花蛇舌草、樗根白皮、苍术、白术等。

3. 对患者性伴侣进行相应检查及治疗。

4. 定期复查。

【临证要点】

1. 宫颈感染性疾病是妇科常见病、多发病,是由多种病原体感染宫颈区域所致的一系列疾病。本病的病因复杂,总以湿热毒邪为患;临证时首先应明确病因,通过了解病史、妇科检查、阴道分泌物及宫颈管分泌物检查、宫颈癌筛查等明确诊断。

2. 对于宫颈或阴道分泌物呈赤带、赤白带、五色杂下,气味秽臭者,需先排除恶性病变。

3. 宫颈感染性疾病的辨证主要根据带下的量、色、质、气味特点,结合局部及全身症状、舌脉等,辨其虚实寒热;辨证与辨病相结合,中医与西医相结合,内治与外治相结合。

4. 宫颈感染性疾病针对病原体给予对症治疗,中医治疗以除湿解毒为大法。

【难点、疑点】

　　宫颈感染性疾病涉及疾病包括子宫颈炎症、宫颈上皮内瘤变（CIN），不及时治疗可发展为宫颈癌。在诊断和鉴别诊断时，不仅应了解阴道分泌物的量、色、质、气味特点，还需借助妇科检查、分泌物检查、宫颈细胞学检查等，明确诊断。必要时行宫颈癌三阶梯筛查，以排除宫颈癌。育龄期妇女宫颈 CIN，不当的处理可能增加宫颈癌发病风险，过度处理可导致其他并发症，强调个体化治疗原则。宫颈感染性疾病的难点、疑点在于早期发现、及时诊断和治疗；应做好预防检测。

诊治流程图：

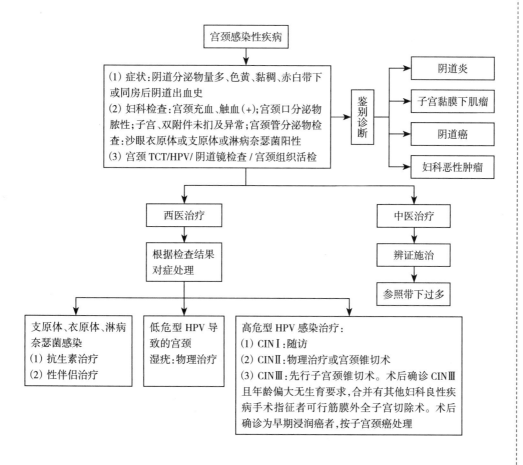

（陈　萍　许　昕）

扫一扫
测一测

复习思考题

宫颈感染性疾病如何与阴道炎相鉴别？

第七章

妊娠病的诊治

妊娠是女性的特殊生理。育龄期妇女,有性生活而未采取有效避孕措施者,均应考虑有妊娠的可能。

妊娠关乎母体与胎元两个方面。妊娠病的辨证首先要分辨是胎病及母还是母病动胎;其次要辨明胎元情况。一般需要结合中医四诊和辅助检查(包括 HCG 和孕酮测定、超声检查等),综合判断,动态观察。胎元正常者,可治病以安胎;胎元不正、胎元不健、胎元殒堕,则须下胎以益母。

妊娠期合并其他疾病,如感冒、咳嗽、淋证等,一方面要注意他病碍胎,另一方面要注意治病不伤胎。如甲状腺功能异常、心功能不全、糖尿病、肿瘤等,须首先判断是否适合妊娠。必要时应终止妊娠,以保证患者的医疗安全。

妊娠期用药,应根据《中华人民共和国药典》所列的妊娠禁用药、忌用药和慎用药。绝对禁止使用"禁用药",以免出现严重后果,甚至危及生命。尽量避免使用"忌用药",以免患者产生不良反应。对于某些病情确实需要使用的"慎用药",则必须在诊断与辨证准确的前提下,切实掌握剂量与疗程,密切观察,慎重使用。

妊娠期西药的使用,可根据美国食品药品管理局(FDA)制定的药物对胎儿危险度分类,选择对胎儿安全或危险度小的药物。

第一节 妊娠恶阻

妊娠禁用药、忌用药、慎用药

ER-7-1

美国 FDA 药物对胎儿危险度分类

ER-7-2

PPT 课件

07章01节PPT

📖 **培训目标**

1. 掌握妊娠恶阻的概念。
2. 掌握妊娠恶阻的病因病机。
3. 掌握妊娠恶阻的中医辨证论治。

妊娠早期,出现严重的恶心呕吐,头晕厌食,甚则食入即吐者,称为"妊娠恶阻",又称"妊娠呕吐""子病""阻病"等,与西医学的"妊娠剧吐"相吻合。

约半数的孕妇在妊娠早期有恶心择食,偶有吐涎等早孕反应,不影响进食者,不

笔记

作病论。一般 3 个月后可逐渐消失。妊娠恶阻是常见的妊娠病。治疗及时,调护得法,多数患者可缓解,一般预后良好。

病例摘要

患者,女性,27 岁,停经 11 周,恶心、呕吐 40 余天,加重 2 周来诊,恶心、呕吐明显,食入即吐,呕吐酸水,舌黯红,苔黄燥,脉弦滑数。14 岁月经初潮,6 天 /27 天,量中,无痛经。停经 35 天至医院检查尿妊娠试验(+)。

古医籍精选
ER-7-3

问题 1

通过病史采集,我们目前可以获得的临床信息有哪些? 为了进一步明确诊断及证型,需要补充哪些病史内容?

育龄期女性,既往月经规律,出现停经、恶心择食等早孕反应,首先需要考虑的是妊娠。

为了进一步明确诊断,需补充了解以下病史:

询问呕吐物的性状。

询问患者的口感。

询问伴随症状:头晕目眩等。

收集中医望、闻、问、切四诊内容:通过望诊,了解有无精神萎靡、形体消瘦等;参考"十问歌",询问既往史、婚育情况、目前有无生育要求等,以助于进行鉴别诊断及根据患者的需求选择合适的治疗方案。

完善病史

患者已婚未育,孕 1 产 0,现有生育要求。近 40 余天出现恶心、呕吐,晨起明显,伴胃脘疼痛,1 个月前曾住院给予补液支持治疗,症状稍缓解后出院。2 周前恶心、呕吐明显加重,食入即吐,恶闻食味,呕吐酸水,口苦咽干,胃脘胀痛,胸胁满闷,头晕目眩,便秘溲赤。

尿常规:尿蛋白(++),尿酮体(++),尿比重 1.030。

盆腔彩超:宫内早孕,单活胎(胎囊 5.4cm×3.5cm×3.8cm,胎心可见,顶臀径 2.2cm)。

西医学病因病理
ER-7-4

📄 **知识点一**

病因病机

主要病机是冲气上逆,胃失和降。常见病因为脾胃虚弱、肝胃不和,若病情渐进,可发展为气阴两虚之恶阻重症。

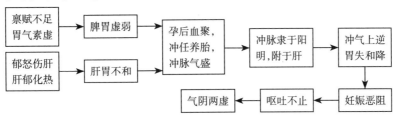

知识点二

诊 断 要 点

1. 病史　有停经史、妊娠反应,多发生在孕3个月内。

2. 症状　呕吐发作频繁,厌食,甚则可导致全身乏力,精神萎靡,明显消瘦,全身皮肤和黏膜干燥,眼球凹陷,体重下降,严重者可出现血压降低,体温升高,黄疸,甚至嗜睡、昏迷等。

3. 体征　妇科检查:子宫增大与停经周数相符。

4. 辅助检查　尿妊娠试验阳性;尿酮体阳性,尿比重增加。B超检查提示宫内早孕。

Wernicke
综合征

ER-7-5

问题2

为了进一步明确诊断,如何结合体格检查辨别病情轻重?

在全身体格检查的基础上,尤其要关注患者精神状态、有无黄疸、体温、心率等综合评估病情轻重。

若出现持续黄疸,体温升高,持续38℃以上,心率超过120次/min,持续蛋白尿,韦尼克综合征(Wernicke综合征)等,可危及孕妇生命,均需考虑终止妊娠。

问题3

为了进一步明确诊断、辨别病情轻重,需要结合哪些辅助检查?

在测定尿酮体的基础上,为辨别病情轻重,可进一步了解有无尿蛋白,测定外周血红细胞计数、血细胞比容、血红蛋白、二氧化碳结合力、肝肾功能和血钾、钠、氯等电解质。记24小时尿量。心电图检查可发现低血钾的影响。B超检查提示宫内早孕,需动态观察胚胎发育情况,排除葡萄胎。

辅助检查结果

血常规,血清钾、钠、氯及二氧化碳结合力均正常。心电图示窦性心电图。

问题4

该患者的中西医诊断是什么?

中医诊断:妊娠恶阻(肝胃不和证)

西医诊断:妊娠剧吐

知识点三

鉴 别 诊 断

应与葡萄胎、妊娠合并急性胃肠炎、孕痈相鉴别。鉴别要点见表7-1。

笔记

表 7-1　妊娠恶阻的鉴别诊断

鉴别要点＼病名	妊娠恶阻	葡萄胎	妊娠合并急性胃肠炎	孕痈
主要症状	妊娠早期,出现严重的恶心呕吐,头晕厌食,甚则食入即吐	停经后呕吐较甚,可伴有不规则阴道出血,或有水泡样物排出	多有饮食不洁史,除恶心呕吐外,常伴有腹痛、腹泻等胃肠道症状	脐周或中上腹疼痛,伴有恶心呕吐,24 小时内转移至右下腹,或伴发热
体征	子宫增大与停经周数相符	宫颈松软或见葡萄胎组织,子宫增大超过妊娠月份,附件可有囊肿,但无压痛	子宫增大与停经周数相符	子宫增大与停经周数相符;肌紧张,右下腹压痛、反跳痛
辅助检查	血 HCG 与停经天数相符合;尿酮体阳性;B 超检查提示宫内早孕	血 HCG 异常升高,B 超显示宫腔内呈落雪状图像,而无妊娠囊及胎心搏动	B 超检查提示宫内孕;大便检查可见白细胞及脓细胞	血常规示白细胞增多

恶阻之呕吐还应与内科和外科疾病所致的呕吐相鉴别,如胰腺炎、胆道疾病、病毒性肝炎、脑膜炎及脑肿瘤等所致的呕吐。

知识点四

辨 证 论 治

1. 主要根据呕吐物的性状及患者口感,以辨其寒、热、虚、实,辨证特点见表7-2。

2. 以"治病与安胎并举"为总的治疗原则,治法以调气和中、降逆止呕为主。用药应避免升散、重坠之品,恐有堕胎之虞,治法特点见表7-2。

3. 应注意饮食和情志的调节。

表 7-2　恶阻辨证与治法特点

	脾胃虚弱证	肝胃不和证	气阴两虚证
主要症状	妊娠早期,恶心呕吐,甚则食入即吐		
	口淡,呕吐清涎或食糜,纳呆腹胀,不思饮食,头晕体倦,怠惰思睡	呕吐酸水或苦水,胸胁满闷,嗳气叹息,头晕目眩,口苦咽干,渴喜冷饮,便秘溲赤	呕吐带血样物,精神萎靡,形体消瘦,眼眶下陷,双目无神,四肢无力,发热口渴,尿少便结,唇舌干燥
舌脉	舌淡,苔白,脉缓滑无力	舌红,苔黄燥,脉弦滑数	舌红,苔薄黄或光剥,脉细滑数无力

恶阻的治疗经验

ER 7-8

续表

	脾胃虚弱证	肝胃不和证	气阴两虚证
治法	健胃和中,降逆止呕	清肝和胃,降逆止呕	益气养阴,和胃止呕
方药	香砂六君子汤(《古今名医方论》):人参 白术 茯苓 炙甘草 制半夏 陈皮 木香 砂仁 生姜	加味温胆汤(《医宗金鉴》):陈皮 制半夏 茯苓 甘草 枳实 竹茹 黄芩 黄连 麦冬 芦根 生姜 大枣	生脉散(《内外伤辨惑论》)合增液汤(《温病条辨》)生脉散:人参、麦冬、五味子 增液汤:生地、玄参、麦冬
加减	呕吐清涎,形寒肢冷,面色苍白,加丁香、白豆蔻	口干,舌红,加石斛、玉竹;便秘,加胡麻仁;心烦不得眠,加炒山栀、酸枣仁	呕吐带血样物者,酌加藕节、乌贼骨、乌梅炭

问题 5

该患者的下一步治疗方案如何?

1. 卧床休息、清淡饮食。

2. 中医辨证治疗

(1) 四诊合参,证属肝胃不和证,以清肝和胃,降逆止吐为法,辨证予药,方选加味温胆汤加减。

(2) 中成药:左金丸,每次 1.5g,每日 3 次。

3. 其他中医疗法

(1) 拔罐:用负压瓶或中号火罐,吸附于中脘穴,10 分钟后进食或服药 20 分钟放去负压,可减轻呕吐。

(2) 针灸:主穴取足三里、内关、中脘、太冲,针法泻实,宜柔和,避免强刺激,每天 1~2 次,留针 20 分钟左右。

4. 呕吐剧烈者,根据化验结果,酌情补充水分和电解质;输液中应加入氯化钾、维生素 B_6、维生素 C 等;并给予维生素 B_1 肌内注射等。

【临证要点】

1. 恶阻以“恶心”和“阻碍饮食”为主,服药时可将中药浓煎,宜少量多次给予,徐徐将药服下,不宜急服多饮,以防药入即吐,而不能发挥药力作用。

2. 除药物治疗外,尚需结合心理疏导,解除患者顾虑,消除紧张恐惧心理,避免精神刺激,保持乐观情绪。

3. 饮食上以清淡而易于消化的食物为宜,少吃多餐,切忌油腻、肥甘、辛辣之物,以免重伤胃气,劫津伤阴或困阻脾胃。

4. 诊疗过程中须注意观察体温、脉搏、血压,检查尿酮体、电解质、二氧化碳结合力、肝肾功能等变化,必要时进行心电图及眼底检查,以便了解疾病的程度,及时处理。

5. 若病情严重,食入即吐而成气阴两虚之严重证候,则应采取中西医结合治疗,给予静脉输液支持治疗,及时纠正水电解质、酸碱平衡紊乱。

妊娠期恶心呕吐的治疗及指导

ER-7-7

【难点、疑点】

　　本病如能及时治疗,患者多能康复,继续妊娠。若经治疗无好转,出现持续黄疸,体温升高,持续 38℃以上,心率超过 120 次 /min,持续蛋白尿,Wernicke 综合征等,可危及孕妇生命,均需考虑终止妊娠。

诊治流程图:

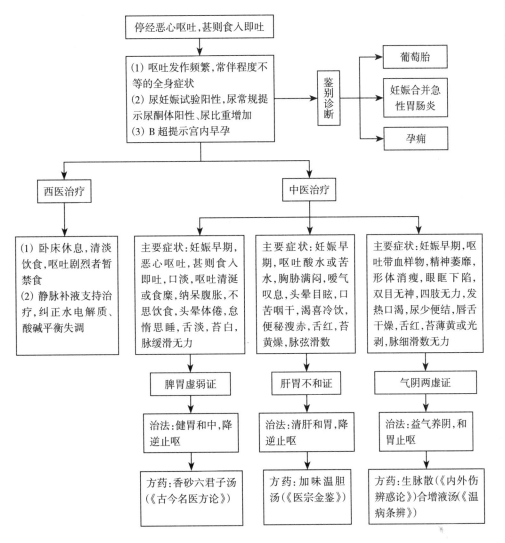

 扫一扫
测一测

（刘音吟）

复习思考题

1. 恶阻病机与一般呕吐病机有何不同?
2. 对恶阻的治疗应掌握哪些要点?

第二节　异位妊娠

培训目标

> 1. 掌握以输卵管妊娠为代表的异位妊娠的诊断要点和鉴别诊断。
> 2. 掌握异位妊娠急症处理。
> 3. 掌握异位妊娠的治疗。

凡孕卵在子宫体腔以外着床发育,称为"异位妊娠",俗称"宫外孕"。但两者含义稍有不同,异位妊娠包括输卵管妊娠、卵巢妊娠、腹腔妊娠、阔韧带妊娠、宫颈妊娠及残角子宫妊娠等;宫外孕不包括宫颈妊娠及子宫残角妊娠。随着剖宫产的广泛开展及剖宫产后再次妊娠率的提高,子宫瘢痕妊娠有增多之势,其也是异位妊娠的一种表现形式,因此异位妊娠的含义更广。

异位妊娠是妇产科常见的急腹症之一,是孕产妇死亡的主要原因之一。异位妊娠中最常见的类型为输卵管妊娠,约占95%以上,故本节重点叙述输卵管妊娠。

中医学古籍中无此病名,但在"妊娠腹痛""胎动不安""癥瘕"等病的病证中有类似症状的描述。

病例摘要

病案一:患者女性,29岁,突发右下腹剧痛2小时,晕厥1次,呼120于2009年6月15日9时送入我院急诊。患者平素月经规则,11岁初潮,周期28~30天,经期4~5天,LMP:2009年5月6日,量如常。6月8日阴道少量流血至今,以为月经来潮,未予重视。舌淡黯苔白,脉细弱。急查尿妊娠试验(+)。

病案二:患者女性,32岁,停经45天,阴道少许流血伴下腹隐痛7天,于2010年5月19日就诊。患者平素月经规则,12岁初潮,周期26~28天,经期3~4天,LMP:2010年4月4日,量色质如常。5月4日月经未潮,自查尿妊娠试验(+)。近1周出现阴道少许流血伴下腹隐痛,舌黯,苔白,脉弦。盆腔B超示:宫腔内未见妊娠囊,子宫内膜厚0.8cm,双附件区未见明显占位性病变。

问题1:通过病史采集,我们目前可以获得的临床信息有哪些? 为了进一步明确诊断及证型,需要补充哪些病史内容?

两个病案的患者都是育龄期女性,平素月经规律,病案一停经史不明显,病案二有明确的停经史,都出现阴道不规则流血及下腹痛,尿妊娠试验(+),首先需要考虑的是妊娠病。

为了进一步明确诊断,需补充了解以下病史:

询问腹痛的性质:隐痛、下坠或剧痛。

询问阴道出血的诱因、量、色、质、持续时间,有无组织物排出。

询问伴随症状:恶心、呕吐、肛门坠胀等。

收集中医望、闻、问、切四诊内容:参考"十问歌",询问既往史、婚育情况、目前有无生育要求等,以助鉴别诊断,做出诊断,选择合适的治疗方案。

完善病史

病案一

患者今早 7 点突发右下腹剧烈疼痛,伴恶心,呕吐 2 次,为胃内容物,头晕,肛门坠胀,大便 2 次,仍便意频频,入厕时晕厥 1 次,数秒后自醒,家人呼 120 送入急诊。患者平素月经规则,LMP:2009 年 5 月 6 日,量如常。6 月 8 日阴道少量流血至今,色黯红,无痛经,无血块,以为月经来潮,未行诊治。3 年前人流 1 次,盆腔炎性疾病后遗症病史 3 年,不孕 2 年,有生育要求。

病案二

患者已婚已育,平素月经规则,LMP:4 月 4 日,量色质如常。近 1 周出现阴道少许流血,色黯红,每天 1 片护垫即可,伴下腹隐痛,时作时止,无恶寒发热,无恶心呕吐,无肛门坠胀,无生育要求。孕 3 产 1 自然流产加清宫 1 次。

📑 **知识点一**

西医学病因病理
ER-7-9

病 因 病 机

基本病机是气滞血瘀及气虚血瘀,病机本质是少腹血瘀实证。胎元阻络、胎瘀阻滞、气血亏脱、气虚血瘀和瘀结成癥是其不同发展阶段的病理机转。

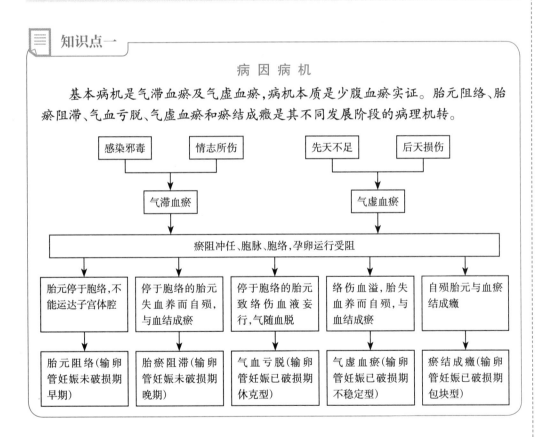

📑 **知识点二**

诊 断 要 点

1. **发病年龄** 育龄期妇女多见。
2. **病史特点** 了解既往有无异位妊娠史,有无盆腔炎性疾病、输卵管损伤或手术、辅助生育技术助孕、不孕症等病史。

3. 症状特点

(1) 停经：多有短暂停经史。少数患者无明显停经史。

(2) 腹痛：输卵管妊娠未破损时，可无症状，或仅有一侧下腹隐痛。输卵管妊娠破损时，可突发一侧下腹部撕裂样或刀割样疼痛，腹痛可波及下腹部或全腹，甚至引起肩胛区放射性疼痛或胃痛、恶心，常伴肛门坠胀感。

(3) 阴道不规则流血：多为少量阴道流血，个别患者量多可如月经量。

(4) 晕厥与休克：输卵管妊娠破损时，急性大量腹腔内出血及剧烈腹痛，可出现晕厥和休克。晕厥和休克程度与腹腔内出血量及出血速度有关，而与阴道流血量不成正比。

4. 检查

(1) 全身检查：输卵管妊娠破损，腹腔内出血较多时，出现面色苍白，脉快而细弱，血压下降等；下腹部有明显压痛及反跳痛，以患侧为甚，但腹肌紧张不明显；叩诊有移动性浊音。

(2) 妇科检查：输卵管妊娠未破损期可有宫颈举摆痛；子宫略增大，质稍软；一侧附件区可有轻度压痛，或可扪及质软有压痛的包块。若输卵管妊娠破损时，阴道后穹隆饱满，宫颈举摆痛明显；腹腔内出血多时，子宫有漂浮感；一侧附件区或子宫后方可触及质软肿块，边界不清，触痛明显。陈旧性宫外孕时，可在子宫直肠窝处触到半实质性压痛包块，边界不清楚，且不易与子宫分开。

5. 辅助检查

(1) 血 HCG 测定：输卵管妊娠时血 HCG 常低于同期的正常宫内妊娠水平，其上升幅度也常小于同期的正常宫内妊娠的升幅。可动态监测。

(2) B 超检查：宫内未见妊娠囊，一侧附件区出现低回声或混合性回声包块，包块内可见胚胎结构，甚至可见胎儿原始心管搏动。输卵管妊娠破损时直肠子宫陷凹或腹腔内可见液性暗区。

(3) 诊断性刮宫：目的在于排除宫内妊娠。将刮出的宫内组织物送病理检查，如见到绒毛，则为宫内妊娠，如仅见蜕膜未见绒毛，则有助于诊断异位妊娠。超声诊断不能确定妊娠部位，患者无生育要求时，可行诊断性刮宫。如为异位妊娠，诊刮后血 HCG 下降不明显或继续上升。

(4) 经阴道后穹隆穿刺或腹腔穿刺：腹腔内出血不多时，可经阴道后穹隆穿刺抽出暗红色不凝固血液，若内出血较多时，可经腹腔穿刺抽出暗红色不凝固血液。

(5) 腹腔镜检查或剖腹探查：输卵管妊娠未破损时，可见患侧输卵管局部肿胀增粗，表面紫蓝色。输卵管妊娠破裂时，患侧输卵管管壁见破裂口，破口处活动性出血；输卵管妊娠流产时，患侧输卵管伞端血块附着，或活动性出血。

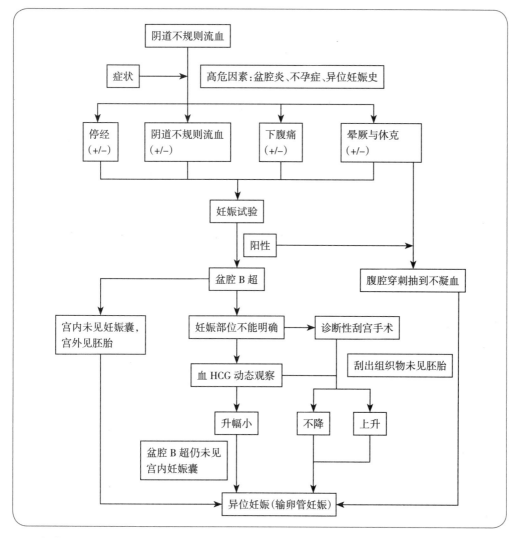

问题2

为了进一步明确诊断,体格检查需要注意哪些问题?

需要关注生命体征的变化,着重了解有无腹腔内出血等腹部体征。妇科检查时手法宜轻巧,要注意宫颈有无举摆痛;子宫大小与孕周是否相符,有无压痛;附件区有无包块及压痛。

病案一

体格检查:T 36.0℃,P 110 次/min,R 20 次/min,BP 80/50mmHg。面色苍白,痛苦面容。腹部略膨隆,移动性浊音(+),腹肌略紧张,压痛(+),反跳痛(++)。腹腔穿刺抽出 3ml 不凝血。

病案二

体格检查:T 36.5℃,P 80 次/min,R 20 次/min,BP 120/70mmHg。腹软,无压痛及反跳痛。妇科检查:宫颈无举摆痛,宫体稍大质软,无压痛,双附件未及明显包块,压痛不明显。

问题 3

为了进一步明确诊断,需要进一步完善哪些辅助检查?

应进一步完善血常规、血型、凝血功能、血 HCG、孕酮及 B 超检查。血常规、血 HCG 及 B 超检查根据病情,可予动态监测。必要时行诊断性刮宫手术。

辅助检查结果

病案一

血分析:Hb 90g/L。血型:A 型,Rh:阳性。凝血功能无异常,血 HCG:7 836.1IU/L,B 超:盆腹腔大量积液,宫腔内未见明显妊娠囊,双附件因肠胀气显示不清。

病案二

血分析、凝血功能无异常。血型:O 型,Rh:阳性。血 HCG、孕酮及 B 超检查见下表:

时间 项目	血 HCG (IU/L)	血清孕酮 (nmol/L)	盆腔 B 超
5 月 19 日	645.7	19.42	宫腔内未见妊娠囊,子宫内膜厚 0.8cm,双附件区未见明显占位性病变
5 月 21 日	712.2	10.1	
5 月 24 日	765.2	10.23	宫腔内未见妊娠囊,子宫内膜厚 0.5cm,左附件包块(22mm×19mm)

5 月 20 日行诊断性刮宫手术,术中刮出物未见绒毛样组织,病理检查提示:送检组织为少量蜕膜组织,未见绒毛。

问题 4

两位患者的中西医诊断是什么?

病案一的初步诊断:

中医诊断:

1. 异位妊娠(已破损期)

2. 厥脱

3. 虚劳

辨证分型:气血亏脱证

西医诊断:

1. 异位妊娠

2. 休克

3. 贫血

应当与胃肠炎、阑尾炎、卵巢黄体破裂、卵巢囊肿蒂扭转相鉴别。

病案二的初步诊断:

中医诊断:异位妊娠(未破损期)

辨证分型:胎元阻络型

西医诊断:异位妊娠

应当与胎漏、胎动不安(先兆流产)、胎死不下(稽留流产)相鉴别。

知识点三

鉴别诊断

输卵管妊娠腹痛首先应与内外科疾病引起的腹痛如胃肠炎、阑尾炎等鉴别，还需与妇产科其他疾病如宫内妊娠流产、卵巢黄体破裂、卵巢囊肿蒂扭转、急性输卵管炎等鉴别。鉴别要点见表7-3。

表 7-3 异位妊娠的鉴别诊断

鉴别要点 \ 病名	输卵管妊娠	宫内妊娠流产	卵巢黄体破裂	卵巢囊肿蒂扭转	急性输卵管炎	急性阑尾炎
主要症状	停经后阴道少量流血，下腹隐痛或突发一侧撕裂样疼痛，伴恶心呕吐，甚者晕厥或休克	有停经史，阴道不规则流血及下腹痛，难免流产时下腹正中阵发性疼痛，坠胀感，腰酸痛加重	多发生在排卵后，同房后或剧烈活动后，下腹部一侧突发性疼痛	有卵巢囊肿病史，体位改变时，突发下腹一侧疼痛，呈持续性，可伴呕吐	下腹持续疼痛，阴道分泌物增多，有异味	突发转移性右下腹疼痛，伴恶心呕吐
妇科检查	宫颈口闭、举摆痛，宫体较孕周小或较正常略大，附件可触及包块，触痛明显	阴道流血量多，宫颈口开大，或见羊水流出或见妊娠组织物嵌顿于宫口，宫体与孕周相符或宫体小于孕周	一侧附件区压痛	宫颈举摆痛，一侧附件区可触及包块，边界清，蒂部压痛明显	宫颈举摆痛，子宫压痛，双附件区压痛	腹肌紧张，麦氏点压痛、反跳痛。妇科检查无阳性体征
辅助检查	血HCG低于相应孕周，动态监测上升幅度小，B超提示宫内无胚胎，宫外有包块或妊娠囊	血HCG阳性，B超提示宫内或可见妊娠囊或胚芽	血HCG阴性，血红蛋白下降，经阴道后穹隆穿刺可抽出不凝血，B超提示一侧附件区低回声包块	血HCG阴性，白细胞升高，B超提示一侧附件区包块，边界清，有条索状蒂	体温升高，白细胞升高，经阴道后穹隆穿刺可抽出淡黄色液体或脓液	体温升高，白细胞升高，B超提示子宫附件无异常

知识点四

急症处理

输卵管妊娠已破损期，出现休克，证属气血亏脱，是危、急、重症，其典型表现为突发下腹剧痛，面色苍白，四肢厥冷或冷汗淋漓，血压下降或不稳定，烦躁不

安,甚或昏厥,舌质淡,苔白,脉芤或细微。经阴道后穹隆穿刺或腹腔穿刺或 B 超提示有腹腔内出血。须立即进行抢救:

1. 患者平卧,立即测血压、脉搏、呼吸、体温及观察患者神志。

2. 急查血分析、血型、凝血功能及交叉配血,或做回收自体血准备。

3. 立即给予吸氧,输液,必要时输血。可用 50% 的葡萄糖注射液 20ml 加参附注射液 10ml 静脉推注,或用 5% 的葡萄糖注射液 500ml 加参附注射液 20ml 静脉滴注。

4. 做好术前准备,立即进行手术治疗。

持续性异位
妊娠
ER-7-10

知识点五

治疗方法 输卵管妊娠治疗方案

包括手术治疗和非手术治疗。

(一)手术治疗

1. 适应证

(1)大量腹腔内出血,或生命体征不稳定者。

(2)血 β-HCG 水平较高,附件包块大,或经非手术治疗无明显效果者。

(3)疑为输卵管间质部或残角子宫妊娠者。

(4)要求绝育手术者。

(5)药物治疗禁忌证者。

2. 方式

(1)根治性手术:切除患侧输卵管。

(2)保守性手术:保留患侧输卵管,仅行妊娠组织物取出。手术路径可选剖腹手术或腹腔镜手术,后者是目前常用的手术路径。

(二)非手术治疗

适应证

(1)生命体征平稳,一般情况良好。

(2)无活动性腹腔内出血。

(3)盆腔包块最大直径≤3cm。

(4)B 超未见胚胎原始心管搏动。

(5)血 β-HCG<2 000IU/L。

(6)肝、肾功能及血红细胞、白细胞、血小板计数正常。

(7)无药物治疗的禁忌证。

知识点六

输卵管妊娠
治疗方案
选择
ER-7-11

非手术治疗的方法

1. 本病主要根据腹痛程度,有无晕厥、休克等临床症状,血压表现,B超检查等辨别输卵管妊娠有无破损,参考血β-HCG的升降判断异位胎元之存殒,并根据全身症状、舌脉之征进一步分辨气血虚实。

2. 本病的治疗以活血化瘀为基本治法。药物治疗必须要有输血、输液及手术准备的条件保障下才能进行,治疗中必须密切观察病情的变化,对治疗方案随时根据病情进行调整,及时采取恰当的处理。辨证论治见表7-4。

表 7-4　异位妊娠辨证与治法特点

	未破损期			已破损期	
	胎元阻络证	胎瘀阻滞证	气血亏脱证	气虚血瘀证	瘀结成癥证
主要症状	停经,或有不规则阴道流血,或少腹隐痛;可有宫颈举摆痛,一侧附件区轻度压痛,或有包块,质软,压痛;β-HCG阳性;或经B超证实为输卵管妊娠,但未破损	停经,不规则阴道流血,下腹坠胀不适;或一侧附件区包块,可有压痛;β-HCG曾经阳性,现转为阴性	停经,不规则阴道流血,突发下腹剧痛;面色苍白,冷汗淋漓,四肢厥冷,烦躁不安,甚或昏厥,血压下降;经阴道后穹隆穿刺或腹腔穿刺或B超提示有腹腔内出血	输卵管妊娠破损后不久,仍腹痛拒按,不规则阴道流血;一侧附件区包块,压痛;头晕神疲	输卵管妊娠破损日久,腹痛减轻或消失,小腹或有坠胀不适;一侧附件区包块,可有压痛;β-HCG曾经阳性,现转为阴性
舌脉	舌正常,苔薄白,脉弦滑	舌质黯,脉弦细或涩	舌质淡,苔白,脉芤或细微	舌质黯,脉细弦	舌质黯,脉细弦涩
治法	活血化瘀杀胚	化瘀消癥	止血固脱	益气养血,化瘀杀胚	破瘀消癥
方药	宫外孕Ⅰ号方(原山西医学院第一附属医院)加蜈蚣(去头足)、紫草、天花粉、三七 宫外孕Ⅰ号方:赤芍 丹参 桃仁	宫外孕Ⅱ号方(原山西医学院第一附属医院)加三七、水蛭 宫外孕Ⅱ号方:丹参 赤芍 桃仁 三棱 莪术	手术治疗,术后辅以八珍汤(《正体类要》)益气养血治疗 八珍汤:当归 白芍 川芎 熟地 党参 白术 茯苓 甘草	宫外孕Ⅰ号方加党参、黄芪、蜈蚣(去头足)、紫草、天花粉 宫外孕Ⅰ号方:赤芍 丹参 桃仁	宫外孕Ⅱ号方加乳香、没药 宫外孕Ⅱ号方:丹参 赤芍 桃仁 三棱 莪术
加减	血β-HCG值较高者,可配合西药甲氨蝶呤(MTX)或米非司酮杀胚治疗	兼神疲乏力,心悸气短者,加黄芪、党参以益气健脾。兼见腹胀者,加枳壳、川楝子以理气行滞	兼神疲乏力,心悸气短者,加黄芪以益气健脾	腹痛者,加白芍、延胡索缓急止痛,行气活血	兼短气乏力、神疲纳呆,加黄芪、党参、神曲。若腹胀甚者,加枳壳、川楝子

3. 其他疗法

(1) 中成药

1) 大黄䗪虫胶囊:适用于未破损期和已破损期瘀结成癥证,每次 4 粒,每日 3 次,口服。

2) 散结镇痛胶囊:适用于未破损期和已破损期瘀结成癥证,每次 4 粒,每日 3 次,口服。

3) 血府逐瘀胶囊:适用于未破损期和已破损期瘀结成癥证,每次 6 粒,每日 2 次,口服。

4) 桂枝茯苓胶囊:适用于未破损期和已破损期瘀结成癥证,每次 4 粒,每日 3 次,口服。

(2) 外治法:可加速包块吸收。

1) 中药外敷

双柏散(验方):侧柏叶、黄柏、大黄、薄荷、泽兰。

消癥散(验方):千年健、川断、追地风、川椒、五加皮、白芷、桑寄生、艾叶、透骨草、羌活、独活、赤芍、归尾、血竭、乳香、没药。

2) 中药灌肠:复方毛冬青灌肠液(验方):毛冬青、大黄、败酱草、忍冬藤。输卵管妊娠已破损期气血亏脱型及气虚血瘀型禁用。

问题 5

该患者如何进行治疗?

病案一患者采取如下治疗方案:

1. 立即建立静脉通道,必要时输血,可用 50% 的葡萄糖注射液 20ml 加丽参注射液 10ml 静脉推注,或用 5% 的葡萄糖注射液 500ml 加丽参注射液 20ml 静脉滴注。吸氧,监测生命体征。

2. 急查血分析、血型、凝血功能等及交叉配血,做术前准备。

3. 立即进行手术治疗。

病案二患者采取如下治疗方案:

1. 多休息、禁止性生活、注意腹痛、阴道流血情况。

2. 中医辨证治疗

(1) 四诊合参:证属未破损期(胎元阻络),以活血化瘀杀胚为法,辨证予药,方选宫外孕 I 号方加减。

(2) 中成药:丹参注射液 20mg,静脉滴注,每日 1 次;口服散结镇痛胶囊,4 粒 / 次,每日 3 次。

(3) 外治法:中药外敷可加速包块吸收。

双柏散(验方):侧柏叶、黄柏、大黄、薄荷、泽兰。

【临证要点】

异位妊娠破裂是妇科急诊最常见的危急重症。如患者无明显停经史,或隐瞒性生活史,容易漏诊、误诊,可由于腹腔内出血所致的失血性休克而危及生命。因此,及

输卵管妊娠的诊治

ER-7-32

时、正确的诊断非常重要。异位妊娠重在早期诊断。对于有性生活的育龄期女性,出现腹痛时一定要了解月经的情况,如有月经异常,尤其是停经、量少、淋漓不净、时作时止等变化,首先要做妊娠试验,确定是否妊娠。

输卵管妊娠是异位妊娠最常见的类型,停经、下腹痛、阴道不规则流血是其常见的三大症状。综合腹痛程度、B超等判断输卵管妊娠是未破损还是已破损。对于已破损期之气血亏脱证,须当机立断,尽快行手术治疗以挽救生命。输卵管妊娠的药物治疗须进行系统评估,严格筛选适应证,并将病情充分告知患者,在其充分知情同意药物保守治疗方案的前提下,且同时具备输血、输液及手术治疗的条件下方可施行。若生命体征平稳,病情稳定,β-HCG水平低,盆腔B超提示异位妊娠包块小,无明显腹腔内出血,可在密切观察下行药物保守治疗,若β-HCG迅速上升,包块显著增大,保守治疗无效,即改手术治疗。治疗方案需与患者充分沟通,知情选择,治疗后的病情变化及下一步的治疗方案也需与患者及时解释沟通,均书面为证,非手术治疗的方案须根据病情的变化适时调整。

若输卵管间质部、残角子宫妊娠、卵巢妊娠或宫颈妊娠,一经确诊,血β-HCG水平较高,应行手术治疗。

【难点、疑点】

对于异位妊娠早期诊断,在影像学检查尚未能做出影像学依据时,如何做出"保胎"和"杀胚"的治疗决策,是临床医师和患者家属沟通的难点,对于异位妊娠急症期如何快速确诊及判断病情转归方向,并快速进行抢救,确保患者的生命安全是治疗的重点和关键点。

如果尿妊娠试验弱阳性,须检查血β-HCG水平,并做盆腔B超以了解妊娠部位。如果盆腔B超不能明确妊娠部位,而停经时间较短,血β-HCG水平较低,生命体征平稳,无明显腹痛者,可继续观察,动态监测血β-HCG水平及盆腔B超;对于无生育要求者,可行诊断性刮宫手术,若刮出物未见绒毛,诊断性刮宫手术后血β-HCG不降甚至上升,可诊断异位妊娠。

诊治流程图：

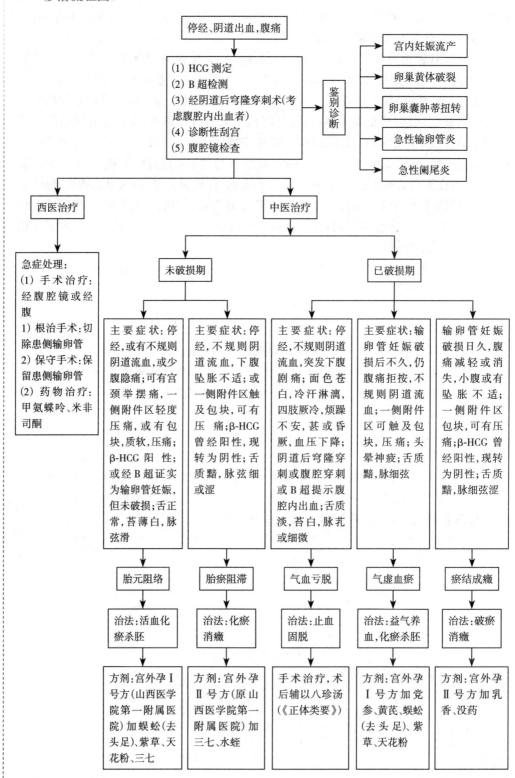

停经、阴道出血，腹痛

(1) HCG 测定
(2) B 超检测
(3) 经阴道后穹隆穿刺术(考虑腹腔内出血者)
(4) 诊断性刮宫
(5) 腹腔镜检查

鉴别诊断

- 宫内妊娠流产
- 卵巢黄体破裂
- 卵巢囊肿蒂扭转
- 急性输卵管炎
- 急性阑尾炎

西医治疗　　中医治疗

西医治疗

急症处理：
(1) 手术治疗：经腹腔镜或经腹
1) 根治手术：切除患侧输卵管
2) 保守手术：保留患侧输卵管
(2) 药物治疗：甲氨蝶呤、米非司酮

中医治疗

未破损期　　　已破损期

未破损期

| 主要症状：停经，或有不规则阴道流血，或少腹隐痛；可有宫颈举摆痛，一侧附件区轻度压痛，或有包块，质软，压痛，β-HCG 阳性；或经 B 超证实为输卵管妊娠，但未破损；舌正常，苔薄白，脉弦滑 | 主要症状：停经，不规则阴道流血，下腹坠胀不适；或一侧附件区触及包块，可有压痛；β-HCG 曾经阳性，现转为阴性；舌质黯，脉弦细或涩 |

胎元阻络　　胎瘀阻滞

治法：活血化瘀杀胚　　治法：化瘀消癥

方剂：宫外孕Ⅰ号方(山西医学院第一附属医院)加蜈蚣(去头足)、紫草、天花粉、三七　　方剂：宫外孕Ⅱ号方(原山西医学院第一附属医院)加三七、水蛭

已破损期

| 主要症状：停经，不规则阴道流血，突发下腹剧痛；面色苍白，冷汗淋漓，四肢厥冷，烦躁不安，甚或昏厥，血压下降，阴道后穹隆穿刺或腹腔穿刺或 B 超提示腹腔内出血；舌质淡，苔白，脉芤或细微 | 主要症状：输卵管妊娠破损后不久，仍腹痛拒按，不规则阴道流血；一侧附件区可触及包块，压痛；头晕神疲；舌质黯，脉细弦 | 输卵管妊娠破损日久，腹痛减轻或消失，小腹或有坠胀不适；一侧附件区包块，可有压痛；β-HCG 曾经阳性，现转为阴性；舌质黯，脉细弦涩 |

气血亏脱　　气虚血瘀　　瘀结成癥

治法：止血固脱　　治法：益气养血，化瘀杀胚　　治法：破瘀消癥

方剂：手术治疗，术后辅以八珍汤(《正体类要》)　　方剂：宫外孕Ⅰ号方加党参、黄芪、蜈蚣(去头足)、紫草、天花粉　　方剂：宫外孕Ⅱ号方加乳香、没药

（朱　玲　梁雪芳）

复习思考题

　　输卵管妊娠的临床表现有什么特点？什么情况需要手术治疗？什么情况可以药物治疗？

第三节　胎漏、胎动不安

培训目标

　　1. 掌握胎漏、胎动不安的定义。
　　2. 掌握胎漏、胎动不安的诊断要点及鉴别诊断。
　　3. 掌握胎漏、胎动不安的中医辨证论治与转归。

扫一扫
测一测

PPT 课件

07章03节PPT

古医籍精选

FB-7-13

　　妊娠期间阴道少量流血,时作时止,或淋漓不断,而无腰酸腹痛、小腹坠胀者,称为胎漏,亦称胞漏或漏胎。妊娠期间仅有腰酸、腹痛或下腹坠胀,或伴有少量阴道流血者,称为胎动不安。胎漏、胎动不安常是堕胎、小产的先兆,西医学称为"先兆流产",多发生于妊娠早期,少数在妊娠中期。

病例摘要

　　患者,女性,32 岁,停经 48 天,阴道少量流血 2 天来诊,阴道流血色鲜红,下腹疼痛,舌淡,苔薄白,脉沉滑尺弱。13 岁月经初潮,5~7 天 /28~32 天,量中,轻微痛经。停经 35 天时自测尿 HCG(+)。

问题 1

通过病史采集,我们目前可以获得的临床信息有哪些？为了进一步明确诊断及证型,需要补充哪些病史内容？

　　育龄期女性,月经规律,出现停经、下腹疼痛及少量阴道流血,尿 HCG(+),首先需要考虑的是妊娠病。

　　为了进一步明确诊断,需补充了解以下病史:
　　询问阴道出血的诱因、量、色、质、持续时间、有无组织物排出。
　　询问腹痛的性质:隐痛、下坠或剧痛。
　　询问伴随症状:头晕、发热等。
　　收集中医望、闻、问、切四诊内容:参考"十问歌",询问既往史、婚育情况、目前有无生育要求等,以助于根据患者的需求选择治疗方案和进行鉴别诊断。

完善病史

　　患者已婚未育,G_1A_1(2 年前,孕 7 周时完全自然流产),现有生育要求。2 天前劳累后出现少量阴道出血,色鲜红,下腹隐痛下坠,腰酸,小便频,夜尿多,大便正常,无头晕等不适。

　　尿 HCG 阳性,B 超提示宫内活胎,如孕 7 周,HCG 数值未测。

知识点一

病 因 病 机

主要病机是冲任损伤,胎元不固。病因有母体与胎元两方面。

胎元方面:

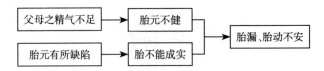

母体方面:

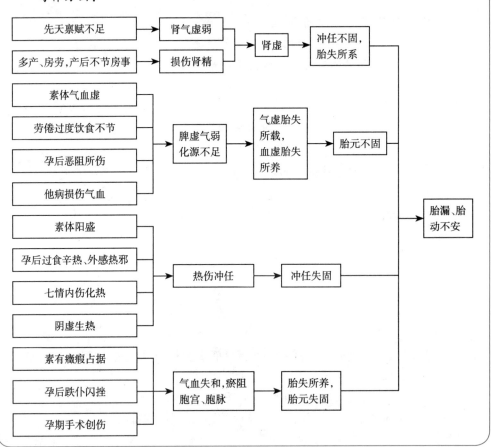

 知识点二

诊 断 要 点

1. 病史 既往曾自然流产一次,与此次妊娠相隔 2 年,现停经 48 天,阴道少量流血 2 天。询问月经的规律,停经时间,停经后出现的症状,流产史及每次流产发生的时间

2. 症状 妊娠期间出现阴道不规则的少量流血,或时作时止,或淋漓不净,

而无腰酸腹痛症状,可诊断为胎漏。妊娠期间出现腰酸、腹痛、下腹坠胀,或阴道少量流血者,可诊断为胎动不安,诸症不必俱悉,但见二、三症便是。

3. 体征

(1)妇科检查:常规消毒后进行。阴道流血来自宫腔,但流血量少,色鲜红或暗红,子宫颈口闭合,子宫增大与孕周相符。以此判断流产类型。

(2)全身体格检查:腹软,无压痛反跳痛。

4. 辅助检查　妊娠试验阳性;B超检测提示宫内妊娠,胚胎大小符合孕周,孕7周左右可见胚胎原始心管搏动,其对确诊流产类型及鉴别诊断具有重要价值。

问题2

为了进一步明确诊断,体格检查需要注意哪些问题?

在全身体格检查的基础上,着重了解有无腹腔内出血等腹部体征。妇科检查时手法宜轻巧,要注意外阴、阴道有无炎性充血;宫颈有无息肉、接触性出血,宫颈口闭合/开大,有无组织物嵌顿,有无宫颈举摆痛;子宫大小与孕周是否相符,有无压痛;附件区有无包块及压痛。

体格检查情况

体格检查:全身常规检查无异常,腹软,全腹部无压痛及反跳痛,未叩及移动性浊音。

妇科检查:外阴发育正常,阴道通畅,内见少许血性分泌物,宫颈略显紫蓝色、宫口闭,未见明显赘生物或组织物嵌顿,无宫颈举摆痛,子宫前位,增大如孕 1^+ 月,质偏软,无压痛,双附件未扪及异常。

问题3

为了进一步明确诊断,需要进一步完善哪些辅助检查?

应进一步完善血常规、凝血功能、血HCG、孕酮及B超检查。

辅助检查结果

该患者查血HCG 86 400IU/ml,孕酮55nmol/L;余检查结果未见明显异常。

问题4

该患者的中西医诊断是什么?

中医诊断:胎动不安(肾虚证)

西医诊断:先兆流产

知识点三

鉴 别 诊 断

应与堕胎、小产、胎死不下、异位妊娠、葡萄胎相鉴别。鉴别要点见表7-5。

表 7-5 胎漏、胎动不安的鉴别诊断

鉴别要点＼病名	胎漏、胎动不安	堕胎、小产	胎死不下	异位妊娠	葡萄胎
主要症状	阴道流血量少,淡红、鲜红或黯红,下腹痛轻或无下腹痛,无组织物排出	阴道流血量可少可多,部分或全部妊娠组织物排出,排出时下腹疼痛加剧	阴道无流血或流血色如咖啡,无下腹痛,无妊娠组织物排出	阴道点滴状流血或见褐色血性分泌物,少腹隐痛或突发剧痛,可有蜕膜样组织物排出	阴道不规则少量或大量出血,下腹痛不显或胀痛,可有葡萄胎组织物排出
妇科检查	阴道流血量少,色鲜红或黯红,宫颈未开,宫体大小与孕周相符	阴道流血量多,宫颈口开大,或见羊水流出或见妊娠组织物嵌顿于宫口,宫体与孕周相符或宫体小于孕周	阴道流血量少或无,宫颈口闭或松,宫体多小于孕周	宫颈口闭、举摇痛,宫体较孕周小或较正常略大,附件可触及小包块,触痛明显	宫颈松或见葡萄胎组织,宫体与孕周不符,多大于孕周,附件可有囊肿,但无压痛
辅助检查	血 β-HCG 低于相应孕周,动态监测无上升或逐渐降低,B超有胎心胎动	血 β-HCG 正常或偏低,B超见胚囊位于宫腔下段或在宫颈管见或宫腔见部分残留妊娠物	血 β-HCG 低于相应孕周,动态监测逐渐降低,B超胚囊变形,无胎心胎动	血 β-HCG 低于相应孕周,动态监测上升幅度不大,B超宫内无胚胎,宫外有包块或孕囊	血 β-HCG 异常升高,B超子宫大于孕周,宫内无孕囊或胎心搏动,呈"落雪状"或"蜂窝状"

　　胎漏、胎动不安之阴道出血还应与各种原因所致的宫颈出血相鉴别,如宫颈赘生物、急性炎症(急性宫颈炎)、宫颈上皮内瘤变、宫颈癌等。妇科检查见宫颈活动性出血或赘生物接触性出血,必要时进一步检查。

知识点四

辨 证 论 治

　　1. 根据阴道流血、腹痛、腰酸、小腹隐痛下坠等情况,结合全身症状及舌脉之征进行辨证。

　　2. 重视患者禀赋、体质、情志因素以及其他病史、服药史、生育史、有无外伤史等情况。

　　3. 本病治法以安胎为大法　因肾主生殖,且胎为肾所系,故以补肾固肾为基本治法,根据不同情况配合健脾益气、补血养阴、清热凉血、化瘀固冲等治法。有因母病而胎动者,治母病则胎自安;有因胎病而致母病者,当安胎则母病自愈。分证论治见表7-6。

表 7-6　胎漏、胎动不安辨证与治法特点

	肾虚证	气血虚弱证	血热证	血瘀证
主要症状	妊娠期间阴道少量流血			
	血色淡黯,腰酸腹坠痛,或曾屡孕屡堕;头晕耳鸣,小便频数,夜尿多甚至失禁	血色淡红,质稀薄,或小腹空坠疼痛,腰酸;神疲肢倦,心悸气短,面色㿠白	色鲜红,或腰腹坠胀作痛;心烦不安,手足心热,口干咽燥,小便短黄,大便秘结	素有癥积,孕后常有腰酸腹痛下坠,阴道流血色黯;或妊娠期间跌扑闪挫,继之腹痛或阴道少量流血
舌脉	舌质淡,苔白,脉沉细滑尺弱	舌质淡,胎薄白,脉细弱滑	舌质红,苔黄,脉滑数	舌质黯红或有瘀斑,苔白,脉弦滑或沉弦
治法	补肾健脾,益气安胎	补气养血,固肾安胎	滋阴清热,养血安胎	化瘀养血,固肾安胎
方药	寿胎丸(《医学衷中参西录》)加党参、白术 寿胎丸:菟丝子 续断 阿胶 桑寄生	胎元饮(《景岳全书》)去当归加黄芪、阿胶 胎元饮:人参 杜仲 白芍 熟地 白术 陈皮 炙甘草 当归	保阴煎(《景岳全书》)加苎麻根 保阴煎:生地 熟地 黄芩 黄柏 白芍 山药 续断 甘草	加味圣愈汤(《医宗金鉴》):人参 黄芪 当归 川芎 熟地 白芍 杜仲 续断 砂仁
加减	气虚者加黄芪,血虚者加熟地黄、山萸肉,偏寒者加艾叶,偏热者加黄芩	气虚甚者加黄芪、升麻,腰酸明显或有堕胎史者合寿胎丸	阴道流血量多者加阿胶、墨旱莲、仙鹤草	阴道出血流量多者加阿胶

问题5

该患者的下一步治疗方案如何?

1. 卧床休息、禁止性生活。

2. 中医辨证治疗

(1) 四诊合参:证属肾虚证,以补肾健脾,益气安胎为法,辨证予药,方选寿胎丸加减。

(2) 中成药:滋肾育胎丸,每次 5g,每日 2~3 次。

3. 黄体功能不全,予加强黄体功能支持,根据给药方式不同,可选择以下任一方案

(1) 黄体酮 20mg 肌内注射,每日 1 次。

(2) 地屈孕酮 10mg 口服,每日 2 次;或黄体酮软胶囊每日 200~300mg,分 1 次或 2次服用。

黄体支持及孕激素补充方案

ER-7-15

（3）黄体酮阴道缓释凝胶阴道给药,每天 1 次,每次 90mg（1 支）。

4. 维生素 E 口服。

【临证要点】

1. 育龄期妇女有性生活史,有停经史均应考虑有妊娠的可能性,可通过检查血 β-HCG、尿妊娠试验来明确。

2. 患者有腹痛、阴道少许流血应先确定是否宫内妊娠,可通过 B 超及血 β-HCG 的定量进行鉴别。

3. 明确宫内妊娠后,要考虑胎元正常与否,可通过动态的 B 超及血 β-HCG 定量进行观察。

4. 如胎元正常,则当以安胎为大法,若胎元异常,有堕胎、小产、胎死不下之势,当及时去胎以益其母。

【难点、疑点】

无明显停经史的患者,或者隐瞒性生活史的患者常常被误以为月经出现异常而按月经病通经治疗,导致堕胎发生;未明确为宫内妊娠时,不可贸然保胎,部分异位妊娠的患者,宫内可见假孕囊,若以保胎治疗则加速异位妊娠的破裂出血,导致失血性休克。这些都极易引起医疗纠纷。临证时结合病史、症状、查体、辅助检查不难鉴别诊断,临床医师应当严格按照临床诊疗常规来处理问题。

诊治流程图：

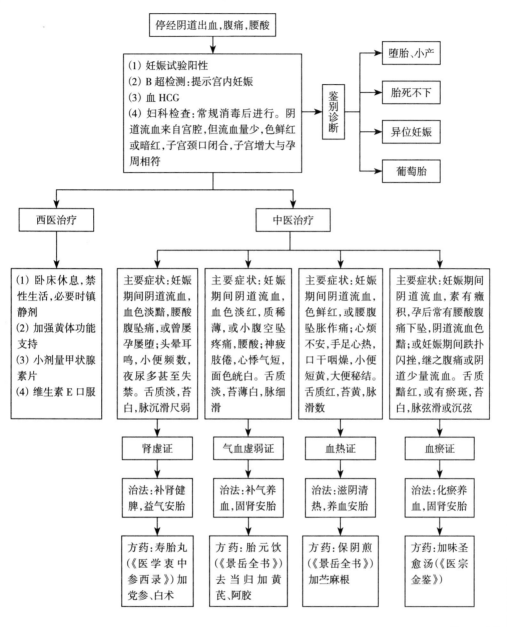

停经阴道出血,腹痛,腰酸

(1) 妊娠试验阳性
(2) B 超检测:提示宫内妊娠
(3) 血 HCG
(4) 妇科检查:常规消毒后进行。阴道流血来自宫腔,但流血量少,色鲜红或暗红,子宫颈口闭合,子宫增大与孕周相符

鉴别诊断

堕胎、小产

胎死不下

异位妊娠

葡萄胎

西医治疗

中医治疗

(1) 卧床休息,禁性生活,必要时镇静剂
(2) 加强黄体功能支持
(3) 小剂量甲状腺素片
(4) 维生素 E 口服

主要症状:妊娠期间阴道流血,血色淡黯,腰酸腹坠痛,或曾屡孕屡堕;头晕耳鸣,小便频数,夜尿多甚至失禁。舌质淡,苔白,脉沉滑尺弱

主要症状:妊娠期间阴道流血,血色淡红,质稀薄,或小腹空坠疼痛,腰酸;神疲肢倦,心悸气短,面色㿠白。舌质淡,苔薄白,脉细滑

主要症状:妊娠期间阴道流血,色鲜红,或腰腹坠胀作痛;心烦不安,手足心热,口干咽燥,小便短黄,大便秘结。舌质红,苔黄,脉滑数

主要症状:妊娠期间阴道流血,素有癥积,孕后常有腰酸腹痛下坠,阴道流血色黯;或妊娠期间跌扑闪挫,继之腹痛或阴道少量流血。舌质黯红,或有瘀斑,苔白,脉弦滑或沉弦

肾虚证

气血虚弱证

血热证

血瘀证

治法:补肾健脾,益气安胎

治法:补气养血,固肾安胎

治法:滋阴清热,养血安胎

治法:化瘀养血,固肾安胎

方药:寿胎丸(《医学衷中参西录》)加党参、白术

方药:胎元饮(《景岳全书》)去当归加黄芪、阿胶

方药:保阴煎(《景岳全书》)加苎麻根

方药:加味圣愈汤(《医宗金鉴》)

（梁雪芳）

 复习思考题

患者来诊时诉妊娠早期出现阴道流血,接诊时需要了解哪些内容? 需考虑哪些疾病?

第四节　滑　胎

培训目标

1. 掌握滑胎的诊断要点。
2. 掌握滑胎的辨证治疗特点。

凡堕胎、小产连续发生 3 次或 3 次以上者,称为"滑胎",亦称"数堕胎""屡孕屡堕"。西医学称之为"复发性流产""习惯性流产"。

病例摘要

王某,女性,34 岁,2013 年 10 月 20 日初诊。

患者已婚,因"胚胎连续自然殒堕 4 次"就诊。患者平素月经规律,$G_5P_0A_5$(第 1 次为人工流产,后 4 次均自然流产,在 2007~2011 年间均于孕 50 天左右胚胎停育)。

问题 1

通过病史采集,我们目前可以获得的临床信息有哪些?为了进一步明确诊断及证型,需要询问补充哪些病史内容?

患者 34 岁,月经规律,已孕 5 次,但未育,第 2~5 次妊娠均于孕 50 天左右胚胎停育。结合病史,考虑滑胎,须了解患者及配偶有无家族性遗传病史,自然流产的胚胎有无进行染色体检测,患者有无针对滑胎进行病因的系统检查。

完善病史

患者已婚,因"胚胎连续自然殒堕 4 次"就诊。患者平素月经规律,5 天 /30 天,末次月经 10 月 11 日,经血色黯,量中等,无血块,无腹痛,伴腰骶部酸痛,周身乏力,纳差寐可,二便尚调,舌淡红,苔薄黄,脉细滑。患者否认其及配偶家族遗传性疾病史。妇科检查:未见明显异常。辅助检查:封闭抗体(APLA)、抗磷脂抗体(ACL)、抗精子抗体(AsAb)以及致畸四项均为阴性。自然流产的胚胎均未进行染色体检测,B 超:子宫及双侧附件无明显异常。

知识点一

病 因 病 机

主要病机是冲任损伤,胎元不固。病因有母体与胎元两方面。

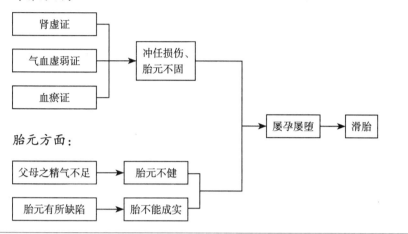

知识点二

诊 断 要 点

1. **病史**　堕胎或小产连续发生 3 次或以上。

2. **症状**　可无明显症状。或有月经后期、月经过少等症状。

3. **检查**　应系统检查滑胎的原因,包括夫妇双方相关检查、堕胎胚胎染色体检查等(表 7-7)。

表 7-7　滑胎病因的系统筛查

检查对象	检查内容(标本或检查方法)
夫妇双方	染色体核型分析、地中海贫血检查、葡萄糖 -6- 磷酸脱氢酶(G_6PD)、血型及血型抗体(外周血) 衣原体、支原体(宫颈分泌物)
男方	**精液及前列腺液检查**
女方	内分泌功能:黄体功能、垂体、甲状腺功能等 子宫形态与内膜情况(B 超或宫腔镜) 宫颈功能检查(针对晚期流产者) 免疫功能:抗磷脂抗体筛查,包括抗心磷脂抗体(ACA)、狼疮抗凝物质(LA)、抗 β_2 糖蛋白 1 抗体(抗 β_2GP1 抗体),必要时检测抗核抗体(ANA)、抗双链 DNA 抗体、抗干燥综合征(SS)A 抗体、抗 SSB 抗体等(外周血)。组织特异性自身抗体筛查,如抗甲状腺过氧化物酶抗体(TPOAb)、抗甲状腺球蛋白抗体(TGAb)等(外周血)。同种免疫筛查,如封闭抗体、NK 细胞等(外周血)。

续表

检查对象	检查内容（标本或检查方法）
	血栓前状态:凝血相关检查[凝血酶时间(TT)、活化部分凝血活酶时间(APTT)、凝血酶原时间(PT)、纤维蛋白原及 D- 二聚体]、相关自身抗体(ACA、β_2GP1、LA)及同型半胱氨酸(Hcy)、蛋白 C、蛋白 S、XII因子、抗凝血酶III(AT-III)等。 致畸因素:风疹病毒、单纯疱疹病毒、巨细胞病毒、B19 微小病毒、弓形体等抗体(外周血)
殒堕胚胎	染色体检查(胚胎)

问题 2

为了明确病因,还应完善哪些检查?

1. 患者免疫学方面检查还可再完善抗核抗体(ANA)、抗双链 DNA 抗体、抗干燥综合征(SS)A 抗体、抗 SSB 抗体、抗甲状腺过氧化物酶抗体(TPOAb)、抗甲状腺球蛋白抗体(TGAb)等检查。

2. 患者内分泌方面应完善卵巢功能、甲状腺功能等检查。

3. 患者血栓前状态方面完善凝血相关检查[凝血酶时间(TT)、活化部分凝血活酶时间(APTT)、凝血酶原时间(PT)、纤维蛋白原及 D- 二聚体]、同型半胱氨酸(Hcy)、蛋白 C、蛋白 S、XII因子、抗凝血酶III(AT-III)等。

4. 夫妇双方应完善以下检查 染色体核型分析(外周血)、地中海贫血检查(外周血)、G_6PD(外周血)、血型及血型抗体(外周血)、衣原体和支原体(宫颈分泌物)。

5. 患者配偶完善精液分析及前列腺液检查。

问题 3

该患者的中西医诊断是什么?

中医诊断:滑胎(肾虚证)

西医诊断:复发性流产

 知识点三

辨 证 论 治

1. 滑胎以虚证居多,以脏腑、气血辨证为主,论治宜分孕前、孕后两阶段进行。再次妊娠前,务求明确病因,辨病与辨证结合,调理脾肾气血以固本。经不调者,当先调经;他病而致滑胎者,当先治他病。这是"预培其损"的第一个阶段。经过 3~6 个月的调理,证候改善,月经正常,他病控制,方可再次妊娠。孕后应即予保胎治疗。这是"预培其损"的第二个阶段。妊娠期间,应动态观察母体和胎元之情况,治疗期限应超过以往堕胎、小产之孕周 2 周以上。若因胎元不健以致滑胎,则非药物治疗可以奏效。分证论治见表 7-8。

表 7-8　滑胎辨证与治法特点

	肾虚证	气血虚弱证	血瘀证
主要症状	屡孕屡堕		
	头晕耳鸣,精神萎靡,目眶黯黑,或面色晦暗,腰酸膝软	月经量少或色淡;眩晕心悸,神疲乏力,面色苍白	宿有癥瘕;月经过多或经期延长,经色紫黯,或有血块,或经行腹痛
舌脉	舌淡黯,苔白,脉沉弱	舌淡白,苔薄,脉细弱	舌黯或有瘀点、瘀斑,苔薄,脉弦细或涩
治法	补肾固冲,益气养血	益气养血,固冲安胎	行气活血,消癥散结
方药	补肾固冲丸(《中医学新编》):菟丝子 续断 巴戟天 杜仲 当归 熟地 鹿角霜 枸杞子 阿胶 党参 白术 大枣 砂仁	泰山磐石散(《景岳全书》):人参 黄芪 当归 续断 黄芩 川芎 白芍 熟地 白术 炙甘草 砂仁 糯米	桂枝茯苓丸(《金匮要略》):桂枝 茯苓 牡丹皮 桃仁 赤芍
加减	若肾阴不足,虚火亢盛,证见口苦咽干,心烦不寐,形体消瘦,大便干结,舌红,苔薄黄,治宜滋肾养阴,清热养血。用保阴煎或六味地黄丸	若再次妊娠,有胎漏下血者,宜去川芎,加阿胶、菟丝子、覆盆子以固摄安胎	若拟再次妊娠,排卵后宜停药。妊娠后在补肾健脾、益气养血的基础上可加养血活血、化瘀不伤正的丹参、当归等品。在妊娠早期,应定期检查癥瘕与胎元的情况

2. 中成药

(1) 滋肾育胎丸:适用于肾虚和脾肾两虚,每次 5g,每日 3 次。

(2) 孕康颗粒:适用于脾虚、脾肾两虚,或兼虚热,每次 1 包,每日 3 次。

问题 4

该患者的下一步治疗方案如何?

该患者除封闭抗体检查为阴性外,其余结果及配偶检查结果均无异常发现,辨证为气血虚弱型,治以益气养血,固冲安胎之泰山磐石散,调理 3~6 个月后可以尝试妊娠。再次妊娠后,立即进行安胎治疗,重在补肾健脾,调和气血,及时处理胎漏、胎动不安。并定期复查血清孕酮、HCG 水平,B 超监测胚胎发育情况。一般需保胎治疗至超过以往堕胎、小产之孕周 2 周以上,如无症状,各项指标检测正常可停药观察。

【临证要点】

滑胎病因复杂,防重于治,中医治疗有特色与优势。

1. 详尽了解病史,夫妇双方检查以诊察病因,必要时需进行遗传咨询,确定是否适合生育。并根据体质、月经、带下及舌脉等四诊合参,辨病与辨证结合。

2. 在下次妊娠前,针对病、证进行治疗,采用中药汤剂、中成药或膏方,一般要调理 3~6 个月,以调和气血阴阳,改善体质。如因子宫纵隔、多发性子宫肌瘤所致滑胎,可行手术治疗。

3. 再次妊娠后,即进行安胎治疗,重在补肾健脾,调和气血,及时处理胎漏、胎动

复发性流产的治疗

EB-7-18

不安。并定期复查血清 HCG、孕酮、雌二醇水平,B 超监测胚胎发育情况。一般需治疗至超过以往堕胎、小产之孕周 2 周以上。

4. 近年的研究证实,补肾健脾中药在改善妊娠免疫调节,提高封闭效应,改善黄体功能,提高子宫蜕膜孕激素受体表达,改善子宫内膜容受性,降低子宫平滑肌兴奋性等方面,均具有确切的效果。

【难点、疑点】

滑胎原因复杂,可因多种因素导致。若因夫妇双方或一方染色体异常而致滑胎者,宜行遗传学咨询。经系统检查仍原因不明的滑胎妇女,可按免疫因素进行处理。

诊治流程图:

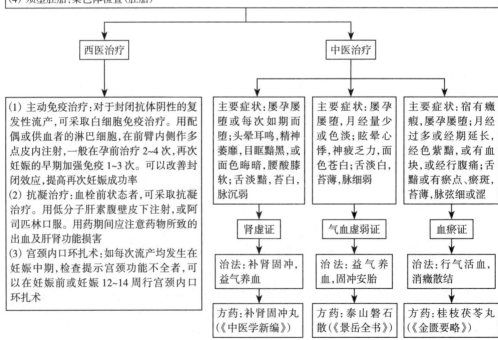

堕胎、小产连续 3 次或以上

(1) 男方检查:精液检查、前列腺液检查
(2) 女方检查:①内分泌功能:卵巢功能、甲状腺功能、血糖检查等。②免疫功能:抗磷脂抗体筛查,包括抗心磷脂抗体(ACA)、狼疮抗凝物质(LA)、抗 β₂ 糖蛋白 1 抗体(抗 β₂GP1 抗体),必要时检测抗核抗体(ANA)、抗双链 DNA 抗体、抗干燥综合征(SS)A 抗体、抗 SSB 抗体等(外周血)。组织特异性自身抗体筛查,如抗甲状腺过氧化物酶抗体(TPOAb)、抗甲状腺球蛋白抗体(TGAb)等(外周血)。同种免疫筛查,如封闭抗体、NK 细胞等(外周血)。③血栓前状态:凝血相关检查 [凝血酶时间(TT)、活化部分凝血活酶时间(APTT)、凝血酶原时间(PT)、纤维蛋白原及 D- 二聚体],相关自身抗体(ACA、β₂GP1、LA)及同型半胱氨酸(Hcy)、蛋白 C、蛋白 S、Ⅻ因子、抗凝血酶Ⅲ(AT-Ⅲ)。④致畸因素:风疹病毒、单纯疱疹病毒、巨细胞病毒、B19 微小病毒、弓形体等抗体(外周血)。⑤子宫形态与内膜情况(B 超或宫腔镜)。⑥晚期流产者应检查宫颈内口情况(B 超)
(3) 男女双方检查:①染色体核型分析、地中海贫血检查、G₆PD、血型及血型抗体(外周血);②衣原体、支原体(宫颈分泌物)
(4) 殒堕胎儿:染色体检查(胚胎)

西医治疗

中医治疗

(1) 主动免疫治疗:对于封闭抗体阴性的复发性流产,可采取白细胞免疫治疗。用配偶或供血者的淋巴细胞,在前臂内侧作多点皮内注射,一般在孕前治疗 2~4 次,再次妊娠的早期加强免疫 1~3 次。可以改善封闭效应,提高再次妊娠成功率
(2) 抗凝治疗:血栓前状态者,可采取抗凝治疗。用低分子肝素腹壁皮下注射,或阿司匹林口服。用药期间应注意药物所致的出血及肝肾功能损害
(3) 宫颈内口环扎术:如每次流产均发生在妊娠中期,检查提示宫颈功能不全者,可以在妊娠前或妊娠 12~14 周行宫颈内口环扎术

主要症状:屡孕屡堕或每次如期而堕;头晕耳鸣,精神萎靡,目眶黯黑,或面色晦暗,腰酸膝软;舌淡黯,苔白,脉沉弱

↓

肾虚证

↓

治法:补肾固冲,益气养血

↓

方药:补肾固冲丸(《中医学新编》)

主要症状:屡孕屡堕,月经量少或色淡;眩晕心悸,神疲乏力,面色苍白;舌淡红,苔薄,脉细弱

↓

气血虚弱证

↓

治法:益气养血,固冲安胎

↓

方药:泰山磐石散(《景岳全书》)

主要症状:宿有癥瘕,屡孕屡堕;月经过多或经期延长,经色紫黯,或有血块,或经行腹痛;舌黯或有瘀点、瘀斑,苔薄,脉弦细或涩

↓

血瘀证

↓

治法:行气活血,消癥散结

↓

方药:桂枝茯苓丸(《金匮要略》)

(朱 玲)

复习思考题

　　患者连续殒堕 4 次,接诊时需要了解哪些内容? 需考虑哪种疾病? 还应做哪些系统筛查?

扫一扫
测一测

PPT 课件

古医籍精选

第五节　胎 死 不 下

培训目标

　　1. 掌握胎死不下的诊断要点及鉴别诊断。
　　2. 掌握胎死不下的中医辨证论治与转归。

　　胎死胞中,不能及时产出者,称为"胎死不下",亦称"子死腹中"。西医学称为"稽留流产",及妊娠中晚期的"死胎"。

病例摘要

　　患者,李某,女性,28 岁,停经 6 个月余,自觉胎动消失 2 天,发现胎死腹中 1 天来诊,于 2013 年 6 月 13 日以"胎死不下"入院。无阴道流血,无下腹疼痛,舌淡,苔薄白,脉细弱。11 岁月经初潮,3~5 天 /28~30 天,经量中等,经色黯红,轻微痛经。

问题 1

　　通过病史采集,我们目前可以获得的临床信息有哪些? 为了进一步明确诊断及证型,需要补充哪些病史内容?

　　育龄期女性,月经规律,出现停经,自觉胎动不明显,发现胎死腹中来诊。

　　为了进一步明确诊断,需补充了解以下病史:

　　询问此次妊娠情况:胎动出现的时间,有无规律产检,末次产检的情况等。

　　询问伴随症状:腹痛、头晕、发热、口中异味等。

　　收集中医望、闻、问、切四诊内容:参考"十问歌",询问既往史、婚育情况、目前有无生育要求等,以助于根据患者的需求选择治疗方案和进行鉴别诊断。

完善病史

　　患者已婚未育,$G_2P_0A_1$(1 年前,孕 6 周时人工流产),现有生育要求,此次妊娠早期因胎动不安予黄体酮肌内注射保胎治疗,孕 16 周自觉胎动,近 2 天自觉胎动消失。昨天产检时 B 超发现"胎死腹中",无阴道流血,无腰酸腹痛,小便频,夜尿多,大便正常,无头晕等不适。

笔记

知识点一

病 因 病 机

主要病机是气血失调,不能促胎排出;或因母体气血虚弱,无力排出死胎;或因瘀血、湿浊阻滞,碍胎排出。

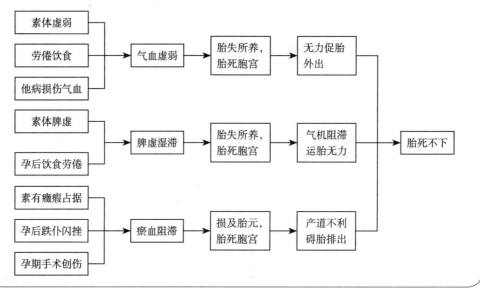

知识点二

诊 断 要 点

1. **病史** 有停经史,或有胎漏、胎动不安史。

2. **症状** 可无明显症状。或在妊娠早期早孕反应、乳胀等感觉消失;中晚期自觉胎动停止,子宫不再增大。若胎儿死亡时间较长,可出现口中恶臭,阴道流血,腰酸腹坠等症。

3. **体征** 产科检查:不能听到胎心,子宫小于妊娠月份。

4. **辅助检查** B超检测提示无胎心、胎动,甚可见胎头塌陷,胎盘肿胀。血常规、凝血功能检查。

体格检查情况

体格检查:全身常规检查无异常,腹软,全腹部无压痛及反跳痛,未叩及移动性浊音。在此基础上进行产科检查,注意宫高、腹围、胎心音。

产科检查:子宫增大明显小于孕周,宫高18cm,腹围88cm,无压痛,未闻及胎心音。

问题2

为了进一步明确诊断,需要进一步完善哪些辅助检查?

应进行产科B超检查。建议死胎尸体解剖及胎盘、脐带、胎膜病理检查及染色体检查。

辅助检查结果

该患者 B 超提示：孕 20 周⁺、死胎。

问题 3

该患者的中西医诊断是什么？

中医诊断：胎死不下（气血虚弱证）

西医诊断：死胎

知识点三

鉴 别 诊 断

应与胎萎不长相鉴别。两者均有宫体小于妊娠月份的特点。但胎萎不长有胎动、胎心音，胎死不下则或有胎动不安史，无胎动、胎心音，B 超检查可鉴别（表 7-9）。

表 7-9　胎死不下与胎萎不长鉴别表

	宫体大小	胎动	胎心	B 超
胎死不下	小于妊娠月份	无	无	死胎
胎萎不长	小于妊娠月份	有	有	胎儿存活，发育迟缓

知识点四

辨 证 论 治

根据妊娠月份、胎死时间、全身症状、舌脉等辨虚实。治疗大法以下胎为主。但须根据孕妇体质强弱，证候虚实，审慎用药，不宜概行峻攻猛伐，以致损伤正气。即或瘀血湿浊阻滞，亦宜于养血和血之中佐以祛瘀利湿。《医宗金鉴·妇科心法要诀》曰："下胎缓剂佛手散，峻剂平胃加芒硝。宜热宜寒须细审，产妇虚实莫混淆。"胎死日久，易致凝血功能障碍，属危重病证，应中西医结合积极救治。分证论治见表 7-10。

表 7-10　胎死不下辨证与治法特点

	气血虚弱证	瘀血阻滞证	脾虚湿阻证
主要症状	胎死不下		
	小腹隐痛，或有冷感，或阴道流血；头晕眼花，心悸气短，精神倦怠，面色苍白，或口有恶臭	小腹疼痛，或阴道流血，紫黯有块；口气恶臭，面色青黯	小腹冷痛，或阴道流血；胸腹满闷，口出秽气，神疲乏力
舌脉	舌淡，苔白，脉细弱	舌紫黯，脉沉涩	舌胖，苔白厚腻，脉濡缓
治法	益气养血，活血下胎	行气活血，祛瘀下胎	运脾除湿，行气下胎

续表

	气血虚弱证	瘀血阻滞证	脾虚湿阻证
方药	救母丹(《傅青主女科》):人参 当归 川芎 益母草 赤石脂 荆芥穗(炒黑)	脱花煎(《景岳全书》)加芒硝 脱花煎:当归 川芎 肉桂 红花 牛膝 车前子	平胃散(《太平惠民和剂局方》)加芒硝、枳实 平胃散:苍术 厚朴 陈皮 甘草
加减	若气血虚甚者,酌加黄芪补气;小腹冷痛者,酌加吴茱萸、乌药、艾叶暖宫行气下胎	若腹痛阵作,阴道下血量多者,加炒蒲黄、五灵脂以祛瘀下胎,止痛止血	

依沙吖啶(利凡诺)引产

ER-7-21

问题4

该患者的下一步治疗方案如何?

该患者B超提示"孕20周+,死胎",可选引产手术,引产方法有多种:米索前列醇、经羊膜腔注入依沙吖啶及催产素引产等。应根据孕周及子宫有无瘢痕,结合孕妇意愿,知情同意下选择合适的方法,原则是尽量经阴道分娩,剖宫取胎仅限于特殊情况下使用;一般可在手术前后予中药以助死胎及胞衣排出。注意预防感染。

【临证要点】

早发现,早治疗则预后良好,胎去母安;如胎死日久不下,则易致宫内感染,或导致凝血功能障碍,甚至在手术中发生弥散性血管内凝血而危及生命。

【难点、疑点】

子死腹中一经确诊,应速下胎救母。下死胎之法,虽古籍有所记载,但临证之时,仍需根据病情及时处理,妊娠早期胚胎停止发育者和妊娠中期胎死不下者,可选择不同处理方案。

诊治流程图：

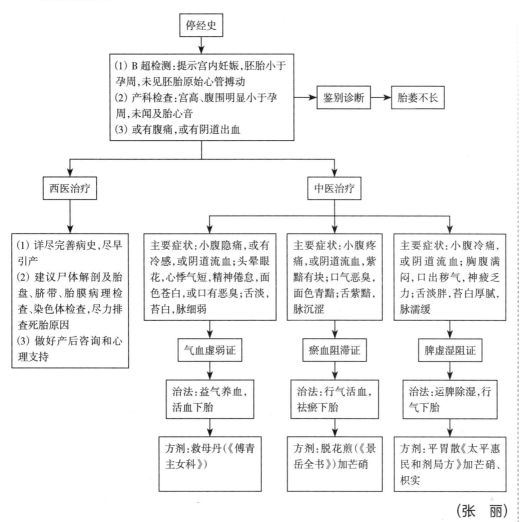

（张　丽）

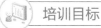 **复习思考题**

　　患者来诊时诉妊娠期胎动消失,接诊时需要了解哪些情况? 需考虑哪些疾病? 进行哪些检查?

第六节　妊　娠　肿　胀

PPT 课件

培训目标

　　1. 掌握妊娠肿胀的定义。

　　2. 掌握妊娠肿胀的诊断要点及西医疾病的鉴别要点。

　　3. 掌握妊娠肿胀的中医辨证论治。

妊娠中晚期,孕妇肢体面目发生肿胀者,称为"妊娠肿胀",亦称"子肿"。《医宗金鉴》根据肿胀部位及程度之不同,分别有子气、子肿、皱脚、脆脚等名称。若伴有高血压、蛋白尿者,应高度警惕,严重者可发展为子晕、子痫。西医学的妊娠期高血压疾病出现的水肿,可参照本病论治。

古医籍精选

ER-7-22

病例摘要

患者,女性,30 岁,停经 29^{+2} 周,双下肢肿胀 5 天来诊,现双下肢肿胀,舌胖有齿痕,苔薄白腻,脉沉缓。13 岁月经初潮,6~7 天 /30 天,量中,无痛经。

问题 1

通过病史采集,我们目前可以获得的临床信息有哪些? 为了进一步明确诊断及证型,需要补充哪些病史内容?

若妊娠晚期仅有轻度下肢浮肿,无其他不适者,经休息及饮食调理后自消,可不作病论。

为了进一步明确诊断,需补充了解以下病史:

询问有无高血压、慢性肾炎、糖尿病、心脏病、贫血、营养不良等病史。

询问有无低龄或高龄初孕、多胎妊娠、羊水过多等高危因素。

询问肿胀发生的时间。

询问肿胀的程度及部位。

询问伴随症状:头晕、头痛等。

收集中医望、闻、问、切四诊内容:参考"十问歌",询问既往史、婚育情况、目前是否有生育要求,了解营养状态、血压情况等,以助于根据患者的需求选择治疗方案和进行鉴别诊断。

完善病史

西医学病因病理

ER-7-23

患者已婚未育,G$_1$A$_0$,现有生育要求。近 5 日双下肢从踝部开始肿胀,逐渐延及小腿,休息后不能消退,无头晕头痛,胃纳欠佳,乏力,小便短小,大便溏薄。

彩超提示:单胎,双顶径 7.7cm,股骨长 5.6cm,胎心 150 次 /min,羊水指数 10.0。

知识点一

病 因 病 机

主要病机为脾虚、肾虚或气滞,导致水湿痰聚发为子肿。

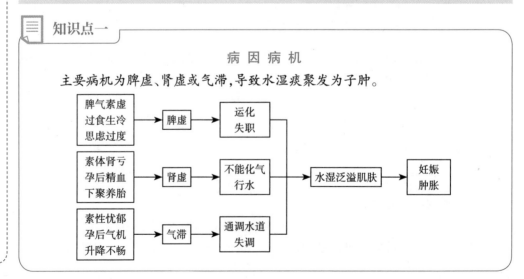

知识点二

诊 断 要 点

1. **病史**　注意营养状况、是否有贫血或原发性高血压、慢性肾炎、糖尿病、双胎、羊水过多等。

2. **症状**　一般在妊娠 20 周以后,多见于妊娠 32 周后,出现肢体、面目肿胀,常常由踝部开始,逐渐延至小腿、大腿、外阴、腹部及全身。

3. **体征**　注意水肿的程度及部位;有的外表浮肿不明显,但每周体重增加超过 0.9kg,称为隐性水肿。

4. **辅助检查**　尿常规:注意有无管型或蛋白尿,若 24 小时尿蛋白≥0.3g 为异常,≥5g 表示病情严重。B 超:了解单胎、双胎、胎儿有无畸形、羊水情况等。

问题 2

为了进一步明确诊断,体格检查需要注意哪些问题?

在全身体格检查的基础上,重点在于区分水肿的程度及部位:踝部及小腿有明显凹陷性水肿,经休息后不消退者为(+);水肿延及大腿,皮肤如橘皮样改变为(++);水肿延及外阴及腹部,伴皮肤发亮者为(+++);延至全身伴有腹水者为(++++)。

有的无明显水肿,但每周体重增加异常也是临床表现之一。

同时动态监测血压,早期发现先兆子痫。

体格检查情况

查体:双小腿按之有凹陷性水肿;BP:140/95mmHg。

问题 3

为了进一步明确诊断,需要进一步完善哪些辅助检查?

应进一步完善尿常规、血常规、肝肾功能、糖耐量、心电图及 B 超检查等。

辅助检查结果

尿蛋白(+);彩超提示:单胎,双顶径 7.7cm,股骨长 5.6cm,胎心率 150 次 /min,羊水指数 10.0。血常规、肝肾功能、心电图、糖耐量检查未见明显异常。

问题 4

该患者的中西医诊断是什么?

中医诊断:子肿(脾虚证)

西医诊断:妊娠高血压

知识点三

鉴 别 诊 断

妊娠肿胀是妊娠期间出现的一个症状,临床上很多疾病都可能出现不同程度及不同部位的肿胀,要注意鉴别(表 7-11)。

妊娠高血压
疾病的分类

ER-7-24

表 7-11　妊娠子肿的鉴别诊断

病名 鉴别要点	妊娠高血压	妊娠合并慢性肾炎	妊娠合并心脏病	羊水过多
主要症状	以水肿、高血压、蛋白尿为特征,严重时可出现抽搐、昏迷等症。分娩后随之消失	孕前有肾炎史,孕20周前发病,水肿始于眼睑	孕前有心脏病史,孕后出现心悸、气短、踝部浮肿、心动过速等	腹部胀满,行动不便,表情痛苦,或伴有压迫症状
特征	产科检查示子宫增大与妊娠月份相符合	产科检查示子宫增大与妊娠月份相符合	产科检查示子宫增大与妊娠月份相符合	产科检查发现子宫明显大于妊娠月份,胎位不清,胎心遥远或听不清
辅助检查	尿常规可有蛋白尿	尿常规可有蛋白尿、红细胞或管型	可有心电图、超声心电图、心功能检查异常	B超提示羊水过多

知识点四

辨 证 论 治

1. 辨证首先要注意肿胀的特点和程度。一般水盛肿胀者,皮薄光亮,压痕明显;湿郁肿胀者,皮肤粗厚,压痕不显。同时根据兼症及舌脉等分辨脾虚、肾虚、气滞三种证型,以指导治疗。

2. 治疗大法以利水化湿为主。脾虚者健脾利水,肾虚者温肾利水,气滞者理气化湿。按照"治病与安胎并举"的原则,随证加入养血安胎之品,慎用温燥、寒凉、滑利之药,以免伤胎(表 7-12)。

表 7-12　妊娠肿胀辨证与治法特点

	脾虚证	肾虚证	气滞证
主要症状	妊娠数月,肢肿延及面部或全身		
	皮薄光亮,按之凹陷,脘腹胀满,口中淡腻,食欲不振,气短懒言,小便短少,大便溏薄	浮肿下肢尤甚,按之没指,头晕耳鸣,面色晦暗,腰酸乏力,下肢逆冷,心悸气短,小便不利	肢体肿胀,起于两足,渐及大腿,皮色不变,按之硬痛,压痕不显,头晕胀痛,胸胁胀闷,纳食欠佳
舌脉	舌体胖嫩,边有齿痕,苔薄白或薄腻,脉沉缓	舌淡,苔白润,脉沉迟	舌质黯,苔薄腻,脉弦滑
治法	健脾除湿,利水消肿	温阳化气,健脾利水	理气行滞,化湿消肿
方药	白术散(《全生指迷方》):白术　茯苓　大腹皮　生姜皮　橘皮	苓桂术甘汤(《金匮要略》):桂枝　茯苓　白术　炙甘草	正气天香散(《证治准绳》):香附　乌药　陈皮　干姜　紫苏

续表

	脾虚证	肾虚证	气滞证
加减	喘息不得卧,加杏仁、苏叶;尿少甚至尿闭,加车前子、泽泻	腰痛甚者,加杜仲、续断;下肢肿甚,加防己	腹胀甚者,加枳壳;喘息不得卧,加桑白皮

问题 5

该患者的下一步治疗方案如何?

1. 卧床休息并取左侧卧位,保证充足的睡眠。

2. 中医辨证治疗

(1) 四诊合参:证属脾虚证,以健脾除湿,利水消肿为法,辨证予药,方选白术散加减。

(2) 中成药:五苓散,每次 1 袋,每日 3 次。

3. 镇静、解痉,有指征地降压、利尿。

4. 密切监测母胎情况,适时终止妊娠。

【临证要点】

妊娠高血压疾病的治疗
ER-7-25

　　子肿可见于多种疾病,如妊娠贫血、营养不良、低蛋白血症、妊娠合并心脏病、妊娠期高血压疾病等。因此,临床应注意鉴别诊断,对于水肿伴有高血压或蛋白尿者要予以重视。子肿的治疗以利水化湿为主,"诸湿肿满,皆属于脾",水湿为病,其制在脾,重用白术,配以茯苓、防己等健脾利湿之品,可提高利水消肿之功效,但利水不可太过,行气温阳不可太燥,有毒之品宜慎用,如乌头类、马兜铃类等,以免损伤胎元。在妊娠肿胀的治疗过程中要注意如下几点:

　　1. 补与利的关系　妊娠病的治疗原则应注意治病与安胎并举,不能见肿就利水,还要注意胎儿的生理状况;依据孕妇的体质、病情轻重缓急,确定先补后利,先利后补,或补利兼施。若补而不利,则中满湿盛;利而不补,肿胀虽消,但不能固本,常因脾土受克,肿胀又起,或影响胎儿的发育,以至胎萎不长。补应避免滋腻滞水,熟地、黄精、首乌、玉竹多为滋腻之品,并非补之常药。利应注意妊娠期用药禁忌,避免滑利、逐水、有毒之品伤及脾肾而碍胎。

　　2. 注意善后调理　肿胀消退,不能断然停药,应注意善后调理,以培补脾肾、疏理气机为法,补益气血,安养胎元。方剂可选五味异功散,中药可选苏梗、砂仁、杜仲、桑寄生、续断、狗脊、苎麻根等,每月服 5~7 剂,以保胎助产。

　　3. 密切观察病情,防止不良预后　治疗过程中随时注意体重及血压变化,以及尿蛋白的检查,若出现高血压、蛋白尿,须防止妊娠期高血压疾病的发生。

【难点、疑点】

　　子肿系妊娠常见病,其发病时间大多在妊娠的中晚期,其症状由轻到重,由下肿渐向上蔓延,甚至全身,一经诊断应及时治疗,分别采用健脾、温肾、理气化湿的方法,使水肿早日消退,同时应注意结合有关检查,病情严重者,应注意子痫的发生,临床医师应当严格按照临床诊疗常规来处理问题。

诊治流程图:

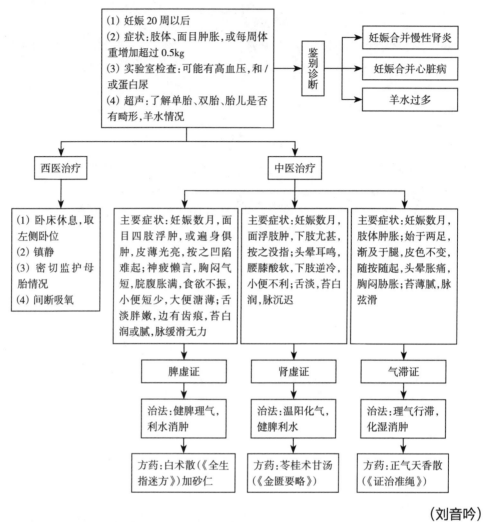

（刘音吟）

扫一扫
测一测

PPT 课件

复习思考题

患者来诊时诉妊娠中晚期出现肢体肿胀,接诊时需要注意哪些内容?

第七节　妊　娠　眩　晕

培训目标

1. 掌握妊娠眩晕的定义。
2. 掌握妊娠眩晕的诊断要点。
3. 掌握妊娠眩晕的中医辨证论治。

妊娠中晚期,出现头晕目眩,或伴面浮肢肿,甚则昏眩欲厥者,称为"妊娠眩晕",亦称"子眩""子晕"。本病相当于西医学妊娠期高血压疾病。轻者,血压增高≥140/90mmHg,可无明显症状。重者,血压≥160/110mmHg,头晕目眩,面浮肢肿,为子痫前期,属产科重症之一。本病若能及时、正确地治疗,预后大多良好;否则病情加重,可发展为子痫。西医学妊娠贫血引起的眩晕也可参照本病治疗。

病例摘要

古医籍精选
ER-7-26

患者,女性,30 岁,妊娠 32^{+3} 周,头晕目眩 3 天来诊。查体:BP:165/110mmHg,尿蛋白(+++),舌红,苔少,脉弦细数。

问题 1

通过病史采集,我们目前可以获得的临床信息有哪些? 为了进一步明确诊断及证型,需要补充哪些病史内容?

妊娠中晚期,以眩晕为主症,称为子晕。轻者,除血压升高外无明显自觉症状;重者,头晕目眩伴血压升高、面浮肢肿等症。

为了进一步明确诊断及证型,需补充了解以下病史:

询问孕前是否有高血压病史,孕后是否有贫血、营养不良、双胎等病史。

询问伴随症状:有无头痛、眼花、面浮肢肿,及肿胀的程度及部位。

收集中医望、闻、问、切四诊内容:参考"十问歌",询问既往史、婚育情况、目前有无生育要求,了解营养状态、血压情况等,以助于根据患者的需求选择治疗方案和进行鉴别诊断。

完善病史

西医学病因病理
ER-7-27

患者已婚已育,G_2A_1,现有生育要求。3 天前自觉心中烦闷,咽干口燥,大便干,手足心热,两颧潮红。查体:腹部膨隆,与孕周符合,胎心 145 次/min。

知识点一

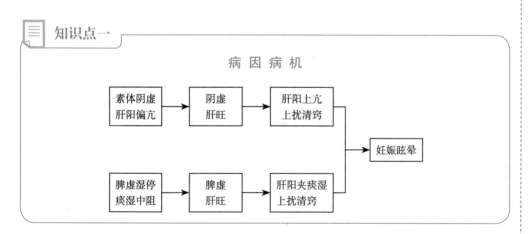

病 因 病 机

素体阴虚肝阳偏亢 → 阴虚肝旺 → 肝阳上亢上扰清窍 →

脾虚湿停痰湿中阻 → 脾虚肝旺 → 肝阳夹痰湿上扰清窍 →

→ 妊娠眩晕

笔记

知识点二

诊 断 要 点

1. **病史**　妊娠眩晕发生于妊娠中、晚期,注意询问有无高血压、营养不良、贫血、双胎等。

2. **症状**　头晕目眩,或伴面浮肢肿,小便短少,甚者昏眩欲厥等。

3. **体征**　中晚孕期腹形,伴有水肿或血压升高(≥140/90mmHg)。

4. **辅助检查**　尿常规可见尿蛋白,24小时尿蛋白可见异常;血常规、血浆及全血黏度、肾功、二氧化碳结合力等均有异常。

问题2

为了进一步明确诊断,体格检查需要注意哪些问题?

在全身体格检查的基础上,动态监测血压,了解水肿的程度及部位。

查体:T 37℃,P 87 次/min,R 24 次/min,BP 165/110mmHg,查体:腹部膨隆,与孕周符合,胎心 145 次/min。

问题3

为了进一步明确诊断,需要进一步完善哪些辅助检查?

应进一步完善血常规、血浆及全血黏度、肾功能、二氧化碳结合力、眼底、心电图、B 超检查等。

辅助检查结果

随机尿蛋白(+++);肝功能:ALT 56U/L,AST 70U/L。

问题4

该患者的中西医诊断是什么?

中医诊断:妊娠眩晕(阴虚肝旺证)

西医诊断:妊娠高血压(子痫前期)

知识点三

鉴 别 诊 断

应与妊娠肿胀、子痫、内耳性眩晕、妊娠贫血相鉴别。鉴别要点见表7-13。

表7-13　妊娠眩晕的鉴别诊断

鉴别要点　　病名	妊娠肿胀	子痫	内耳性眩晕	妊娠贫血
主要症状	妊娠中晚期,孕妇以肢体面目发生肿胀为主症,无头晕目眩的症状,若伴有高血压、蛋白尿者,可发生为妊娠眩晕	妊娠晚期,或临产、新产后,以眩晕头痛,突然昏不知人,两目上视,牙关紧闭,四肢抽搐,角弓反张,反复发作,甚至昏迷不醒为主症	以发作性眩晕、耳鸣及听力减退,伴有恶心、呕吐、眼球震颤等为主要临床表现	妊娠中晚期出现头晕、乏力、心悸、气短,甚至出现下肢、面目浮肿,但不伴有高血压、蛋白尿

续表

病名 鉴别要点	妊娠肿胀	子痫	内耳性眩晕	妊娠贫血
妇科检查	腹部膨隆,与孕周符合	腹部膨隆,与孕周符合	腹部膨隆,与孕周符合	腹部膨隆,与孕周符合
辅助检查	尿常规可能见尿蛋白	血压明显升高,蛋白尿或有血小板减少、转氨酶升高、凝血功能障碍等	可通过内耳功能检查来确诊	尿常规未见异常,血常规提示血红蛋白偏低

知识点四

辨 证 论 治

1. 根据眩晕及兼症的特点、舌脉,以辨析阴虚肝旺、脾虚肝旺等证型。

2. 注意监测水肿、蛋白尿、高血压的异常程度,以估计病情的轻重。妊娠眩晕的重症可发展为子痫。

3. 治疗大法以平肝潜阳为主,或佐以滋肾养阴,或健脾利湿,或调补气血。忌用辛温香燥之品,以免重伤其阴,反助风火之邪。分证论治见表7-14。

表 7-14　妊娠眩晕辨证与治法特点

	阴虚肝旺证	脾虚肝旺证
主要 症状	妊娠中晚期,头晕目眩,视物模糊	
	心中烦闷,颜面潮红,口燥咽干,手足心热,甚或猝然昏倒,顷刻即醒	头胀而重,面浮肢肿,胸闷欲呕,胸胁胀满,纳差便溏
舌脉	舌红,苔少,脉弦细数	苔白腻,脉弦滑
治法	滋肾育阴,平肝潜阳	健脾利湿,平肝潜阳
方药	杞菊地黄丸(《医级》):枸杞子　菊花　熟地黄　山萸肉　牡丹皮　山药　茯苓　泽泻	半夏白术天麻汤(《脾胃论》):黄柏　干姜　天麻　苍术　茯苓　黄芪　泽泻　人参　白术炒　神曲　制半夏　橘皮　麦芽
加减	失眠不寐,加酸枣仁、夜交藤;腰膝酸软,加杜仲、桑寄生;舌体震颤,红绛而瘦,加蔓荆子,女贞子	大便秘结,加肉苁蓉、火麻仁;头晕、耳鸣,加僵蚕、天麻

问题5

该患者的下一步治疗方案如何?

1. 卧床休息、禁止性生活。

2. 中医辨证治疗

(1)四诊合参:证属阴虚肝旺证,以滋肾育阴,平肝潜阳为法,辨证予药,方选杞菊地黄丸加减。

　　(2) 中成药:杞菊地黄丸(浓缩丸),每次 8 粒,每日 2~3 次。

　　3. 镇静、解痉,有指征地降压、利尿。

　　4. 密切监测母胎情况,适时终止妊娠。

【临证思路】

妊娠高血压
疾病的管理

ER-7-28

　　子肿、子晕、子痫是妊娠特有病证,是疾病发展的不同阶段,与西医学之妊娠高血压的临床过程相类似。关键在于早期诊断和早期治疗,防止子痫的发作,降低其对母儿的不良影响。对于具有高龄或低龄初孕、多胎妊娠、高血压、糖尿病、贫血、营养不良等高危因素的孕妇,尤须注意产前检查和保健。

　　子晕常为子痫之前期表现,及时有效的治疗可控制和预防子痫的发作。本病以阴血不足及脾虚为本,以肝旺为标,属本虚标实之证。针对其肝阳上亢,易于化火生风的病机特点,平肝潜阳为治疗之首要,以防其传变,酌情配以行气化痰、养血活血、利水消肿。若血压增高者,可选用钩藤、石决明、白蒺藜等平肝潜阳;蛋白尿者,可加用生黄芪、芡实等健脾固肾涩精。必要时需配合西医治疗。

　　子晕的治疗是预防子痫的重要环节,若治疗及时,预后大多良好;若发生子痫,对胎儿和孕产妇均有较大危害。

【难点、疑点】

　　子晕、子痫是妊娠期特有疾病,子晕是子痫的前驱症状,子痫往往是子晕、子肿发展的严重后果。子痫是妇产科危、急、重病证之一。所谓危者,是指严重者常可导致孕妇及胎儿的死亡;急者,是指本病发作突然,必须及进抢救;重者,指本病是一种复杂病证,其病理变化常累及多个脏腑。因此临床上应对子晕、子痫引起高度重视。

诊治流程图:

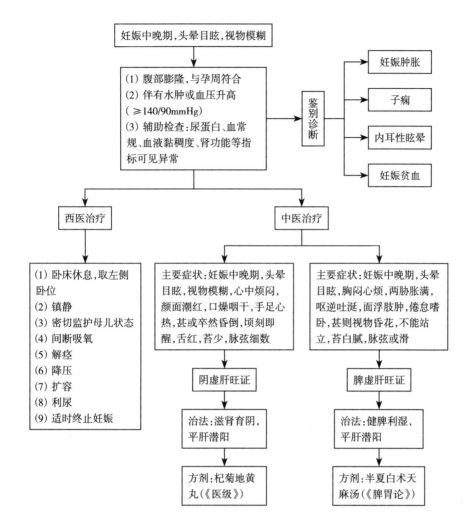

（刘音吟　梁雪芳）

？ 复习思考题

简述子晕的辨证论治要点及其预后?

第八章

正常分娩与急难产的处理

第一节　产　前　检　查

 培训目标

1. 掌握产前检查的内容及方法。
2. 熟悉围生期概念。

产前检查与孕期保健包括对孕妇进行规范的产前检查、健康教育与指导、胎儿健康的监护与评估、孕期营养及体重管理和用药指导等,是降低孕产妇和围产儿并发症的发生率及死亡率、减少新生儿出生缺陷的重要措施。

围产期指产前、产时和产后的一段时期。围产期的定义有4种:

围产期Ⅰ:从妊娠达到及超过28周至产后1周。

围产期Ⅱ:从妊娠达到及超过20周至产后4周。

围产期Ⅲ:从妊娠达到及超过28周至产后4周。

围产期Ⅳ:从胚胎形成至产后1周。

中国采用围产期Ⅰ来计算围产期相关的统计指标。

病例摘要

患者,女性,28岁。因"停经60天,B超示宫内早孕",于2017年5月20日来产科门诊就诊。既往月经规律,5~6天/28~30天,量中,无痛经;孕1产0;末次月经2017年3月20日。无阴道流血、流液、腰酸、腹痛下坠等不适。舌淡红,苔薄白,脉滑。B超示宫内可见40mm×32mm×25mm孕囊,见胚芽及心管搏动。有生育要求。

问题1

通过病史采集,目前可以获得的临床信息有哪些?

该孕妇为育龄期女性,平素月经规律,有明确停经史,超声检查见宫内胚芽及原始心管搏动,可诊断为宫内早孕。因有生育要求,首次产检,目的:①确定孕妇及胚胎情况;②核对孕周;③制定产前检查计划。

知识点一

产前检查的次数、时间及其内容

合理的产前检查时间及次数不仅能保证孕期保健质量,也可节省医疗卫生资源。世界卫生组织(WHO)(2016 年)建议产前检查次数至少 8 次,分别为:妊娠 <12 周、20 周、26 周、30 周、34 周、36 周、38 周和 40 周。

中国《孕前和孕期保健指南(2018 年)》推荐的产前检查孕周分别为:妊娠 6~13^{+6} 周,14~19^{+6} 周,20~24 周,25~28 周,29~32 周,33~36 周,37~41 周(每周 1 次)。有高危因素者,可酌情增加产前检查次数。

问题 2

产前检查包括哪些内容?

包括询问病史、体格检查、产科检查、必要的辅助检查和健康教育指导。

(1)详细询问病史:①孕妇年龄;②职业;③本次妊娠经过;④推算及核对预产期:末次月经第 1 日算起,月份减 3 或加 9,日数加 7(农历日数加 14)。有条件者应根据妊娠早期的超声检查报告来核对预产期,尤其对于末次月经日期不详或在哺乳期无月经来潮而受孕者,应采用超声检查以协助推算预产期;⑤月经史及既往孕产史;⑥既往史及手术史;⑦家族史;⑧丈夫健康状况。

(2)全面体格检查:孕妇发育、营养及精神状态;注意步态及身高,身材矮小(<145cm)者常伴有骨盆狭窄;检查心脏有无病变;检查脊柱及下肢有无畸形;检查乳房情况;测量血压、体重和身高,计算体重指数,注意有无水肿。

(3)产科检查包括:腹部检查、骨盆测量和阴道检查等。

知识点二

妊娠 6~13^{+6} 周的产前检查

1. 常规保健项目
(1)建立孕期保健手册。
(2)确定孕周、推算预产期。
(3)评估孕期高危因素。
(4)血压、体重与体重指数。
(5)妇科检查。
(6)胎心率(妊娠 12 周左右)。

2. 必查项目 血常规、尿常规、血型(ABO 和 Rh)、肝功能、肾功能、空腹血糖、乙肝表面抗原(HBsAg)、梅毒螺旋体、艾滋病病毒(HIV)筛查、地中海贫血筛查(广东、广西、海南、湖南、湖北、四川、重庆等地)、早孕期超声检查(确定宫内妊娠和孕周)。

3. 备查项目　丙型肝炎病毒(HCV)筛查、抗 D 滴度(Rh 阴性者)、口服葡萄糖耐量试验(OGTT)(高危妇女)、甲状腺功能筛查、血清铁蛋白(血红蛋白<100g/L 者)、宫颈细胞学检查(孕前 12 个月未检查者)、宫颈分泌物检测淋球菌和沙眼衣原体、细菌性阴道病检测、早孕期非整倍体母体血清学筛查(10~13^{+6}周)、妊娠 11~13^{+6}周超声检查测量胎儿颈项透明层厚度(NT)、妊娠 10~13^{+6}周绒毛活检、心电图。

4. 健康教育及指导

(1) 流产的认识和预防。

(2) 营养和生活方式指导。

(3) 避免接触有毒有害物质和宠物,慎用药物。

(4) 孕期疫苗的接种。

(5) 改变不良生活方式,避免高强度工作、高噪音环境和家庭暴力。

(6) 保持心理健康。

(7) 继续补充叶酸 0.4~0.8mg/d 至孕 3 个月,有条件者可继续服用含叶酸的复合维生素。

知识点三

妊娠中、晚期产前检查

一、妊娠 14~19^{+6} 周的产前检查

1. 常规保健项目：

(1) 分析首次产前检查结果。

(2) 血压、体重。

(3) 宫底高度。

(4) 胎心率。

2. 必查项目　中孕期非整倍体母体血清学筛查(妊娠 15~20 周)。

3. 备查项目

(1) 无创产前检测(NIPT)(妊娠 12~22^{+6} 周)。

(2) 羊膜腔穿刺检查胎儿染色体(妊娠 16~22 周)。

4. 健康教育及指导

(1) 中孕期胎儿非整倍体筛查的意义。

(2) 非贫血孕妇,血清铁蛋白 <30μg/L,应补充元素铁 60mg/d。诊断明确的缺铁性贫血孕妇,补充元素铁 100~200mg/d。

(3) 开始常规补充钙剂 0.6~1.5g/d。

二、妊娠 20~24^{+6} 周的产前检查

1. 常规保健项目

(1) 血压、体重。

(2) 宫底高度。

(3) 胎心率。

2. 必查项目

(1) 胎儿系统超声筛查(20~24^{+6}周)。

(2) 血常规。

(3) 尿常规。

3. 备查项目 阴道超声测量宫颈长度(早产高危)。

4. 健康教育及指导

(1) 早产的认识与预防。

(2) 营养和生活方式的指导。

(3) 胎儿系统超声筛查的意义。

三、妊娠25~28^{+6}周的产前检查

1. 常规保健项目

(1) 血压、体重。

(2) 宫底高度。

(3) 胎心率。

2. 必查项目

(1) 口服葡萄糖耐量试验(OGTT)。

(2) 血常规。

(3) 尿常规。

3. 备查项目

(1) 抗D滴度(Rh阴性者)复查。

(2) 宫颈阴道分泌物、胎儿纤维连接蛋白(fFN)检测(宫颈长度为20~30mm者)。

4. 健康教育及指导

(1) 早产的认识与预防。

(2) 营养和生活方式指导。

(3) 妊娠期糖尿病筛查。

四、妊娠29~32^{+6}周的产前检查

1. 常规保健项目

(1) 血压、体重。

(2) 宫底高度。

(3) 胎心率。

(4) 胎位。

2. 必查项目

(1) 产科超声检查。

(2) 血常规。

(3) 尿常规。

3. 备查项目 无。

4. 健康教育及指导

(1) 分娩方式指导。

(2) 开始注意胎动。

(3) 母乳喂养指导。

(4) 新生儿护理指导。

五、妊娠 33~36⁺⁶ 周的产前检查

1. 常规保健项目

(1) 血压、体重。

(2) 宫底高度。

(3) 胎心率。

(4) 胎位。

2. 必查项目 尿常规。

3. 备查项目

(1) B 族链球菌(GBS)筛查(35~37 周)。

(2) 肝功、血清胆汁酸检测(妊娠 32~34 周,怀疑妊娠肝内胆汁淤积症的孕妇)。

4. 健康教育及指导

(1) 分娩前生活方式指导。

(2) 分娩相关知识。

(3) 新生儿疾病筛查。

(4) 抑郁症的预防。

六、妊娠 37~41 周(第 7~11 次)产前检查

1. 常规保健项目

(1) 血压、体重。

(2) 宫底高度。

(3) 胎心率。

(4) 胎位。

2. 必查项目

(1) 产科超声检查。

(2) 无应激试验(NST)检查(每周 1 次)。

3. 备查项目 宫颈检查(Bishop 评分)。

4. 健康教育及指导

(1) 分娩相关知识。

(2) 新生儿免疫接种。

(3) 产褥期指导。

(4) 胎儿宫内情况监护。

(5) 超过 41 周,及时住院并引产。

知识点四

产 科 检 查

产科检查包括腹部检查、骨盆测量和阴道检查等。

一、腹部检查

1. 视诊 注意腹形及大小,有无妊娠纹、手术瘢痕及水肿等。

2. 触诊 首先软尺测量子宫高度(耻骨联合上缘至子宫底的距离)。然后四步触诊法检查子宫大小、胎产式、胎先露、胎方位及胎先露部是否衔接。在做前 3 步手法时,检查者面向孕妇头侧,做第 4 步手法时,检查者应面向孕妇足端(图 8-1)。

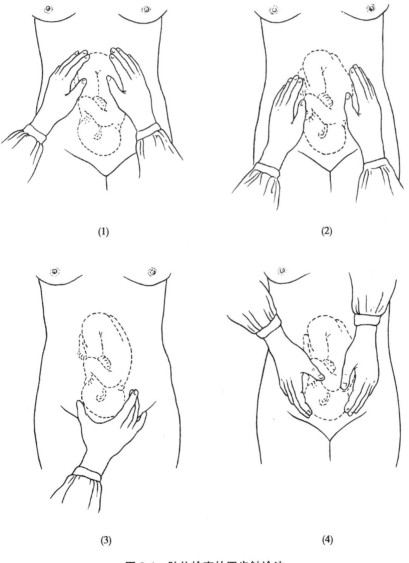

(1)　　　　　　　　　　　　(2)

(3)　　　　　　　　　　　　(4)

图 8-1　胎位检查的四步触诊法

第 1 步:检查者两手置子宫底部,了解子宫外形并测得宫底高度,估计胎儿大小与孕周数是否相符。然后以两手指腹相对轻推,判断宫底部的胎儿部分,胎头硬而圆且有浮球感,胎臀软而宽且形状不规则。

第 2 步:检查者左右手分别置于腹部左右侧,一手固定,另一手轻轻深按检查,触及平坦饱满者为胎背,可变形而高低不平部分是胎儿肢体,有时感到胎儿肢体活动。

第 3 步:检查者右手拇指与其余 4 指分开,置于耻骨联合上方握住胎先露部,进一步查清是胎头或胎臀,左右推动以确定是否衔接。若胎先露部仍浮动,表示尚未入盆。若已衔接,则胎先露部不能推动。

第 4 步:检查者左右手分别置于胎先露部的两侧,向骨盆入口方向向下深按,再次核对胎先露部的诊断是否正确,并确定胎先露部入盆的程度。

3. 听诊　胎心音在靠近胎背上方的孕妇腹壁上听得最清楚。

二、骨盆测量

见表 8-1、图 8-2~ 图 8-5。

表 8-1　骨盆测量

	测量径线	起止间距	参考值	意义
外测量	髂棘间径(图 8-2)	伸腿仰卧位,测量两髂前上棘外缘的距离	23~26cm	三者并不能预测产时头盆不称,故无需常规测量
	髂嵴间径(图 8-3)	伸腿仰卧位,测量两髂嵴外缘最宽的距离	25~28cm	
	骶耻外径(图 8-4)	左侧卧位,右腿伸直,左腿屈曲,测量第 5 腰椎棘突下至耻骨联合上缘中点的距离	18~20cm	
	耻骨弓角度	左右手拇指指尖斜着对拢,放置在耻骨联合下缘,左右两拇指平放在耻骨降支上,测量两拇指间的角度	90°	<80° 为异常,此角度可反映骨盆出口横径的宽度
	坐骨结节间径(出口横径)(图 8-5)	仰卧位,两腿弯曲,双手抱膝,测量两坐骨结节内侧缘的距离	8.5~9.5cm	两者之和 >15cm 时,表明骨盆出口狭窄不明显
内测量	出口后矢状径	坐骨结节间径中点至骶骨尖端的长度	8~9cm	
	对角径	耻骨联合下缘至骶岬前缘中点的距离	12.5~13cm	此值减去 1.5~2.0cm 为骨盆入口前后径长度,又称真结合径
	坐骨棘间径	两坐骨棘间的距离	10cm	
	坐骨切迹宽度	坐骨棘与骶骨下部间的距离,即骶棘韧带宽度	能容纳三横指(约 5.5~6cm)为正常	小于三横指为中骨盆狭窄

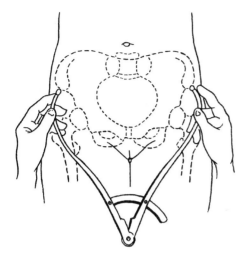

图 8-2 测量髂棘间径

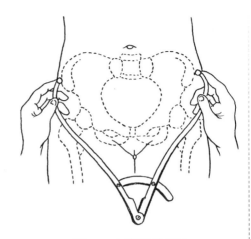

图 8-3 测量髂嵴间径

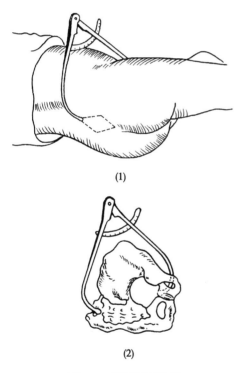

(1)

(2)

图 8-4 测量骶耻外径

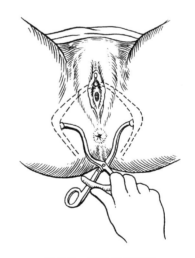

图 8-5 坐骨结节间径

三、阴道检查

妊娠期可行阴道检查,特别是有阴道流血和阴道分泌物异常时。分娩前阴道检查可协助确定骨盆大小,了解胎先露部、骶骨前面弯曲度、坐骨棘间径、坐骨切迹宽度及骶尾关节活动度,并测量出口后矢状径;评估宫颈容受和宫颈口开大程度,进行宫颈 Bishop 评分。

电子胎心监护
FR-8-3

知识点五

常见的胎儿监护技术及临床意义

1. 胎动评估　是孕妇自我评价胎儿宫内状况的简便经济的有效方法。一般妊娠 20 周开始自觉胎动,夜间和下午胎动较活跃。胎动常开始于胎儿睡眠周期消失,持续 20~40 分钟。妊娠 28 周后,胎动计数 <10 次 /2h 或减少 50% 者提示有胎儿缺氧可能。

2. 电子胎心监护(EFM)　能连续观察并记录胎心率(FHR)的动态变化,同时描记子宫收缩和胎动情况,反映三者间的关系。其中基线变异是最重要的评价指标。

3. 无应激试验(NST)　用于产前监护,预测胎儿宫内储备能力(表 8-2)。

表 8-2　NST 的结果判读及处理

参数	正常 NST	不典型 NST	异常 NST
胎心率基线	110~160 次 /min	100~110 次 /min; >160 次 /min,持续 <30 分钟	胎心过缓 <100 次 /min; 胎心过速 >160 次 /min,持续 >30 分钟
基线变异	6~25 次 min(中度变异);≤5 次 /min(变异缺失及微小变异),持续 <40 分钟	≤5 次 /min,持续 40~80 分钟之内	≤5 次 /min,持续 ≥80 分钟;≤25 次 /min,持续 >10 分钟。正弦波形
减速	无减速或偶发变异减速,持续 <30 秒	变异减速,持续 30~60 秒之内	变异减速,持续时间 ≥60 秒。晚期减速
加速(<32 周)	40 分钟内 2 次或 2 次以上加速 >10 次 /min,持续 10 秒	40~80 分钟内 2 次以下加速 >10 次 /min,持续 10 秒	>80 分钟 2 次以下加速 >10 次 /min,持续 10 秒
加速(≥32 周)	40 分钟内 2 次或 2 次以上加速 >15 次 /min,持续 15 秒	40~80 分钟内 2 次以下加速 >15 次 /min,持续 15 秒	>80 分钟 2 次以下加速 >15 次 /min,持续 15 秒
处理	继续随访或进一步评估	需要进一步评估	复查;全面评估胎儿状况;生物物理评分;有时可能终止妊娠

4. 缩宫素激惹试验(OCT)

(1) 原理:用缩宫素诱导宫缩并用电子胎心监护仪记录胎心,可用于产前监护及引产时胎盘功能的评价。

(2) OCT 图形的判读:主要基于是否出现晚期减速和变异减速。

1) 阴性:无晚期减速或无重度变异减速。

2) 可疑(下述表现之一):间断出现晚期减速或重度变异减速;宫缩过频(>5 次 /10min);宫缩伴胎心减速,时间 >90 秒;出现无法解释的监护图形。

3) 阳性:≥50% 的宫缩伴随晚期减速。

5. 胎儿生物物理评分(BPP)　BPP 是综合电子胎心监护及超声检查所示某

些生理活动,以判断胎儿有无急、慢性缺氧的一种产前监护方法。主要观察指标有无应激试验(NST)、胎儿呼吸运动(FBM)、胎动(FM)、胎儿张力(FT)、羊水最大暗区垂直深度(AFV),常用 Manning 评分法。由于 BPP 评分费时较长,且受诸多主观因素的影响,临床应用已日趋减少。

6. 彩色多普勒超声胎儿血流监测　应用超声技术监测胎儿血流动力学,可对有高危因素的胎儿状况做出客观判断,为临床选择适宜的终止妊娠时机提供有力证据。

(1) 常用监测指标:脐动脉和胎儿大脑中动脉的 S/D 比值、阻力指数(RI)值、搏动指数(PI)值、脐静脉和静脉导管的血流波形等。[注:S/D 为收缩期峰值流速(S)/舒张末期流速(D);RI 为(S-D)/S;PI 为(S-D)/平均流速。不同孕周的 S/D、PI 与 RI 值不同。]

(2) 胎儿血流异常判断标准:①脐动脉血流指数 > 各孕周第 95 百分位数或超过 2 个平均值标准差,预示胎儿缺氧;②脐动脉的舒张末期血流频谱消失或倒置,预示胎儿缺氧严重;③胎儿大脑中动脉 S/D 比值降低,提示血流在胎儿体内重新分布,预示胎儿缺氧;④出现脐静脉或静脉导管搏动、静脉导管血流 a 波反向均预示胎儿处于濒死状态。

附:产前检查流程表

检查次数	常规检查和保健	备查项目	健康教育
第 1 次检查 (6~13[+6] 周)	1. 建立孕期保健手册 2. 确定孕周、推算预产期 3. 评估孕期高危因素 4. 血压、体重与体重指数、胎心率 5. 血常规、尿常规、血型(ABO 和 Rh)、空腹血糖肝功肾功、乙型肝炎表面抗原、梅毒螺旋体、HIV 筛查	1. HCV 筛查 2. 珠蛋白生成障碍性贫血筛查 3. 血清 TSH 筛查 4. 血清铁蛋白 5. 宫颈细胞学检查 6. 宫颈分泌物检测淋球菌和沙眼衣原体 7. 细菌性阴道病检测 8. 早孕期非整倍体母体血清学筛查(10~13[+6] 周) 9. 早孕期超声检查,妊娠 11~13[+6] 周超声测量胎儿 NT 厚度 10. 妊娠 10~12 周绒毛活检 11. 心电图	1. 营养和生活方式指导 2. 避免接触有毒有害物质和宠物 3. 慎用药物 4. 孕期疫苗的接种 5. 改变不良生活方式,避免高强度工作、高噪音环境和家庭暴力 6. 继续补充叶酸 0.4~0.8mg/d 至孕 3 个月,有条件者可继续服用含叶酸的复合维生素
第 2 次检查 (14~19[+6] 周)	1. 分析首次产前检查的结果 2. 血压、体质量、宫底高度、腹围、胎心率 3. 中孕期非整倍体母体血清学筛查(15~20[+0] 周)	羊膜腔穿刺检查胎儿染色体(16~21 周)	1. 中孕期胎儿非整倍体筛查的意义 2. Hb<105g/L,补充元素铁 60~100mg/d 3. 开始补充钙剂,600mg/d

续表

检查次数	常规检查和保健	备查项目	健康教育
第3次检查 (20~23^{+6}周)	1. 血压、体质量、宫底高度、腹围、胎心率 2. 胎儿系统超声筛查(18~24周) 3. 血常规、尿常规	宫颈评估(超声测量宫颈长度,早产高危者)	1. 早产的认识和预防 2. 营养和生活方式指导 3. 胎儿系统超声筛查的意义
第4次检查 (24~27^{+6}周)	1. 血压、体质量、宫底高度、腹围、胎心率 2. OGTT、尿常规	1. 抗D滴度复查(Rh阴性者) 2. 宫颈阴道分泌物fFN检测(早产高危者)	1. 早产的认识和预防 2. 营养和生活方式指导 3. 妊娠期糖尿病筛查
第5次检查 (28~31^{+6}周)	1. 血压、体质量、宫底高度、腹围、胎心率、胎位 2. 产科超声检查 3. 血常规、尿常规	超声测量宫颈长度或宫颈阴道分泌物fFN检测	1. 分娩方式指导 2. 开始注意胎动 3. 母乳喂养指导 4. 新生儿护理指导
第6次检查 (32~36^{+6}周)	1. 血压、体质量、宫底高度、腹围、胎心率、胎位 2. 尿常规	1. GBS筛查(35~37周) 2. 肝功能、血清胆汁酸检测(32~34周,怀疑ICP孕妇) 3. NST检查(34孕周开始) 4. 心电图复查(高危者)	1. 分娩前生活方式指导 2. 分娩相关知识 3. 新生儿疾病筛查 4. 抑郁症的预防
第7次检查 (37~41^{+6}周)	1. 血压、体质量、宫底高度、腹围、胎心率、胎位、宫颈检查(Bishop评分) 2. 尿常规	1. 产科超声检查 2. NST检查(每周1次)	1. 新生儿免疫接种 2. 产褥期指导 3. 胎儿宫内情况监护 4. 超过41周,住院引产

(玉华　许昕)

？ 复习思考题

　　孕妇周某,26岁,因"停经2个月余,B超提示宫内妊娠"就诊。接诊时需要掌握哪些内容? 考虑完善哪些相关产前检查?

第二节　产　程　观　察

💻 培训目标

　　1. 掌握正常分娩的定义、决定分娩的四大因素、产道的组成。
　　2. 熟悉枕先露的分娩机制。

　　妊娠达到及超过28周(196日),胎儿及附属物从临产开始至全部从母体娩出的过程称分娩(labor,delivery)。妊娠达到 28 周至 36⁺⁶ 周(196~258 日)期间分娩称早产(premature labor);妊娠达到 37 周至 41⁺⁶ 周(259~293 日)期间分晚产称足月产(term labor);妊娠达到及超过 42 周(≥294 日)期间分娩称过期产(postterm labor)。妊娠足月,没有经过任何医疗干预措施,胎儿顺利经阴道自然娩出,称为正常分娩。

病例摘要

患者,女性,30 岁。因"停经 39 周,见红 1 天,下腹痛 1 小时"于 2018 年 1 月 15 日 10:00 来诊收入院。平素月经规律,停经 1 个月余自测尿 HCG 阳性,末次月经 2017 年 4 月 15 日。

问题 1

通过病史采集,目前可获得的临床信息有哪些? 为进一步明确诊断,需要完善哪些病史? 初步诊断是什么?

1. 询问出现阴道血性分泌物的诱因、量、色、质、持续时间,与产前出血有关疾病相鉴别;询问发生腹痛的频率、强度、持续时间及间隔时间,区别先兆临产与临产;有无阴道流液,明确是否发生胎膜早破;胎动是否正常。

2. 询问伴随症状 有无头晕、发热等。

3. 询问妊娠经过,产检的具体情况;有无妊娠合并症及胎儿发育情况。

4. 询问既往史、婚育史、月经史等,以便根据患者需求选择治疗方案及鉴别诊断。

完善病史

患者,女性,30 岁,以"停经 39 周,阴道见红 1 天,下腹痛 1 小时"入院。停经 1 个月余测尿 HCG 阳性;末次月经 2017 年 4 月 15 日,预产期 2018 年 1 月 15 日,核对孕周无误。孕期定期产检,其优生检查、筛查低风险、排畸彩超均未见异常,葡萄糖耐量试验无异常,经过顺利。昨日上午阴道少量血性分泌物,淡红色;今日 9:00 有不规则下腹痛,5~10 分钟一次,持续 10 余秒;无阴道流液,胎动正常;无异常自觉症状,睡眠可,二便正常。既往身体健康。月经规律,4~5 天 /28~30 天,孕 2 产 0,人流 1 次。

育龄期女性,平素月经规律,停经 39 周,阴道少量血性分泌物 1 天,有不规则下腹痛,无阴道流液,初步诊断考虑为先兆临产。

知识点一

先兆临产与临产的诊断

1. **先兆临产** 在孕妇正常分娩发动之前,常出现一些症状预示不久将临产,称为先兆临产。

(1)假临产:分娩发动前,由于子宫肌层的敏感性增强,常出现不规律宫缩,其特点:①持续时间短且不恒定,一般≤30 秒;间隔时间长且不规则;②宫缩强度不大,仅下腹部轻微胀痛,常在夜间出现而清晨消失;③假临产不伴有宫颈管短缩、宫口扩张;给予强镇静剂可抑制或缓解宫缩。

(2) 胎儿下降感:又称轻松感。由于胎先露部下降进入骨盆入口,使宫底下降。初产妇自觉上腹部舒适,进食增多,呼吸轻快。

(3) 见红:在分娩发动前 24~48 小时(少数 1 周内),因宫颈内口附近的胎膜与该处的子宫壁分离,毛细血管破裂而少量出血,与宫颈管内的黏液相混合呈淡血性黏液排出,称见红。见红是分娩即将开始的可靠征象。一般出血量不多,如果超过月经量,则应考虑是否为病理性产前出血,如前置胎盘、胎盘早剥等。

2. 临产的诊断　临产开始的重要标志是有规律且逐渐增强的宫缩,持续时间 30 秒钟及以上,间隔 5~6 分钟,同时伴有进行性宫颈管消失、宫口扩张及胎先露部下降。使用镇静剂不能抑制临产。

问题 2

该孕妇入院后下一步应做哪些重点观察与检查,以明确诊断?

对于足月待产妇,应在全身体格检查基础上,重点进行生命体征和专科查体,包括患者血压、宫高、腹围、胎心监护、阴道检查及胎儿彩超,评估胎儿大小、对宫缩的耐受力及分娩条件,根据患者既往史及是否存在基础疾病完善相关化验。

阴道检查能直接触清宫口四周边缘,包括评估颈管消退程度、宫口扩张程度,胎先露部及先露的高低,胎膜是否破裂,如已破裂,应观察羊水性状。若先露为头,还需了解矢状缝及囟门,确定胎方位,如触及条索状物,要考虑到脐带脱垂。另外,注意宫缩前后宫口扩张和先露下降的程度,有助于对产程进展进行评估。

1. 查体　体温 36.5℃,呼吸 19 次 /min,心率 80 次 /min,血压 120/82mmHg,FHR145 次 /min,宫高 32cm,腹围 98cm,消毒后检查:颈管消退 80%,宫口未开,先露头 S-3,胎膜未破。手摸宫缩 5~10 分钟一阵,强度弱,持续 10 余秒。骨盆内外测量正常。

2. 辅助检查　入院后检测血尿常规、心电图结果均无异常。胎儿彩超:双顶径 90mm,头围 327mm,腹围 339mm,股骨长 70mm,羊水指数 172mm,左枕前位,单活胎,胎盘Ⅱ级。估计胎儿体重约 3 200g。

3. 进产房胎心监护图形判读　Ⅰ类监护(图 8-6)。

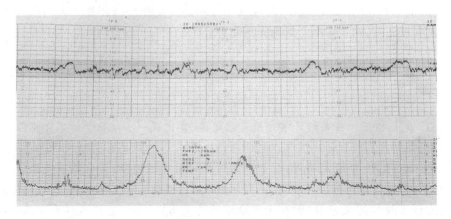

图 8-6　胎心监护 NST

4. 确立诊断　宫内妊娠 39 周,G_2P_0,头位先兆临产。

问题 3

如何评估和决定分娩方式?

目前患者妊娠足月,胎儿成熟,通过入院检查,评估患者产道,胎儿大小、胎位、宫内情况等,排除禁忌,具备阴道试产条件,与患者本人及家属充分沟通,告知分娩相关风险,签署知情同意书,给予阴道试产。

决定分娩的四大因素

ER-8-5

知识点二

决定分娩的四大因素

产力、产道、胎儿及精神心理因素为影响分娩的四大因素。四个因素均正常并相互适应,则胎儿能顺利经阴道自然娩出,为正常分娩。如四因素中有任何一个及以上异常或不能相互适应,均可影响产程进展,造成分娩困难而成为难产。

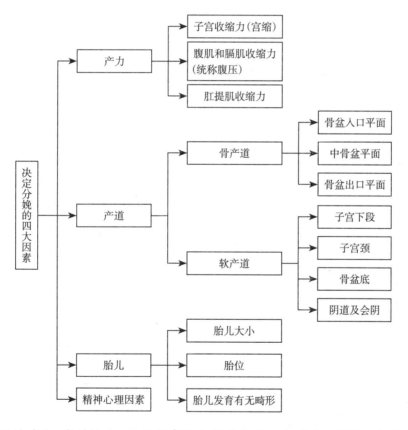

通过病史、产科检查、胎儿超声检查评估分娩四大因素,了解胎儿大小、胎位、胎儿宫内状况,排除该孕妇阴道试产的禁忌,做好医患沟通,决定阴道试产。

问题 4

该孕妇在阴道试产过程中,如何进行产程观察和处理?

患者于 2018 年 1 月 16 日 05:30 自然临产,胎膜未破,进入产房观察。

08:00 宫口开 2cm,先露头,S-3,胎膜存。胎心 140 次/min,宫缩 20s/4~5min,强度中,子宫弛缓好。使用椎管内麻醉镇痛。

10:00 宫口开 3cm,先露头,S-2,胎膜存。CST 阴性,宫缩 20~30s/3~4min,强度中,子宫弛缓好。

12:00 宫口开 3cm,先露头,S-2,胎膜存。宫缩 20~30s/5~6min,强度弱,子宫弛缓好。于宫缩间歇行人工破膜术,流出羊水 20ml,破膜后听胎心 150 次/min。

13:00 人工破膜后 1 小时。胎心 145 次/min,宫缩 20~30s/4~5min,强度中弱,子宫弛缓好。予 2.5U 催产素 +5% 葡萄糖注射液 500ml 点滴加强宫缩。

14:00 宫口开 5cm,先露头,S-2,未及产瘤。胎心 130 次/min,宫缩 30s/3min,强度中,子宫弛缓好。

16:00 宫口开 6cm,先露头,S-1,未及产瘤,羊水清。CST 阴性,宫缩 30s/3min,强度中,子宫弛缓好。自解小便一次。

18:00 宫口开 8cm,先露头,S-0,未及产瘤,未见羊水。

18:30 自述有便意感,查宫口开 9cm,先露头,S+1,未及产瘤,未见羊水。

20:00 诉大便感强烈。检查宫口开全,先露头,S+1,宫缩时先露下降,孕妇不自觉用力,S+2,未及产瘤,未见羊水。停用静脉催产素。

 知识点三

产程分期及第一产程观察与处理

(一) 产程分期

分娩的全过程,是指从规律宫缩开始出现直至胎儿胎盘娩出为止,称为分娩总产程。

1. **第一产程** 亦称宫颈扩张期,指从规律宫缩开始到宫颈口开全(10cm)为止。初产妇约需 11~12 小时,经产妇约需 6~8 小时。第一产程又分为潜伏期和活跃期。潜伏期为宫口扩张的缓慢阶段,初产妇一般不超过 20 小时,经产妇不超过 14 小时;活跃期为宫口扩张的加速阶段,宫口开至 6cm 进入活跃期,直至宫口开全(10cm);不主张宫口开至 6cm 前过多干预。此期宫口扩张速度应 ≥0.5cm/h。

2. **第二产程** 又称胎儿娩出期,指从宫口开全至胎儿娩出为止。初产妇约需 1~2 小时,不应超过 3 小时;如为硬膜外麻醉镇痛分娩,不应超过 4 小时。经产妇一般数分钟即可完成,不超过 2 小时;如为硬膜外麻醉镇痛分娩,不应超过 3 小时。

3. **第三产程** 又称胎盘娩出期,指从胎儿娩出后至胎盘娩出为止。初产妇与经产妇相同,约需 5~15 分钟,一般不超过 30 分钟。

(二) 产程观察及处理

主要工作是严密观察第一产程,发现异常尽早处理。为了细致观察产程,做到检查结果记录及时,目前多采用产程图(图 8-7)。

1. **子宫收缩** 可通过触诊法和胎儿监护仪观察子宫收缩情况。10 分钟内

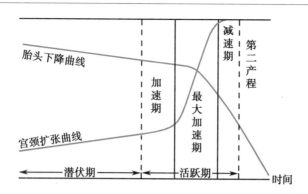

图 8-7　宫颈扩张曲线和胎先露下降曲线示意图(产程图)

出现 3~5 次宫缩即为有效产力,可使宫颈管消失、宫口扩张和胎先露下降;10 分钟内 >5 次宫缩,定义为宫缩过频。

(1)腹部触诊法:是最简单的观察的方法。将手掌放于产妇腹壁上,宫缩时宫体隆起变硬,间歇期松弛变软。定期连续观察宫缩持续时间、强度、规律性及间歇时间,并及时记录。

(2)仪器监护:是反映宫缩的客观指标。描记宫缩曲线,显示宫缩强度、频率及每次宫缩持续时间。监护仪有外监护与内监护两种类型。外监护临床常用,将宫缩压力探头固定在产妇腹壁宫体近宫底部,连续描记 40 分钟,适用于胎膜未破、宫口未开时。内监护仅适用于胎膜已破,宫口开大 1cm 以上能放入内电极者,将内电极固定在胎儿头皮上。内监护较准确,但会增加宫内感染机会,故已少用。

2. 胎心　是观察胎儿健康与否的主要指标。采用听诊或胎儿监护仪、胎儿心电图等方法测得每分钟胎心率。潜伏期或宫缩间歇时每 1~2 小时听胎心 1 次,进入活跃期后,每 15~30 分钟听胎心 1 次,每次听诊 1 分钟。正常胎心率 110~160 次 /min。胎心率 <110 次 /min,或 >160 次 /min,均提示胎儿缺氧,应及时处理。

3. 宫口扩张及胎头下降　是表明产程进展的两项重要指标。一般经肛门指诊或阴道触诊测得,临床多用肛门指诊法;若肛门指诊有疑问,可在消毒下行阴道检查。检查结果应做详细记录,并绘在产程图上。

正常情况下,胎头下降和宫口扩张是并行的,胎头下降略为滞后。宫口扩张分为潜伏期和活跃期,活跃期又分为加速期、最大加速期和减速期三期。潜伏期胎头下降不明显,活跃期胎头下降加快。大多数产妇,尤其是初产妇,在宫口开全时胎头应达坐骨棘平面以下。坐骨棘平面是判断胎头高低的标志。胎头颅骨最低点平坐骨棘平面时,以"0"表示;在坐骨棘平面上 1cm 时,以"-1"表示;在坐骨棘平面下 1cm 时,以"+1"表示,其余依此类推,见图 8-8。胎头下降的速度可作为评估分娩难易的指标。

4. 胎膜和羊水　一般在宫口接近开全时自然破膜,前羊水流出。破膜后,应立即监听胎心,并注意观察羊水的性状、颜色和流出量,记录破膜时间。

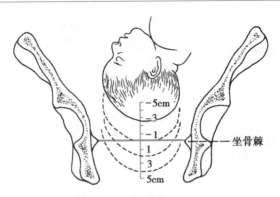

图 8-8　胎头高低的判定

5. **血压**　第一产程宫缩时,产妇血压常升高 5~10mmHg,间歇期恢复原状。应每隔 4~6 小时监测血压 1 次。如发现血压异常,应增加测量次数并予处理。

宫缩间歇期产妇可在室内活动,鼓励少量多次饮食,摄入足量水分,2~4 小时排尿 1 次,严密观察血压、脉搏、体温、胎心、宫口开大程度、胎先露下降情况、宫缩强度及持续时间。胎膜破裂时,即刻听胎心,有条件可行胎心监护,观察胎心及宫缩情况;观察羊水性状、颜色和流出量;记录破膜时间。注意有无脐带脱垂等。破膜超过 12 小时尚未分娩,应予抗生素预防感染。

初产妇产程长,容易产生焦虑、紧张和急躁情绪,应安慰产妇并讲解分娩过程,获得产妇与助产人员的合作,以便顺利分娩。

问题 5
宫口开全后应注意观察及处理哪些内容?

应注意胎儿宫内状态,排除胎儿宫内窘迫;指导产妇正确使用腹压;对第二产程进展密切观察及评估,并积极处理。

知识点四

第二产程观察及管理

1. **胎心**　第二产程宫缩更强且频繁,应密切监测胎心,准确判读胎心监护数据,并注意羊水形状。如可疑胎儿窘迫,应在实施宫内复苏同时,尽快结束分娩。

2. **指导产妇用力**　产妇有排便感,会不自主地产生向下用力屏气动作。会阴膨隆、变薄,肛门松弛,胎头于宫缩时露出于阴道口,露出部分随产程进展而不断增大,在宫缩间歇期胎头又回缩至阴道内,称为胎头拨露。当胎头双顶径越过骨盆出口,宫缩间歇期胎头不再回缩,称为胎头着冠。缩短第二产程的关键在于正确使用腹压。宫口开全后应指导产妇屏气用力,以增加腹压并加快产程。

行阴道检查时应注意胎先露的位置,产瘤及大小,宫缩时先露下降的程度。当第二产程进展缓慢时可对胎位进行评估,必要时手转胎位。如发现第二产程延长,应及时查找原因,尽快采取措施结束分娩,以免胎头长时间受压,如有阴道产条件可使用胎吸或者产钳助产技术,否则应剖宫产结束分娩。

3. 接产　在初产妇宫口开全后,经产妇宫口扩张在4cm以上且宫缩规律有力时,应及时将产妇送入产房,做好接产准备。接产要领是保护会阴,协助胎头俯屈,使胎头以最小径(枕下前囟径)在宫缩间歇期缓慢通过阴道,胎肩娩出时也要保护好会阴。若会阴过紧或胎儿过大,估计分娩时会阴撕裂不可避免者,或母儿有病理情况急需结束分娩者可行会阴切开术。

分娩情况:

孕妇于2018年1月16日21:20顺利娩出一活婴,男,无脐带绕颈,羊水清,体重3 130g。胎盘于21:30自行娩出,完整。产后宫缩良好,阴道流血约200ml。

问题6

胎儿娩出后应注意哪些情况?

1. 评估新生儿情况是否良好,一般处理后,断脐及接种疫苗。如分娩前评估有新生儿窒息可能,应做好复苏抢救准备,胎儿娩出后迅速复苏,避免严重后遗症。

2. 观察胎盘娩出时间,娩出是否完整,如胎盘无法自行娩出,应行手取胎盘术。

3. 检查软产道、宫缩、阴道流血情况,监护产妇生命体征和积极预防产后出血。

知识点五

新生儿阿普加(Apgar)评分

新生儿出生后1分钟进行阿普加(Apgar)评分(表8-3),用以判断新生儿出生状态。8~10分为正常;4~7分为轻度窒息;0~3分为重度窒息。

表8-3　阿普加评分

体征	0分	1分	2分
心率	无	<100次/min	>100次/min
呼吸	无	慢,不规律	规则,啼哭
肌张力	瘫软	四肢稍屈	活动活跃
反射	无反应	皱眉	哭声响亮
皮肤颜色	青紫、苍白	躯体红润、四肢青紫	全身红润

知识点六

第三产程的观察及处理

1. 协助胎盘娩出　正确处理胎盘娩出可以减少产后出血的发生。接产者切忌在胎盘尚未完全剥离之前用手按揉、下压宫底或牵拉脐带,以免引起胎盘部分剥离出血或拉断脐带,甚至造成子宫内翻。当胎盘娩出至阴道口时,接产者双手捧住胎盘,向一个方向旋转并缓慢向外牵拉,使胎膜完整剥离排出。胎盘胎膜娩出后,按摩子宫刺激其收缩,减少阴道出血。

2. 检查胎盘胎膜　将胎盘铺平,母体面向上,检查母体面胎盘小叶有无缺损。将胎盘提起,检查胎膜是否完整;再检查胎盘胎儿边缘有无血管断裂,能及时发现副胎盘残留。若发现有副胎盘、部分胎盘或大部分胎膜残留时,应在无菌操作下伸手入宫腔取出残留组织。若确认仅有少许胎膜残留,可给予子宫收缩剂待其自然排出。记录胎盘娩出时间、方式、大小重量及检查结果。

3. 检查软产道　仔细检查会阴、小阴唇内侧面、尿道口周围、阴道、阴道穹隆及宫颈有无裂伤。如有裂伤,应立即缝合。

4. 预防产后出血　正常分娩出血量不超过300ml。有产后出血史或易发生宫缩乏力的产妇(如分娩次数≥5次、双胎妊娠、羊水过多、滞产等),可在胎儿前肩娩出时静注麦角新碱0.2μg或缩宫素10U加入9%氯化钠注射液20ml快速静注,也可在胎儿娩出后立即经脐静脉快速注入缩宫素10U,促进胎盘迅速剥离从而减少出血。如胎盘未全剥离而出血多时,应行手取胎盘术。若胎儿已娩出超过30分钟,胎盘仍未排出而出血不多,应注意排空膀胱,再轻轻按压子宫,静注子宫收缩剂后仍不能使胎盘娩出时,再行手取胎盘术。若胎盘娩出后出血仍多,可经下腹部直接注入子宫肌壁或肌内注射麦角新碱0.2~0.4mg,并将缩宫素20U加入5%葡萄糖注射液500ml静脉滴注。

5. 产后观察　分娩后产妇应在产房内观察2小时。分娩后1小时可让产妇与新生儿接触,协助产妇首次哺乳,并留意子宫收缩、子宫底高度、膀胱充盈度、阴道出血量、会阴及阴道有无血肿等,测量血压、脉搏。若子宫收缩不良,子宫底上升者,虽阴道流血不多,仍须考虑宫腔内有积血,应挤压子宫底排出积血,并给予宫缩剂。若产妇自觉肛门坠胀,多有阴道壁血肿,应行肛查并及时处理。产后2小时,将产妇连同新生儿送回产后病区。继续注意宫缩情况及阴道出血量。鼓励产妇尽早排尿,因膀胱膨胀可影响宫缩致阴道出血。

【难点、疑点】

产力、产道、胎儿因素及心理因素是影响分娩的4个因素,4个因素相互适应促进正常分娩的发展,分娩前及分娩过程中应注意及时评估各因素的变化情况;同时对于产程的观察及对产程各期的处理原则是分娩过程的重点,对产程进展做出正确评估、监护及处理,方能确保分娩顺利进行,保障母儿安全。

诊治流程图:

第一产程的监测和处理的流程图

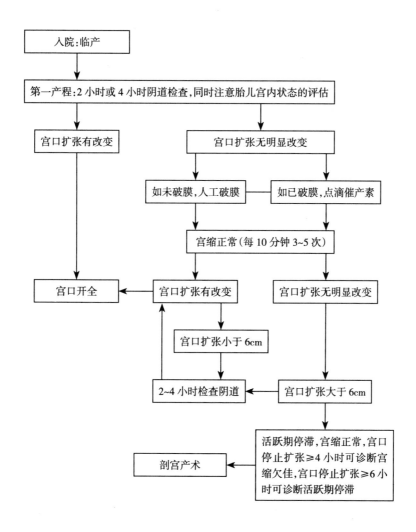

第二产程的监测和处理的流程图

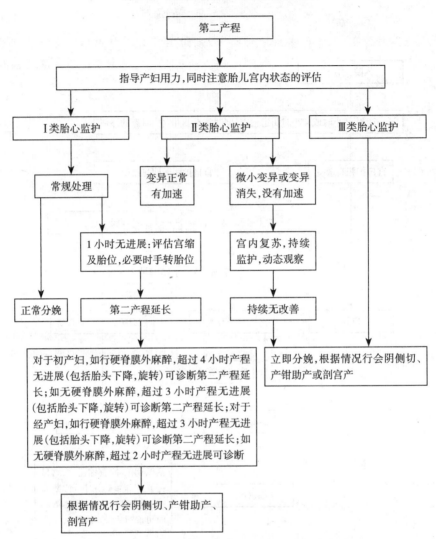

第三产程的监测和处理的流程图

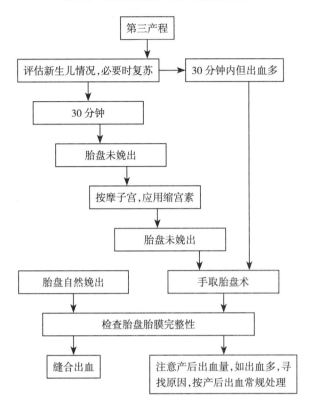

（玉　华）

复习思考题

孕妇李某，27岁，因"停经9个月余，见红伴腹痛20分钟"就诊。接诊时需要掌握哪些内容？需考虑是否是临产？

第三节　急产的处理原则

培训目标

1. 掌握急产的概念。
2. 掌握急产的处理原则。
3. 熟悉急产的预防。

宫口迅速开全，分娩在短时间内结束，总产程<3小时，称为急产(precipitate delivery)。急产由于产力强，产道扩张不充分，分娩过急，接产时常常措手不及，消毒不严或污染，会阴无保护或保护不当，易引起软产道撕裂、产后出血、产后感染，及新生

扫一扫
测一测

PPT课件

08章03节PPT

笔记

儿窒息、颅内出血或坠地外伤,或母儿破伤风等母婴并发症。

中医学古籍中未见有急产的病名记载。但在"伤产"中有类似症状描述。

病例摘要

牛某,女,23 岁,已婚,初产妇。孕 36 周,劳累后出现阵发性剧烈腹痛,持续约 30 分钟即娩出一女活婴,之后 5 分钟胎盘娩出。现为胎儿娩出后 30 分钟,由 120 送入医院。

问题 1

通过病史采集,目前可以获得的临床信息有哪些?

初产妇,因劳累于孕 36 周分娩且短时间内结束,新生儿院外分娩。

问题 2

入院后应立即对产妇和新生儿做哪些检查?

1. 检查产妇生命体征,对新生儿进行 Apgar 评分。

2. 脐带是否离断包扎;观察宫底高度,判断子宫收缩是否具体;观察阴道出血情况,消毒外阴阴道,检查软产道有无裂伤、血肿及胎盘、胎膜是否残留。

3. 检查新生儿身上是否有伤痕,是否有颅内出血情况。

4. 完善血常规、血型、凝血功能、肝肾功能等血液检查。

知识点一

急产的病因

1. 病史　如既往急产病史,或家族急产病史。

2. 诱因　过度劳累,运动量大等;或药物影响,如宫缩剂使用不当。

3. 胎儿情况　胎儿过小、早产、双胎等。

4. 产妇情况　产妇患有贫血、甲亢、高血压等疾病,产妇先天性发育异常,产道软组织低阻力,或人流术等其他原因引起的软产道损伤。

知识点二

急产对母儿的影响

1. 对产妇的影响　易造成软产道裂伤、产后出血、产后感染等。

2. 对新生儿影响　新生儿窒息甚至死亡、颅内出血、感染、骨折及外伤等。

入院后检查结果

1. 产妇生命体征平稳。

2. 新生儿外观无异常,体重 2 550g,肌张力正常,皮肤颜色红润,心率 125 次/min,哭声响亮。

3. 脐带未离断,其家人已经于胎儿娩出时做简单捆扎;宫缩可,宫底脐下一横指;阴道出血不多,软产道无裂伤,胎盘胎膜无残留。

4. 血常规、凝血功能及生化检查均无异常。

问题 3

该患者的诊断是什么?

1. 急产
2. 孕 36 周自然分娩
3. 早产
4. 早产儿

知识点三

急产的预防

1. 有急产(包括家族急产)史者,应提前住院待产。
2. 妊娠晚期避免剧烈运动及劳累。
3. 有临产征象时,及早做好接生及抢救新生儿窒息的准备。
4. 合理正确使用宫缩剂。
5. 临产后严密监测宫缩,如宫缩过强过密者,及时应用宫缩抑制剂。
6. 产程中,对产妇用力给予正确指导。
7. 加强围产保健及产前检查,减少早产、低体重儿出生。

知识点四

急产的处理步骤

1. 住院分娩者,初产妇,子宫颈扩张速度 >5cm/h;经产妇,子宫颈扩张速度 >10cm/h;子宫收缩过频(6 次 /10min)或过强(持续时间 60 秒),均应考虑急产。尽早做好接产准备,进行接产。

2. 院外急产者,应按以下步骤进行接产。

(1) 因地制宜准备接生用具:如肥皂、清洁布类、酒精或白酒、剪刀、打火机(或火柴、酒精灯、煤气或炉灶)、床、新生儿包裹保暖用物等。叮嘱产妇张口呼吸,不要用力屏气。

(2) 接产步骤:接产者洗净双手,用酒精或白酒擦手,用清洁布类遮盖产妇肛门后进行接产。胎儿娩出后注意包裹保暖,清理新生儿口鼻,用结实的线间断结扎脐带两道,用酒精(或白酒)浸泡、烧灼消毒剪刀后,于两道结扎线之间剪断脐带(新生儿身上留存脐带距离腹部应 >5cm)。若无离断脐带条件,应尽量将新生儿放在低于胎盘或与胎盘高度相同之处,尽快送医院进行后续处理。若有软产道裂伤致大出血,以清洁布压迫止血。胎盘已剥离者,协助胎盘娩出,并检查胎盘胎膜是否完整。

3. 院外急产后送入医院者,首先检查胎儿脐带是否离断,如未离断,应立即扎紧胎儿端,进行消毒结扎,以防婴儿失血;如已离断,应检查脐带是否结扎牢固、是否有活动性出血,必要时消毒后重新结扎。检查新生儿是否有颅内出血症状,身上是否有伤痕;检查产妇软产道是否有裂伤、出血;观察胎盘胎膜是否娩出;检查胎盘、胎膜是否完整;依据检查结果及时处理。必要时,产妇和新生儿注射破伤风抗毒血清和抗生素。

问题 4

该患者的下一步治疗方案有哪些?

1. 消毒结扎脐带。
2. 产妇肌内注射缩宫素 10U 以预防产后出血。
3. 给予新生儿及早肌内注射精制破伤风抗毒素 1500U。
4. 新生儿肌内注射维生素 K_1 10mg/d × 3 天,预防颅内出血。
5. 早产儿转新生儿科。
6. 产妇给予抗生素预防感染,尽早破伤风抗毒素皮试后肌内注射。

 【难点、疑点】

急产可能造成产妇软产道裂伤、产后出血、产后感染,新生儿窒息甚至死亡、颅内出血、感染、骨折及外伤等,故对于有高危因素的产妇,应积极预防。住院分娩者一旦出现宫缩过强、宫颈扩张速度快,要尽早做好接生准备;院外急产者,因地制宜准备接生;院外分娩者送入医院后应立即检查新生儿及产妇,依据检查及时处理。迅速发现与诊断急产,并对产妇及其新生儿进行及时、妥善、正确处理,即是急产的难点与疑点之所在。

诊治流程图:

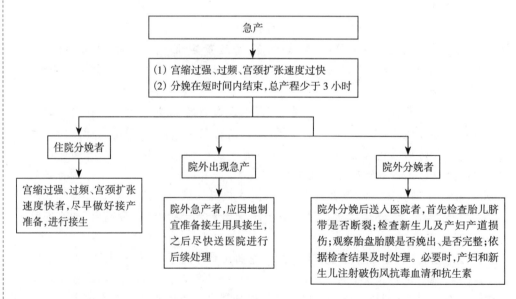

(陈 萍 许 昕)

复习思考题

　1. 临床中遇见哪些情况考虑可能发生急产？应该如何预防急产？
　2. 急产的处理步骤应包括哪些内容？

第四节　难产的处理原则

 培训目标

　1. 掌握难产的临床表现及诊断。
　2. 掌握难产的处理原则。
　3. 熟悉难产的概念。

　妊娠足月,临产分娩困难者,称难产,古书有"乳难""子难"的记载。

　异常分娩(abnormal labor)又称难产(dystocia),产力、产道、胎儿及精神心理因素,任何一种或一种以上的因素发生异常以及四个因素间相互不能适应,使分娩进程受到阻碍,均可造成难产。其中头位难产最常见,但最难诊断。难产处理不及时,可导致母子双亡,或留下严重后遗症。

病例摘要

　　王某,女,30岁,已婚。妊娠足月,定期产前检查,2014 年 8 月 3 日 15 时因出现阵发性腹痛 5 小时入院,入院诊断:宫内妊娠40⁺周,孕 1 产 0 临产。于 14 时开始宫缩规律。入院查:一般情况好,血压 120/80mmHg,体重 63kg,宫高 33cm,腹围 103cm,胎位:枕左前,胎心 148 次 /min,骨盆测量:髂棘间径:24cm;髂嵴间径:26cm;骶耻外径:19cm,坐骨结节间径 8.5cm;骨盆内测量未见异常。宫颈管消退 50%,宫口未开,胎头位于棘上 3cm,胎膜未破。

问题 1
通过病史采集,目前可以获得的临床信息有哪些? 需要观察 哪些内容?

　第一次怀孕,初产妇,规律宫缩,宫颈管消退 50%,宫口未开,骨盆外测量在正常范围,先露头位于棘上 3cm。

需要观察内容

　宫缩强度、持续时间、间歇时间;宫口扩张情况;胎头下降情况;胎心情况;产妇精神心理情况。

📖 知识点一

难产临床表现及诊断

（一）母体方面

1. 产妇全身衰竭症状 进食少、烦躁不安、极度疲惫、精神欠佳、肠胀气、尿潴留，严重者出现脱水、代谢性酸中毒及电解质紊乱。

2. 子宫收缩力异常 宫颈扩张缓慢、停滞。

3. 胎膜早破。

4. 子宫下段拉长、出现病理缩复环等。

（二）胎儿方面

1. 胎头未衔接或延迟衔接。

2. 胎位异常及胎头下降受阻 持续性枕横位、枕后位、不均倾位等，使胎头下降受阻。

3. 胎头水肿或血肿，可触及胎头产瘤。

4. 胎儿窘迫。

（三）产程异常

1. 潜伏期延长 从规律宫缩开始至活跃期起点（宫口开大 4~6cm）称为潜伏期。初产妇 >20 小时、经产妇 >14 小时称为潜伏期延长。

2. 活跃期延长 从活跃期起点（宫口开大 4~6cm）至宫颈口开全（10cm）称为活跃期。活跃期宫颈口扩张速度 <0.5cm/h 称为活跃期延长。

3. 活跃期停滞 当破膜且宫颈口扩张≥6cm，若宫缩正常，宫颈口停止扩张≥4 小时，或宫缩欠佳，宫颈口停止扩张≥6 小时，称为活跃期停滞。

4. 胎头下降延缓 第二产程初产妇胎头下降速度 <1cm/h，经产妇 <2cm/h。

5. 胎头下降停滞 第二产程胎头下降停止 >1 小时。

6. 第二产程延长 初产妇 >3 小时，经产妇 >2 小时（硬膜外麻醉镇痛分娩时，初产妇 >4 小时，经产妇 >3 小时），产程无进展。

7. 滞产 总产程 >24 小时。

问题 2

该产妇从 14 时宫缩规律，20 小时后，内诊检查宫口开大 2^+cm，如何诊断？

诊断：产程异常，潜伏期延长。

问题 3

该患者下一步处理方案如何？

1. 评估宫缩情况 宫缩强度弱，间歇 5 分钟，持续 20 秒。

2. 消毒后阴道内诊检查 宫颈有无水肿，宫口开大 2^+cm，先露头 S-2，可触及前羊膜囊，骨产道、软产道无异常。

3. 产妇极度疲劳，精神欠佳。

4. 给予地西泮针 10mg，静脉注射，缓解产妇的焦虑和恐惧心理，并帮助产妇休息。

5. 人工破膜，必要时静脉滴注缩宫素加强宫缩，阴道试产，观察产程进展情况。

知识点二

难产的处理原则

尽可能做到产前预测,产时及时准确诊断,针对原因及时处理。无论出现哪种产程异常,均需仔细评估子宫收缩力、胎儿大小与胎方位、骨盆狭窄程度及有无头盆不称等,综合分析后决定分娩方式。

【难点、疑点】

难产的常见病因为产力、产道及胎儿异常。常见的产程异常有潜伏期延长、活跃期延长、活跃期停滞、胎头下降缓慢、胎头下降停滞和第二产程延长等。应仔细观察产程,寻找难产的病因,及时做出正确判断,选择恰当处理,保证母婴安全。尽早发现并及时处理难产,即是难产的难点,也是疑点之所在。

诊治流程图:

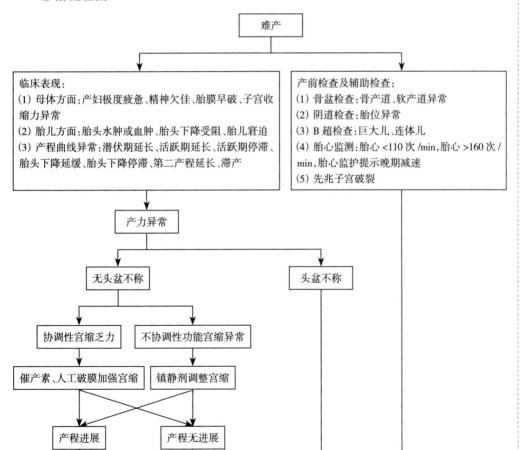

（陈萍　许昕）

扫一扫
测一测

复习思考题

该产妇注射地西泮、人工破膜后,宫缩强度稍有好转,宫口扩张至6cm,观察6小时产程无进展,下一步该如何处理?

第九章

产后病的诊治

产妇在产褥期内发生的与分娩或产褥有关的疾病,称为"产后病"。产褥期是指从胎盘娩出至产妇全身各器官除乳腺外恢复至正常未孕状态所需的一段时间,通常为6周。

产后病的诊断,需根据产后的生理变化,注意"产后三审",即先审小腹痛与不痛,次审大便通与不通,再审乳汁行与不行及饮食多少;此外,还需观察产妇恶露、发热及情志等情况。详细了解产妇产前的病史、分娩方式、产时情况等,结合全身证候及局部检查、实验室及影像学检查等综合分析判断。对于虽发生在产褥期,但与分娩或产褥无关的疾病,应注意鉴别。

产后百脉亏虚,胞宫瘀滞,呈现多虚多瘀之特点。发病较急、易于传变,导致产后危急重症,临证宜早诊断,及时治疗。

根据产后多虚多瘀的特点,治疗本着"勿拘于产后,亦勿忘于产后"的原则,注意补虚须防滞邪,祛邪而不伤正,选方用药注意顾护气血,禁大汗、峻下、通利小便,以防亡阳伤津。对产后危急重症应中西医结合救治。

对于哺乳的产妇,应避免使用对新生儿有影响的药物,必要时权衡利弊应用。

第一节 产后发热

 培训目标

1. 掌握产后发热的中医辨证论治与转归。
2. 熟悉产后发热的诊断要点及鉴别诊断。

产褥期内出现发热持续不退,或突然高热寒战,并伴有其他症状者称为"产后发热"。产后1~2天内,由于阴血骤虚,营卫失调,轻微发热而不兼其他症状,或产后3~4天内,出现"蒸乳"热,均属生理性发热,多能自行缓解。西医的"产褥感染""产褥中暑"均属本病范畴。

产褥感染是产褥期的危急重症,是导致孕产妇死亡的四大原因之一,应予高度重视。

病例摘要

> 患者女性,31 岁,已婚,孕 2 产 1。产钳助产后 12 天,发热伴下腹疼痛 2 天。脓血性恶露,臭秽,心烦口渴,大便燥结,小便量少色黄。舌质红,苔黄,脉弦数。

问题 1

通过病史采集,我们目前可以获得的临床信息有哪些? 为了进一步明确诊断及证型,需要补充哪些病史内容?

育龄期女性,产后,出现发热,下腹疼痛,伴脓血性恶露,臭秽,心烦口渴,大便燥结,小便量少色黄。舌质红,苔黄,脉弦数。首先需要考虑的是产后发热。

为了进一步明确诊断,需补充了解以下病史:

询问产后发热体温波动的范围及发热持续的时间。

询问腹痛的性质和程度:胀痛、刺痛、绞痛、钝痛或下坠痛,隐隐作痛或剧烈疼痛。

询问恶露的量色质:量多或量少,色淡或色紫黯,质稀或稠或呈败酱。

询问伴随症状:有无咳嗽、鼻塞流涕、头身疼痛、头昏眼花、汗出、神疲乏力等。

收集中医望、闻、问、切四诊内容:参考"十问歌",询问既往史、生产时情况、妊娠晚期房事、产后是否感受风寒等,以助于根据患者的需求选择治疗方案和进行鉴别诊断。

完善病史

> 患者已婚已产,产钳助产后 12 天。2 天前无明显诱因出现持续性发热,体温最高至 39℃,体温波动在 37.5~39℃之间,伴下腹疼痛拒按,恶露量少,色黯,脓血样,臭秽,心烦口渴,大便燥结,小便量少色黄,无鼻塞流涕、咳嗽,无头身疼痛等不适。舌质红,苔黄,脉弦数。

血常规:白细胞:12.24×10^9/L,中性粒细胞百分比:86%。B 超示:宫腔积液约 2cm,附件区未见明显异常。尿常规(-),胸片(-)。

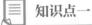 知识点一

病 因 病 机

产后发热的主要病因病机:感染邪毒,正邪交争;外邪袭表,营卫不和;阴血骤虚,阳气外散;败血停滞,营卫不通。

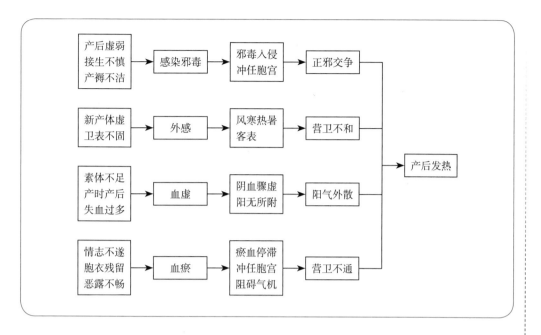

西医学
病因病理
ER-9-2

知识点二

诊 断 要 点

1. 病史　患者多有妊娠晚期不禁房事、胎膜早破、急产或产程过长、手术助产、不洁分娩、产道损伤、胞衣残留、产后出血或产褥期性交等病史;或素体虚弱、贫血、营养不良等;或产时、产后不慎感受风寒;或产后情志不畅等病史。

2. 症状　产褥期内持续发热,或寒战高热,或发热恶寒,或乍寒乍热,或低热缠绵。多伴有恶露异常和小腹疼痛。若产后 24 小时后至 10 天内出现体温≥38℃,常提示有产褥感染。

3. 检查

(1) 妇科检查:若会阴、阴道、宫颈伤口感染时,局部可见红肿、脓性分泌物、伤口裂开、压痛明显。如果出现子宫内膜炎及子宫肌炎时,子宫软,复旧不良,压痛明显,恶露增多、臭秽;一侧或双侧附件增厚、压痛或触及炎性肿块,或形成脓肿。

(2) 血常规、血清 C 反应蛋白、红细胞沉降率、降钙素原明确有无感染。

(3) 细菌培养、药敏试验和血培养检查:宫颈分泌物、脓肿及后穹隆穿刺液做细菌培养和药敏试验,必要时需做血培养,确定感染的病原体以进一步诊断和治疗。

(4) B 超检查:了解子宫、附件情况,盆腔有无液性暗区,有无脓肿、包块;双下肢血管有无血栓形成。

(5) CT、磁共振检查:对感染形成的包块、脓肿及静脉血栓进行定位和定性。

问题 2

为了进一步明确诊断,体格检查需要注意哪些问题?

在全身体格检查的基础上,严密监测生命体征,着重了解有无双侧乳房的红肿疼痛,腹部、输尿管点有无压痛,肾区有无叩击痛等体征。妇科检查时要注意外阴、阴道、宫颈伤口有无红肿、脓性分泌物;有无宫颈举摆痛;子宫复旧情况;附件区有无增厚、包块及压痛。

问题 3

为了进一步明确诊断,需要进一步完善哪些辅助检查?

应进一步完善血清 C 反应蛋白、降钙素原、红细胞沉降率、血培养、阴道分泌物病原体培养和药物敏感试验、分泌物涂片等检查。

辅助检查结果

该患者查血常规:白细胞:12.24×10^9/L,中性粒细胞百分比:86%。B 超示:宫腔积液约 2cm,附件区未见明显异常。尿常规(-),胸片(-)。

问题 4

该患者的中西医诊断是什么?

中医诊断:产后发热(感染邪毒证)

西医诊断:产褥感染

知识点三

鉴 别 诊 断

1. 产后发热应与产后淋证、产后痢疾相鉴别。鉴别要点见表 9-1。

表 9-1 产后发热的鉴别诊断

鉴别要点 \ 病名	产后发热	产后乳痈、产后淋证	产后乳痈	产后痢疾
主要症状	分娩后 24 小时内体温升高超过 38℃,或在分娩 24 小时~10 天内至少出现两次发热 38℃或以上,患者出现寒战高热、发热恶寒、低热持续不解、忽冷忽热等症状	除了产褥期内发热恶寒,必有尿频、尿急、尿痛等泌尿系刺激症状,或伴有小腹疼痛	发热伴有乳房局部红肿热痛	为西医的产后菌痢,可见发热。临床表现为大便次数增多,脓血样大便,里急后重,或有腹痛,肛门灼热等
体格检查	若会阴、阴道、宫颈伤口感染时,局部可见红肿、脓性分泌物、伤口裂开、压痛明显。如果出现子宫内膜炎及子宫肌炎时,子宫软,复旧不良,压痛明显,恶露增多、臭秽;一侧或双侧附件增厚、压痛或触及炎性肿块,或形成脓肿	部分患者查体时可发现一侧或两侧肋脊角或输尿管点压痛和/或肾区叩击痛	乳房可触及肿块、硬节,甚至化脓破溃,腋下可触及肿大的淋巴结	腹部压痛明显,一般无反跳痛、肌紧张,肠鸣音增多

续表

鉴别要点 \ 病名	产后发热	产后乳痈、产后淋证	产后乳痈	产后痢疾
辅助检查	血常规可见白细胞计数及中性粒细胞计数、降钙素原升高,血清 C 反应蛋白高,红细胞沉降率增快;宫腔分泌物、脓肿穿刺物、后穹隆穿刺物细菌培养或血培养、厌氧菌培养可找到致病菌。B 超可见盆腔内有液性暗区,必要时行 CT、磁共振检查	尿常规检查可见红细胞、白细胞,尿培养可见致病菌	血白细胞总数及中性粒细胞比例增高明显。B 超有助于探及乳房内位置较深的脓腔或多个脓腔的脓肿的定位	大便化验可见红、白细胞或脓细胞。必要时做内镜检查,如直肠镜、乙状结肠镜或结肠镜检查

2. 产褥期的发热还应与各种原因所致的发热相鉴别,如上呼吸道感染、急性肾盂肾炎、产后乳痈等疾病。

知识点四

辨 证 论 治

1. 根据发热的程度,腹痛的性质,恶露的量、色、质,有无鼻塞流涕、乏力、头晕眼花及大小便等情况,结合全身症状及舌脉象进行辨证。

2. 重视患者禀赋、体质、情志因素、服药史、生育史、房事史、有无外伤史以及其他病史等情况。

3. 本病治疗应以调气血、和营卫为主。因产妇产后多瘀多虚,产后发热,证有虚实。病因不同,症状各异。根据不同情况配合和营退热、清热凉血、养血祛风、活血祛瘀等治法。分证论治见表 9-2。

表 9-2　产后发热辨证与治法特点

	感染邪毒证	外感证	血虚证	血瘀证
主要症状		产褥期发热		
	产后高热寒战,壮热不退,恶露量或多或少,色紫黯,或如败酱,或如脓血,气臭秽,小腹疼痛拒按,心烦口渴,尿少色黄,大便燥结	产后恶寒发热,头痛无汗,鼻塞流涕,肢体酸痛	产后低热不退,动则自汗出,恶露量少,色淡质稀,小腹绵绵作痛,头晕眼花,心悸失眠	产后寒热时作,恶露不下或量甚少,色紫黯有块,小腹疼痛拒按,块下痛减,口干不欲饮
舌脉	舌质红,苔黄,脉数有力	舌苔薄白,脉浮紧	舌淡红,脉细弱	舌质紫黯或有瘀点,脉弦数或涩
治法	清热解毒,凉血化瘀	养血疏风,散寒解表	养血益气,和营退热	活血化瘀,和营除热

续表

	感染邪毒证	外感证	血虚证	血瘀证
方药	五味消毒饮(《医宗金鉴》)合失笑散(《太平惠民和剂局方》)加丹皮、赤芍、益母草 五味消毒饮:金银花 野菊花 紫花地丁 蒲公英 天葵子 失笑散:五灵脂 蒲黄 酽醋	荆穗四物汤(《医宗金鉴》):荆芥 防风 地黄 当归 川芎	八珍汤(《正体类要》)加枸杞、黄芪 八珍汤:人参 白术 茯苓 当归 川芎 白芍 熟地 甘草	生化汤(《傅青主女科》)加丹参、丹皮、益母草 生化汤:当归 川芎 桃仁 炮姜 甘草
加减	若实热瘀血内结于胞中阳明,治宜清热解毒,化瘀通腑,方用大黄牡丹汤(《金匮要略》)加红藤、败酱草、薏苡仁。若热入气分,热伤津液,主方加生石膏、天花粉、石斛以清热泻火,生津止渴	若感受风热证,治宜辛凉解表,疏风清热,方用银翘散(《温病条辨》)。若邪在少阳,治宜和解少阳,方用小柴胡汤(《伤寒论》)。若产时中暑,治宜清暑益气,养阴生津,方用清暑益气汤(《温热经纬》)	血虚较甚者,加制首乌补益精血;发热较甚者,可加银柴胡、白薇清退虚热	若瘀滞较甚,腹痛较剧者,可加蒲黄、五灵脂、延胡索等以祛瘀止痛;若小腹冷痛甚者,可加肉桂以温经散寒;若气滞明显者,加木香、香附、乌药等以理气止痛

问题5

该患者的下一步治疗方案如何?

1. 半卧位休息,利于恶露排除,注意卫生,禁止性生活。

2. 加强营养,增强抵抗力。

3. 中医辨证论治,四诊合参,证属感染邪毒证,以清热解毒,凉血化瘀为法,方选五味消毒饮合失笑散加减。

4. 若病情加重,出现壮热不退,神昏谵语者,可配安宫牛黄丸,或紫雪丹口服。

5. 未确定病原体时,采用对常见需氧菌和厌氧细菌有效的抗生素联合静脉滴注用药,并根据细菌培养和药物敏感试验进行调整。

【临证要点】

1. 产褥期妇女均有发热的可能,应结合体温波动的范围,发热持续的时间及全身症状,通过监测体温、妇科检查,查血常规、血清C反应蛋白、红细胞沉降率、降钙素原、B超来明确是否为产后发热。

2. 诊断时注重"三审",即先审小腹痛与不痛,次审大便通与不通,再审乳汁行与不行及饮食多少;西医相关检查;辨证时抓住"热型、恶露及腹痛"三大要点,结合患者全身情况,注意有无鼻塞流涕、头身疼痛,全身乏力,大小便情况等以辨证论治;治疗时遵循"勿拘于产后,亦勿忘于产后"的原则。

3. 临床以感染邪毒型最急最重,可导致盆腔腹膜炎、胸膜炎、盆腔血栓性静脉炎以及后遗症等,退热后仍需追踪随访,防患于未然。

产褥感染
ER-9-3

【难点、疑点】

产后多虚多瘀，本虚标实。临床治疗本病补虚不可过于固涩，以防血止留瘀；祛瘀禁用破血之品，以恐动血耗血；清热不可过用苦寒，以慎苦寒伤阳，血被寒凝而致瘀血难化。选方用药注意顾护气血，禁大汗、峻下、通利小便，以防亡阳伤津。当产后出现发热时，当密切观察全身情况，双侧乳房情况，监测体温，结合病史、症状、查体、辅助检查不难鉴别诊断，临床医师应当严格按照临床诊疗。

诊治流程图：

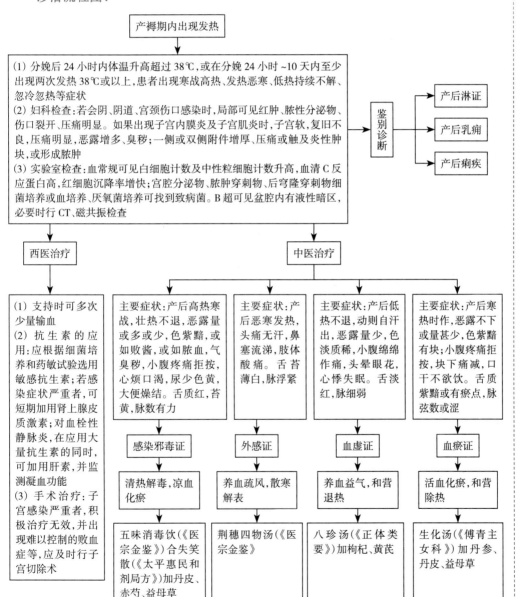

（**姜丽娟　梁雪芳**）

扫一扫
测一测

复习思考题

　　患者来诊时诉产钳助产后 12 天,发热伴下腹疼痛 2 天,接诊时需要了解哪些内容? 需考虑哪些疾病?

第二节　产后腹痛

PPT 课件

培训目标

　　1. 掌握产后腹痛的定义。
　　2. 掌握产后腹痛的诊断要点。
　　3. 掌握产后腹痛的中医辨证论治。
　　4. 熟悉产后腹痛的鉴别诊断。

古医籍精选

　　产妇在产褥期,发生与分娩或产褥有关的小腹疼痛,称为“产后腹痛”。若由瘀血引起者,称“儿枕痛”。人工流产、药物流产后的腹痛可参照本病治疗。生理性产后腹痛:产后宫缩痛于产后 1~2 日出现,持续 2~3 日自然消失,不需特殊治疗。病理性产后腹痛:若腹痛阵阵加剧,难以忍受,或腹痛绵绵,疼痛不已,影响产妇的康复,则为病态。严重的产后腹痛,其病位多在脘腹之间或小腹部。

　　病例摘要

　　患者女性,26 岁,已婚,产后 10 天,下腹疼痛 7 天。舌紫黯,苔薄白,脉弦涩。检查:体温:36.5℃,血压:110/75mmHg,脉搏:80 次/min。腹部柔软,无明显压痛,子宫未扪及。妇科检查:阴道通畅,宫颈口闭,子宫底位于耻骨联合上方,腹痛发作时,小腹部可扪及变硬的子宫,按之痛甚,双附件(-);B 超提示:子宫增大,宫腔少量液性暗区,双侧附件区未见明显异常;血常规未见明显异常。

　　问题 1
　　通过病史采集,我们目前可以获得的临床信息有哪些? 为了进一步明确诊断及证型,需要补充哪些病史内容?
　　1. 产褥期女性,产后 3 天开始出现小腹疼痛,妇科检查示子宫底位于耻骨联合上方,腹痛发作时,小腹部可扪及变硬的子宫,按之痛甚;B 超提示:子宫增大,宫腔少量液性暗区;血常规未见明显异常。首先需要考虑的是产后腹痛。
　　2. 为了进一步明确诊断,需补充了解以下病史:
　　询问是否有难产、胎膜早破、产时产后失血过多、情志不遂及感寒等病史。
　　询问腹痛的性质、持续时间:刺痛、坠痛、胀痛等。
　　询问恶露的量、色、质、气味情况。
　　询问伴随症状:畏寒、胸闷、发热、呕吐等。
　　收集中医望、闻、问、切四诊内容:参考“十问歌”,询问既往史、婚育情况、大小便情况、情志状态等,以助于根据患者的需求选择治疗方案和进行鉴别诊断。

完善病史

西医学
病因病理
FR-9-5

G_2P_2,足月分娩顺产,产后 3 天始小腹刺痛,按之痛剧,恶露量少,色紫黯,有小血块,胸胁胀痛,情志不舒。无呕吐,二便调。舌紫黯,苔薄白,脉弦涩。全身体检未见明显异常。

知识点一

病 因 病 机

主要病机是冲任、胞宫的不荣而痛和不通而痛虚实两端,主要病因是血虚和血瘀。

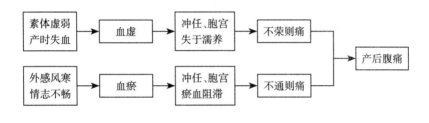

知识点二

诊 断 要 点

1. **病史**　了解产妇体质情况及孕产史,询问有无难产、胎膜早破、产时及产后失血过多、情志不遂及感受风寒等病史。

2. **症状**　产妇分娩 1 周后,小腹疼痛仍不消失;或分娩不足 1 周,但小腹阵发性疼痛加剧,常伴有恶露异常。

3. **体征**

(1) 妇科检查:腹痛发作时,小腹部可扪及变硬的子宫,按之痛甚。

(2) 全身体格检查:腹软,无压痛、反跳痛,或有腹肌紧张及反跳痛。

4. **辅助检查**

(1) 实验室检查:血常规检查了解有无继发贫血、炎性改变。

(2) B 超检查:了解子宫腔内有无胎盘、胎膜残留及子宫复旧情况。

问题 2

为了进一步明确诊断,体格检查需要注意哪些问题?

体格检查应注意腹部有无压痛、反跳痛及肌紧张,有无移动性浊音,注意子宫复旧情况,是否有缩复不全。妇科检查时注意恶露的量、色、质、气味是否正常,有无伤口感染,宫颈有无息肉,宫颈口闭合或开大,有无组织物嵌顿,有无宫颈举摆痛,附件区有无包块及压痛。

问题3

为了进一步明确诊断,需要进一步完善哪些辅助检查?

必要时进行腹部 MRI 检查、腹部平片检查等排除腹腔其他脏器疾病。

问题4

该患者的中西医诊断是什么?

中医诊断:产后腹痛(血瘀证)

西医诊断:子宫复旧不良伴宫腔积血

 知识点三

鉴 别 诊 断

产后腹痛应与产后伤食腹痛、产褥感染、产后下痢、产后淋证、产后肠痈相鉴别。鉴别要点见表9-3。

表9-3 产后腹痛的鉴别诊断

鉴别要点 \ 病名	产后腹痛	伤食腹痛	产褥感染	产后下痢	产后淋证	产后肠痈
主要症状	产妇分娩1周后,小腹疼痛仍不消失;或分娩不足1周,但小腹阵发性疼痛加剧,常伴有恶露异常	有饮食不洁史。疼痛部位多在胃脘部,常伴胃脘满闷,嗳腐吞酸,大便溏滞不爽等症状	小腹疼痛拒按,伴有高热寒战,恶露时多时少,色紫黯如败酱,气臭秽	疼痛部位在脐周,腹部绞痛,伴有发热,下痢脓血,里急后重	以尿频、尿急、尿痛为主症,伴有小腹疼痛	转移性右下腹疼痛,少腹肿痞,按之即痛。可有恶寒发热,恶心呕吐
妇科检查	子宫无压痛,呈阵发性收缩变硬	恶露可无改变	恶露时多时少,色紫黯如败酱,气臭秽	妇科检查常无明显异常	妇科检查常无明显异常	妇科检查常无明显异常或右侧附件区压痛
辅助检查	实验室检查多无异常	无特殊	白细胞升高,分泌物培养、妇科检查、盆腔 B 超可资鉴别	大便常规可见多量红、白细胞	尿常规可见红、白细胞	血常规提示白细胞增高,腹部检查及阑尾区 B 超可鉴别

 知识点四

辨 证 论 治

1. 产后腹痛的辨别,关键辨其虚实,而虚实的辨别又以腹痛性质而辨别为重点,同时结合恶露的色质与全身症状及舌脉的变化。

2. 重视患者禀赋、体质、情志因素、服药史、生育史以及其他病史等情况。

3. 阴血损伤是一切产后病发生的根本原因。因此,在诊断产后腹痛和治疗产后腹痛的过程中都必须注意阴血损伤的程度,问大便难易以验阴血盛衰。

4. 依据产后"多虚多瘀"的特点,补虚勿过于滋腻,以免涩滞气血;逐瘀勿过于攻伐,忌用攻下破血之品,以免损伤正气。若经检查有胎盘、胎衣残留者,当迅速以手术清除宫内残留物。

5. 本病治法以补血化瘀,调畅气机,虚者补而调之,实者通而调之。促使气充血畅,胞脉流通则腹痛自除。分证论治见表9-4。

表9-4 产后腹痛辨证与治法特点

证型	血虚证	血瘀证
主要 症状		产后小腹疼痛
	产后小腹隐隐作痛,喜温喜按,恶露量少,色淡质稀;头晕目眩,心悸怔忡,大便干结	产后小腹刺痛或冷痛,拒按,恶露量少,涩滞不畅,色紫黯有块;面色青白,四肢不温,或胸胁胀痛
舌脉	舌质淡,苔薄白,脉细无力	舌质紫黯,脉沉紧或弦涩
治法	补气养血,缓急止痛	活血理气,化瘀止痛
方药	肠宁汤(《傅青主女科》):当归 熟地 人参 阿胶 山药 续断 肉桂 麦冬 甘草	生化汤(《傅青主女科》)加乌药、延胡索、川楝子 生化汤:当归 川芎 桃仁 炮姜 炙甘草
加减	若津亏便燥者,方中取肉桂,加火麻仁、柏子仁、肉苁蓉以润燥温肾;若血虚兼寒,腹痛喜敷,畏寒肢冷者原方加吴茱萸、小茴香等,以温中散寒,缓急止痛	若小腹冷痛,绞痛甚者,加肉桂、小茴香、吴茱萸以温经散寒止痛;若恶露紫黯,血块多者,加五灵脂、炒蒲黄以增化瘀止痛之力;若伴肢体倦怠,气短乏力者,酌加黄芪、党参以益气补虚;若兼心烦易怒,胸胁胀痛,小腹胀甚而痛者,酌加郁金、香附以舒肝理气,行滞止痛

问题5

该患者的下一步治疗方案如何?

1. 中医辨证治疗 四诊合参,证属血瘀证,以活血理气,化瘀止痛为法,辨证予药,方选生化汤加味:当归10g、川芎10g、桃仁10g、炮姜10g、延胡索10g、川楝子10g、乌药10g、炙甘草6g、益母草20g、蒲黄10g。

2. 情志疏导。

【临证要点】

1. 产褥期妇女均可能发生腹痛,应详细询问患者病史,以及伴随症状,结合腹部检查、妇科检查、B超、血常规等检查以明确是否为产后发热,与其他有腹痛的疾病相鉴别。

2. 诊断应注重"产后三审",一审腹痛的性质,恶露的量、色、质,并结合兼证、舌脉辨其虚实;二审大便通与不通,以验津液之盛衰;三审乳汁的行与不行及饮食多少,以查胃气的强弱。

3. 治疗上当本着虚者补而调之,实者通而调之的原则遣方用药,以平为期,注意把握补虚与祛瘀的关系,兼顾固护津液及固护胃气。

【难点、疑点】

产后腹痛,主要症状为小腹疼痛,常伴有恶露异常,应注意分清生理性产后腹痛及病理性产后腹痛,以及与其他有腹痛的疾病相鉴别,如产后伤食腹痛、产褥感染、产后下痢、产后淋证、产后肠痈等。在诊治过程中应当注意情志因素、饮食因素、日常调护对疾病的影响。临床医师应当严格按照临床诊疗常规来处理问题。

诊治流程图:

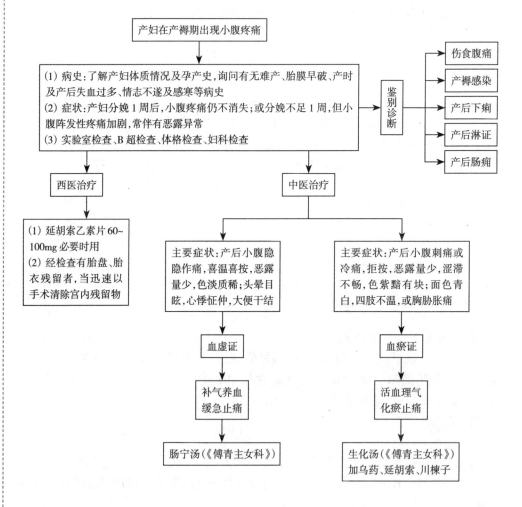

（姜丽娟）

复习思考题

产后腹痛的预后转归,以及预防调护方法是什么?

扫一扫
测一测

PPT 课件

古医籍精选
ER-9-8

第三节　产后身痛

培训目标

1. 掌握产后身痛的中医辨证论治与转归。
2. 熟悉产后身痛的诊断要点及鉴别诊断。

女性在产褥期间,肢体关节酸楚疼痛,麻木重着者,称"产后身痛",亦称为"产后关节痛""产后遍身疼痛""产后痹证"或"产后痛风"。西医学因风湿、类风湿引起的产褥期关节疼痛、产后坐骨神经痛、多发性肌炎、产后血栓性静脉炎出现类似症状者可与本病互参治疗。本病若及时治疗,预后良好。但也有部分患者导致痿痹残疾。

病例摘要

患者女性,28 岁,已婚。产后半年出现遍身疼痛,痛处游走不定,关节屈伸不利、麻木、重着,恶风怕冷。

问题 1

通过病史采集,我们目前可以获得的临床信息有哪些? 为了进一步明确诊断及证型,需要补充哪些病史内容?

产后妇女,足月顺产后出现遍身疼痛,痛处游走不定,关节屈伸不利、麻木、重着,恶风怕冷,首先需要考虑的是产后病。

为了进一步明确诊断,需补充了解以下病史:

询问产后是否受凉。

询问疼痛的性质:关节屈伸不利、麻木、重着。

体征:关节未见红肿、变形,妇科检查未见异常。

收集中医望、闻、问、切四诊内容:参考"十问歌",询问既往史、婚育情况等,以助于根据患者的需求选择治疗方案和进行鉴别诊断。

完善病史

足月顺产后不慎受寒,出现遍身疼痛,痛处游走不定,关节屈伸不利、麻木、重着,恶风怕冷,舌淡红,苔白腻,脉细弦。检查:关节未见红肿;妇科检查未见异常。类风湿因子、抗溶血性链球菌 O 试验、红细胞沉降率未见异常。

知识点一

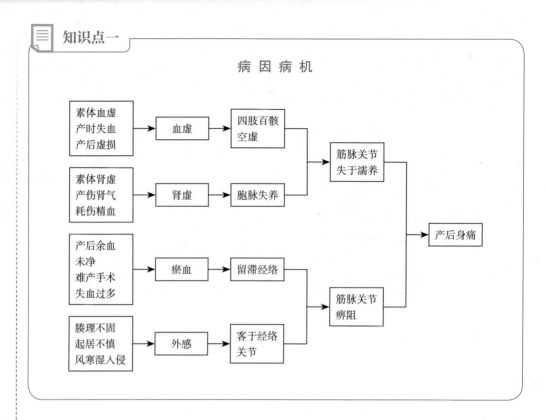

病 因 病 机

知识点二

诊 断 要 点

1. 病史 产时或产后出血过多,或产后起居不慎,感受风寒,或居处潮湿寒冷。

2. 症状 产褥期出现肢体关节酸痛或麻木重着、畏寒恶风,甚至屈伸不利;或痛处游走不定,或关节刺痛,或腰腿疼痛。本病多突发,常见于冬春严寒季节分娩者。

3. 体征 可有痛处关节活动受限,或关节肿胀按之疼痛。病久不愈者可有肌肉萎缩,关节变形。

4. 辅助检查 红细胞沉降率、抗溶血性链球菌 O 试验、血钙、类风湿因子及 X 线检查可协助诊断及鉴别诊断。

问题2
为了进一步明确诊断,体格检查需要注意哪些问题?
检查痛处关节有无活动受限,按之有无疼痛。

问题3
为了进一步明确诊断,需要进一步完善哪些辅助检查?
红细胞沉降率、抗溶血性链球菌 O 试验、血气分析、血钙、类风湿因子及疼痛部位 X 线检查。

辅助检查结果

该患者查红细胞沉降率、抗溶血性链球菌 O、类风湿因子未见明显异常。

问题 4

该患者的中西医诊断是什么?

中医诊断:产后身痛(风寒湿证)

西医诊断:产褥期关节痛

知识点三

鉴 别 诊 断

临床上,产后身痛应与痹证、痿证相鉴别(表 9-5)。

表 9-5 产后身痛鉴别诊断

鉴别要点 \ 病名	产后身痛	痹证	痿证
主要症状	女性在产褥期间,肢体关节酸楚疼痛,麻木重着	肢体关节及肌肉酸痛,麻木,重着,屈伸不利,关节肿大灼热等	肢体痿弱不用、肌肉瘦削
体格检查	无异常	病变部位关节压痛明显,可见关节变形	神经系统检查示肌力降低,肌肉萎缩
辅助检查	红细胞沉降率、抗溶血性链球菌 O、血气分析、血钙、类风湿因子及 X 线检查	X 线检查局部或全身骨质疏松关节面吸收骨性愈合强直畸形。实验室检查血沉增快,类风湿因子阳性	新斯的明试验阳性,肌电图检查示肌肉传导能力下降

知识点四

辨 证 论 治

产后身痛辨证与治法特点详见表 9-6。

表 9-6 产后身痛辨证与治法特点

	血虚证	风寒湿证	血瘀证	肾虚证
主要症状	产褥期中遍身疼痛			
	关节酸楚,肢体麻木;面色萎黄,头晕心悸,气短乏力	或肢体关节屈伸不利,或痛处游走不定,或疼痛剧烈,宛如针刺,或肢体关节肿胀、麻木、重着,恶风怕冷、遇热则舒	四肢关节刺痛,屈伸不利,按之痛甚;或伴小腹疼痛拒按,恶露色黯红,下而不畅	腿脚无力,或足跟痛;头晕耳鸣,夜尿多

续表

	血虚证	风寒湿证	血瘀证	肾虚证
舌脉	舌淡红,苔薄白,脉细弱	舌质淡红,苔白或白腻,脉细弦或浮紧	舌质紫黯,脉弦涩	舌淡红,苔薄白,脉沉细
治法	养血益气,温经通络	养血祛风,散寒除湿	养血活血,通络止痛	补肾通络,温经止痛
方药	黄芪桂枝五物汤(《金匮要略》)加秦艽、当归、丹参、鸡血藤 黄芪桂枝五物汤:黄芪 桂枝 白芍 生姜 大枣	独活寄生汤(《备急千金要方》):独活 桑寄生 秦艽 防风 细辛 白芍 川芎 地黄 杜仲 牛膝 茯苓 桂心 当归 人参 甘草	身痛逐瘀汤(《医林改错》)加忍冬藤、益母草、木瓜 身痛逐瘀汤:秦艽 川芎 桃仁 红花 甘草 羌活 没药 当归 五灵脂 香附 牛膝 地龙	养荣壮肾汤(《叶氏女科证治》)加秦艽、熟地 养荣壮肾汤:桑寄生 续断 杜仲 独活 当归 防风 肉桂 生姜 川芎

问题5

该患者的下一步治疗方案如何?

1. 休息、注意保暖,避免居住在寒冷潮湿的环境。

2. 中医辨证治疗

(1) 四诊合参,证属风寒湿证,以养血祛风,散寒除湿为法,辨证予药,方选独活寄生汤加减。

(2) 艾灸:取穴曲池、合谷、内关穴、环跳、风市、阳陵泉、足三里、悬钟、三阴交、阿是穴,每日一次。

【临证要点】

1. 产褥期出现肢体关节酸痛或麻木重着、畏寒恶风,甚至屈伸不利;或痛处游走不定,或关节刺痛,或腰腿疼痛。本病多突发,常见于冬春严寒季节分娩者。

2. 本病以内伤气血为主,而兼风寒湿瘀,临床表现往往本虚标实,治疗当以养血益气补肾为主,兼活血通络祛风止痛。

名家诊治经验
ER-9-7

【难点、疑点】

本病发生于产褥期,与产褥生理有关,而痹证则任何时候均可发病。若产后身痛日久不愈,迁延至产褥期后,则不属本病,当属痹证论治。临证时,结合病史、症状、查体、辅助检查进行鉴别诊断。

诊治流程图：

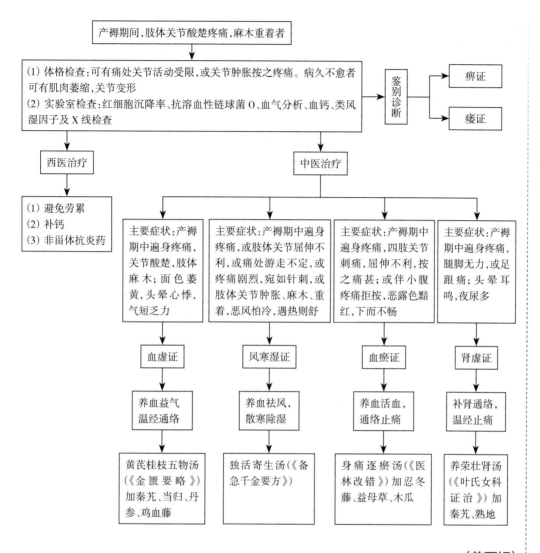

（姜丽娟）

 复习思考题

患者产后，来诊时诉身痛，接诊时需要了解哪些内容？

第四节　产后恶露不绝

 培训目标

1. 掌握产后恶露不绝的中医辨证论治与转归。
2. 熟悉产后恶露不绝的诊断要点及鉴别诊断。

产后血性恶露持续 10 天以上,仍淋漓不尽者,称为"产后恶露不绝",又称"产后恶露不尽""产后恶露不止"。

恶露,指产后经阴道排出的血液、坏死蜕膜等组织。包括血性恶露和浆液恶露。血性恶露含大量血液,色鲜红,量多,有时有小血块、坏死蜕膜及少量胎膜。通常持续 3~4 日。其后出血逐渐减少,转变为浆液恶露。浆液恶露色淡红,有较多坏死蜕膜组织、宫腔渗出液、宫颈黏液,少量红细胞及白细胞,且有细菌。

本病为西医学子宫复旧不全的典型症状,胎盘、胎膜残留所致的晚期产后出血也可导致本病的发生。迁延日久可致不同程度的贫血,或继发局部及全身感染。

古医籍精选
ER-9-8

病例摘要

齐某,女,30 岁,已婚。足月顺产后 1 个月余,阴道持续下血不止。

问题 1

根据上述病史描述,需要完善病史有哪些,做哪些辅助检查?

该患者足月顺产后 1 个月就诊,需询问产程是否顺利,产后是否过劳,饮食是否适宜及情志状况等,并予以妇科检查及 B 超了解子宫复旧情况。

患者情况

该患者现出血量多,色淡,如血水样,小腹隐痛,下坠,气短懒言,四肢无力,舌淡,苔白,脉细。

妇科检查:外阴发育正常,阴道见血污,宫颈光滑,宫体前位,正常稍大,双附件正常。

彩超示子宫较正常产褥期同期之子宫大、宫内无残留物。

实验室血常规检查:血红蛋白:96g/L。

西医学
病因病理
ER-9-9

知识点一

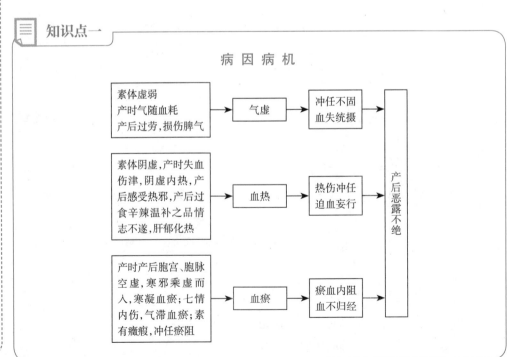

知识点二

诊 断 要 点

1. 病史 了解产妇体质情况,询问有无多产、滞产、流产等病史。

2. 症状 产后瘀浊败血逾 10 日仍淋漓不净,量多少不一。若迁延不愈,日久继发贫血则伴有倦怠乏力、头晕心悸等症状;继发感染则恶露气味臭秽,伴有发热、腹痛等症状。

3. 检查

(1) 妇科检查:子宫复旧不良者,子宫增大而软,或有压痛,宫口松弛。胎盘残留者有时可见胎盘组织堵塞于子宫颈口。

(2) 血常规及凝血功能检测:排除凝血功能障碍,了解有无继发贫血、炎症改变。

(3) B 超检查:了解子宫复旧情况及有无胎盘、胎膜残留。

(4) 血 HCG 测定:可排查有无胎盘、蜕膜残留,并除外滋养细胞肿瘤。

问题 2

该患者的中西医诊断是什么?

中医诊断:恶露不绝(气虚证)。

西医诊断:子宫复旧不良。

知识点三

鉴 别 诊 断

应与产后血崩、滋养细胞肿瘤、产后发热相鉴别(表 9-7)。

表 9-7 产后恶露不绝的鉴别诊断

	恶露不绝	产后血崩	滋养细胞肿瘤	产后发热
症状	产后血性恶露逾 10 日上仍淋漓不止,小腹或坠或胀或痛	新产后突然阴道大量出血,特别是产后 24 小时内出血达 500ml 以上	阴道流血,子宫复旧不全或不均匀性增大,或伴腹痛及腹腔内出血;假孕症状	发热恶寒,低热不退,或午寒午热,或高热寒战。多伴有恶露异常和小腹疼痛,尤其是恶露异常
实验室检查	血 HCG 正常或略增高;血红蛋白正常或降低	血 HCG 正常或增高;可有凝血功能障碍;血红蛋白正常或降低	血 HCG 持续高水平或降为正常后再次升高;胸部 X 线检查或胸部 CT 可见肺部病灶	血 HCG 正常或略增高;白细胞增高;血及分泌物的细菌培养确定病原体;红细胞沉降率可升高;血 C 反应蛋白可升高
妇科检查	子宫增大质软,宫口松弛或伴压痛	软产道损伤,或宫缩乏力	子宫增大	盆腔炎性改变

续表

	恶露不绝	产后血崩	滋养细胞肿瘤	产后发热
B超	宫腔内或可有胎盘、蜕膜残留	宫腔内或可见胎盘、蜕膜残留,或肌层见高回声团块等胎盘植入现象	子宫不同程度增大,肌层可见高回声团块,内部伴不规则低回声或无回声	子宫或增大,盆腔有包块,盆腔积液、盆腔脓肿
诊刮病理	或有蜕膜或胎盘残留	或有蜕膜胎盘残留	滋养细胞及坏死出血组织,无绒毛结构	或有蜕膜、胎盘残留

知识点四

辨 证 论 治

　　根据结合恶露的量、色、质情况及全身症状、舌脉辨证治疗。其血性恶露量多、色淡质稀无臭者多为气虚;色红或紫,质黏稠者多为血热;色黯有块伴有疼痛拒按者多为血瘀。临床应遵循"虚者补之""热者清之""瘀者祛之"的原则进行治疗,切记不可过用固涩之品,以免留瘀为患。具体辨证特点及治法见(表9-8)

表 9-8　产后恶露不绝辨证与治法特点

	气虚证	血热证	血瘀证
主要症状	产后血性恶露持续10天以上,仍淋漓不尽		
	量多,色淡红,质稀,无臭味;面色㿠白,精神倦怠,四肢无力,气短懒言,小腹空坠	量或多或少,色深红或紫红,质黏稠;口燥咽干,面色潮红	量或多或少,色黯有块;或伴小腹疼痛拒按,块下痛减
舌脉	舌质淡,苔薄白,脉缓弱	舌质红,苔少,脉细数无力	舌紫黯有瘀点瘀斑,苔薄白,脉弦涩
治法	补中益气,固冲止血	养阴清热,凉血止血	活血化瘀,理血归经
方药	补中益气汤(《内外伤辨惑论》)加阿胶、艾叶、乌贼骨 补中益气汤:黄芪　炙甘草　人参　当归　陈皮　升麻　柴胡　白术	保阴煎(《景岳全书》)加煅牡蛎、地榆 保阴煎:生地　熟地　芍药　山药　川续断　黄芩　黄柏　甘草	生化汤(《傅青主女科》)加益母草、茜草、三七、蒲黄 生化汤:当归　川芎　桃仁　炮姜　炙甘草
加减	若腰酸肢软,头晕耳鸣者,可加菟丝子、金樱子、续断、巴戟天以补肝肾,固冲任	若乳房、少腹胀痛,心烦易怒,恶露加血块,口苦咽干,脉弦数者,治宜疏肝解郁,清热止血。方用丹栀逍遥散加生地、墨旱莲、茜草	若口干咽燥,舌红,脉弦数,加地榆、黄柏;若气虚者,加黄芪、党参以益气;若瘀久化热,恶露臭秽,兼口干咽燥,加紫草、马齿苋、蒲公英

问题 3

该患者如何进行辨证论治?

该患者足月顺产后 1 个月余,阴道持续下血不止,出血量多,色淡,如血水样,小腹隐痛,下坠,气短懒言,四肢无力,舌淡,苔白,脉细。妇科检查及 B 超未见明显异常,考虑为恶露不绝(气虚型)。治以补中益气,固冲止血为法,予补中益气汤加阿胶、艾叶、乌贼骨。

【临证要点】

1. 产后血性恶露过期不止,首先应仔细询问病史,根据血常规、妇科检查、B 超等检查结果明确出血原因,再根据恶露量、色、质及全身症状、舌脉辨证论治。

2. 对胎盘、胎膜、蜕膜残留所致的恶露不绝,需在备血、建立静脉通路后行刮宫术,术后给予抗生素及子宫收缩剂,刮出物送病理检查以明确诊断。

3. 若产后血性恶露淋漓不断时间 2~3 个月以上,尚需进一步通过血 HCG、B 超、诊刮病理等相关检查排除滋养细胞肿瘤。

【难点、疑点】

1. 产后多虚多瘀,本虚标实。临床治疗本病补虚不可过于固摄,以防血止留瘀;祛瘀禁用破血之品,以恐动血耗血;清热不可过用苦寒,以慎苦寒伤阳,血被寒凝而致瘀血难化。

2. 本病若失血耗气,无力排瘀,胎盘、蜕膜残留可致宫腔粘连;若败血留滞,瘀而化火,可致产后发热,加剧病情进展,注意甄别采取有效措施。

诊治流程图:

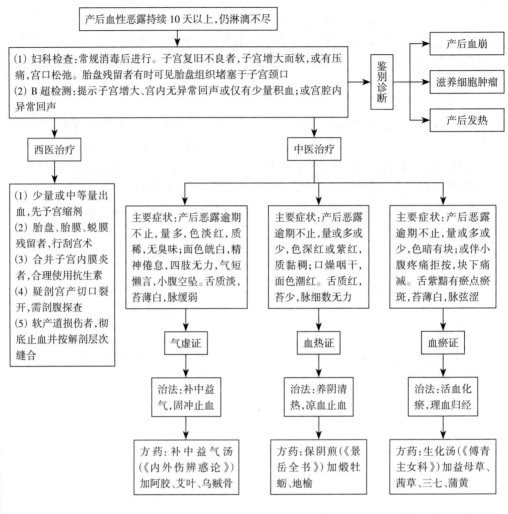

（周艳艳　梁雪芳）

? 复习思考题

试述产后恶露不绝的预后及转归。

第五节　产后郁证

培训目标

1. 掌握产后郁证的中医辨证论治。
2. 熟悉产后郁证的诊断要点及鉴别诊断。

产妇在产褥期出现精神抑郁、情绪低落或思维迟缓等症状称为产后郁证,是产褥期精神综合征中最常见的一种类型。本病一般在产后2周开始出现症状,产后4~6周逐渐明显,平均持续6~8周,甚则长达数年。若不及时诊治,产妇可伤害婴儿或自杀,应当重视,尽早发现尽快治疗。

西医学之产褥期抑郁症,可参照本节辨证治疗。

古医籍精选
ER-9-10

病例摘要

> 患者张某,女,32岁,已婚。2013年7月6日初诊。3周前自然分娩一女婴,近5天因出现精神抑郁,心神不安,悲观厌世就诊。

问题1

临证该患者还需询问哪些病史,做哪些检查?

询问患者产后情志状况:该患者近5天出现精神抑郁,心神不安,悲观厌世,入寐不安,现恶露量多,色淡红,质稀,精神萎靡,面色萎黄,头晕神疲,舌淡红,苔薄白,脉细弱无力。

爱丁堡产后抑郁症诊断量表
ER-9-11

查体:下腹无压痛、反跳痛。

爱丁堡产后抑郁症诊断量表评分(EPDS):15分。

知识点一

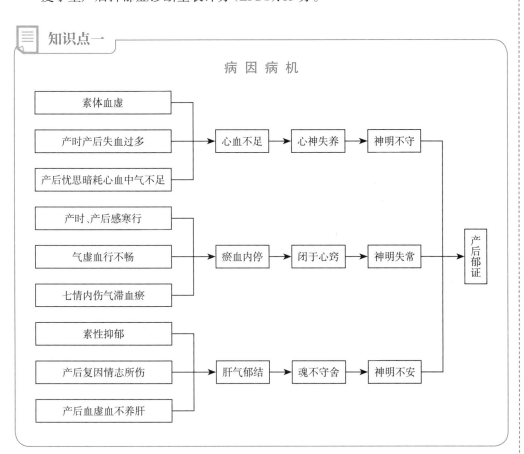

病 因 病 机

- 素体血虚
- 产时产后失血过多 → 心血不足 → 心神失养 → 神明不守
- 产后忧思暗耗心血中气不足

- 产时、产后感寒行
- 气虚血行不畅 → 瘀血内停 → 闭于心窍 → 神明失常 → 产后郁证
- 七情内伤气滞血瘀

- 素性抑郁
- 产后复因情志所伤 → 肝气郁结 → 魂不守舍 → 神明不安
- 产后血虚血不养肝

笔记

知识点二

诊 断 要 点

1. 病史　详细询问是否产后4周内首次发病,有无不良分娩史,情志刺激史及体质情况。

2. 症状　产后4周内出现以下症状:

(1) 情绪改变:情志抑郁,沮丧恐惧,甚至烦躁易怒。

(2) 主动性下降:反应迟钝,行动迟缓,创造性思维受损。

(3) 自罪自责:自我评价降低。

(4) 兴趣丧失:对生活缺乏信心,悲观厌世。或伴失眠或嗜睡,疲劳厌食,伴体重下降或增加等,甚至出现伤婴或自杀行为。

3. 检查　妇科检查及体格检查一般无明显异常。

问题2

该患者的中西医诊断是什么? 如何进行鉴别诊断?

中医诊断:产后郁证(心脾两虚证)

西医诊断:产褥期抑郁症

该病可与产后神经衰弱及产后抑郁性精神病相鉴别。

知识点三

鉴 别 诊 断

1. 产后神经衰弱　主要表现为失眠、多梦、记忆力下降、倦怠乏力等,经过充分休息后,症状可以得以改善和消失。

2. 产后抑郁性精神病　多发生于产后2周,出现迫害妄想、幻听幻觉、抑郁躁狂、打人毁物、登高而歌、弃衣而走等语言行为混乱症状,属于"产后狂证"。

知识点四

辨 证 论 治

本病虚多实少,或虚中夹实。辨证之时需注意心、肝、脾及血瘀致郁特点。由于心者易心悸胆怯或心中烦乱,坐卧不宁,夜不成寐;发于肝者易情绪不宁或烦躁易怒,胸闷善叹息,数欠伸;涉及脾者易多思善虑,愁眉苦脸,不思饮食,神疲乏力;因于瘀者易性情急躁,头痛或胸胁刺痛固定不移。同时结合四诊,细审详辨。治疗以调气和血,安神定志为大法,或兼以清热、化瘀,并结合心理治疗,纠正认知偏差。分证论治见表5-3见表9-9。

表 9-9　产后郁证辨证与治法特点

	心血不足证	瘀血内阻证	肝气郁结证
主要症状	产后精神抑郁,沉默寡言,情绪低落,悲伤欲哭,心神不宁,失眠多梦,健忘心悸,恶露量多;神疲乏力,面色苍白或萎黄	产后抑郁寡欢,默默不语,神思恍惚,失眠多梦;神志错乱,狂言妄语,如见鬼神,喜怒无常,哭笑不休;恶露不下,或下而不畅,色紫黯,有血块,小腹疼痛,拒按,面色晦暗	产后心情抑郁,或心烦易怒,心神不安,夜不入寐,或噩梦纷纭,惊恐易醒;恶露量或多或少,色紫黯,有血块;胸胁、乳房胀痛,善太息
舌脉	舌质淡,苔薄白,脉细弱	舌质紫黯,有瘀斑,苔白,脉弦或涩	舌淡红,苔薄,脉弦或细
治法	养血滋阴,补心安神	活血化瘀,镇静安神	疏肝解郁,镇静安神
方药	天王补心丹(《摄生秘剖》):玄参　当归　天冬　麦冬　丹参　茯苓　五味子　远志　桔梗　酸枣仁　地黄　柏子仁　人参　朱砂	癫狂梦醒汤(《医林改错》)加龙骨、牡蛎、酸枣仁　癫狂梦醒汤:桃仁　柴胡　香附　木通　赤芍　半夏　大腹皮　青皮　陈皮　桑皮　苏子　甘草	逍遥散(《太平惠民和剂局方》)加夜交藤、合欢皮、磁石、柏子仁　逍遥散:柴胡　当归　白芍　白术　茯苓　煨姜　薄荷　甘草

问题 3

该患者的治则治法是什么,如何用药?

治法:养血滋阴,补心安神

1. 方药　天王补心丹加减

生地 20g、人参 6g、元参 10g、天冬 15g、麦冬 15g、丹参 10g、当归 15g、党参 10g、茯苓 20g、石菖蒲 10g、远志 10g、五味子 20g、酸枣仁 20g、柏子仁 15g、朱砂 3g、桔梗 10g

2. 心理疏导。

【临证要点】

本病应首先询问既往有无抑郁病史及家族史,本次发病是否为首次发病,有无不良分娩史,有无惊恐、忧虑、忿怒等情志刺激诱因。根据 1994 年美国精神病学会在《精神障碍诊断与统计手册(第四版)》(DSM-Ⅳ)制定的"产褥期抑郁症的诊断标准"或爱丁堡产后抑郁量表(EPDS)进行评估、诊断,再结合四诊资料辨证论治。

【难点、疑点】

1. 本病的发生与素体因素及产后多虚多瘀的内环境有关,涉及心、肝、脾多脏,往往相兼为病,错综复杂。夫妻关系紧张、洁癖、对分娩的恐惧及生男生女的偏见等因素均可能是本病的诱因,应注意心理疏导,纠正患者认知偏差。

2. 注意隐匿性抑郁。由于患者及家属缺乏精神健康知识,缩小或否认抑郁症状,为本病的诊断带来困难,尤其躯体化症状明显,而临床检查无阳性发现者,更应警惕。此类患者虽然心境低落，但强作欢笑，极力掩饰，使医生难以发现抑郁之核心症状，具有较高的自杀危险，应与患者深入交谈，及时发现患者内心潜伏的悲伤和失落感，以防误诊。

诊治流程图：

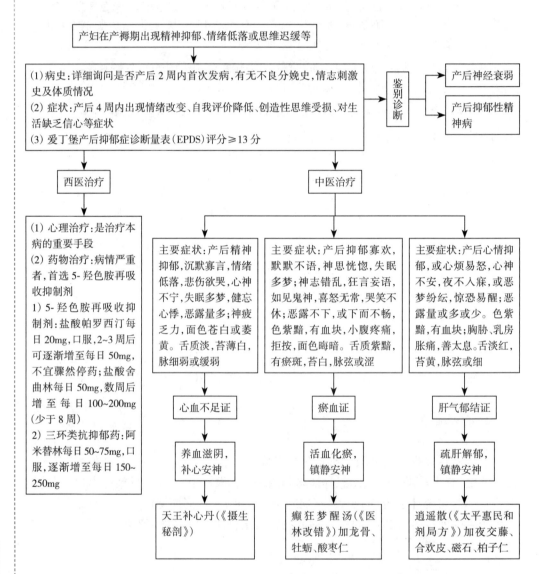

（周艳艳）

? 复习思考题

产后郁证如何预防？

第六节 产后汗证

培训目标

1. 掌握产后汗证的中医辨证论治。
2. 熟悉产后汗证的诊断要点及鉴别诊断。

PPT 课件
09章06节PPT

产妇在产褥期内,以汗出过多,持续不止为主要症状称为"产后汗证"。常分为产后自汗与盗汗。"产后自汗"多表现为产后涔涔汗出,持续不止,动则尤甚,甚则安静休养状态下汗出不止,里衣湿透;"产后盗汗"多表现为寐中汗出湿衣,醒来即止。两者一般分别见之,亦可并见。可参照西医的多汗症进行诊治。

新产后的产妇汗出较多,尤以进食、活动及睡眠时为著,是由于产时耗气伤津,气血骤虚,阴阳营卫失和所致。可在数天后营卫自调而缓解,此为生理性汗出,不作病论。

古医籍精选
ER-9-12

病例摘要

陆某,女,27岁。2009年6月12日就诊。足月顺产后汗出不止14天,动则尤甚。

问题1

根据上述病史描述,完善病史,并需要做哪些辅助检查?

应该询问患者分娩过程、产后情况、情志状况等,并需要完善体格检查及血常规等实验室检查。

患者情况

该患者于14天前顺产一女婴,分娩过程顺利,出血不多,无难产史,无结核、风湿、甲亢等疾病病史及相关症状。平素倦怠乏力,语声低微,产后汗出不止,动则尤甚,无发热、外感症状。

体格检查:生命体征平稳,面色㿠白,腹部膨隆,无压痛,子宫缩复良好,血性恶露不多,色淡,质稀。舌质黯,苔薄白,脉微弱。

实验室检查:血常规未见异常。

知识点一

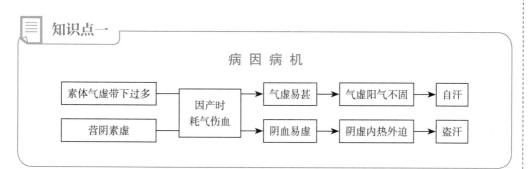

知识点二

诊 断 要 点

1. 病史   详细询问平素体质情况,排除结核、贫血、甲亢、风湿等疾病。

2. 以产后汗出量过多和持续时间长为特点。产后自汗,表现为产后周身汗出不止,白昼汗多,动则益甚;产后盗汗,表现为寐即汗出,醒则汗止。

3. 检查   根据临床具体情况可选择结核菌素试验、肺部 X 线,抗链球菌溶血素 O、红细胞沉降率、类风湿因子、甲状腺功能测定等检查排除相关疾病。

问题 2

该患者的中西医诊断是什么?如何进行鉴别诊断?

中医诊断:产后汗证(气虚证)

西医诊断:多汗症

本病可与产后中暑、产后发热相鉴别。

知识点三

鉴 别 诊 断

1. 产后中暑   产时正值酷暑夏季,感受暑邪,以突发高热,汗出,神昏,躁扰不宁,甚则抽搐为特征。而产后汗证无明显季节性,无发热及神志改变。

2. 产后发热   以高热伴多汗,汗出热退为特征,起病急,病程短。而产后汗证仅为汗出过多而无发热。

知识点四

辨 证 论 治

根据汗出时间,可分为产后自汗与盗汗。白昼汗多,动则加剧为产后自汗;睡时周身汗出,醒后即止为产后盗汗。自汗多由气虚所致,盗汗常由阴虚使然。气虚以益气和营,固表止汗为法;阴虚以养阴益气,生津敛汗为治。务使阴平阳秘,营卫调和,腠理密固,则汗出可愈。产后汗证的分证论治见表9-10。

表 9-10   产后汗证的辨证与治法特点

	气虚证	阴虚证
主要症状	产后汗出过多,不能自止,动则加剧;时有恶风身冷,气短懒言,面色㿠白,倦怠乏力	产后睡中汗出,甚则湿透衣衫,醒后即止;面色潮红,头晕耳鸣,口燥咽干,渴不思饮;或五心烦热,腰膝酸软
舌脉	舌质淡,苔薄白,脉细弱	舌质红,苔少,脉细数
治法	益气固表,和营止汗	益气养阴,生津敛汗

续表

	气虚证	阴虚证
方药	黄芪汤(《济阴纲目》):黄芪、白术、防风、熟地黄、煅牡蛎、白茯苓、麦冬、甘草、大枣	生脉散(《内外伤辨惑论》)加煅牡蛎、浮小麦、山茱萸、糯稻根 生脉散:人参、麦冬、五味子
加减	若汗出过多,加浮小麦、麻黄根、五味子固涩敛汗;若头晕心悸,唇甲苍白者,加党参、何首乌、阿胶益气养血	若口燥咽干甚者,加石斛、玉竹生津滋液;五心烦热甚者,加白薇、地骨皮、生地黄、栀子滋阴清热除烦

 知识点五

其 他 疗 法

1. 中成药

(1) 大补阴丸:滋阴降火,补虚止汗。每次 1~2 丸,每日 2~3 次,口服。

(2) 补中益气丸:补中益气,固表止汗。每次 1 丸,每日 2~3 次,口服。

2. 外治法 中药敷脐:以五倍子、五味子研末,加水少许,搅拌成糊状,敷于脐部,用纱布固定。

问题 3.

该患者如何辨证论治?

患者产后汗出不止,动则尤甚,倦怠乏力,语声低微,舌质黯,苔薄白,脉微弱,考虑为心脾两虚,治以益气和营,固表止汗。方药可选黄芪汤(《济阴纲目》)加减。

【临证要点】

1. 产后自汗、盗汗多为虚证,前者主要责之于气虚,后者主要责之于阴虚。治疗时针对病因或补气或滋阴,并宜酌加敛汗之品,标本兼治。此外,基于气与津互根互生的生理关系,治疗自汗、盗汗时,均当佐以补气生津之品,以求"阴中求阳、阳中求阴",相得益彰,其效更佳。

2. 心主血,汗为心之液,血汗同源,治汗要治血,治血要治心;此外,肾藏精而主五液,治汗不忘肾。心肾并治,则阴血来复,阳气宁谧,水火相济,血足神宁,其汗亦自止。因此,治疗本病注重心肾。

【难点、疑点】

1. 产后汗证,汗出过多,亏耗心阴,汗出不止易伤阳气,易变他证,治之宜早。

2. 产后汗证受多因素影响,容易反复,需注意宣教及调护。

诊治流程图：

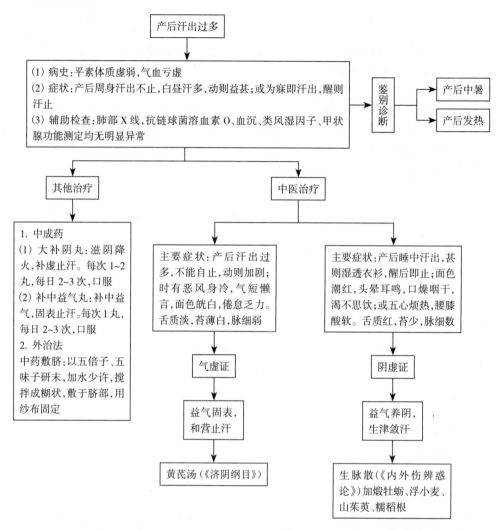

（周艳艳 梁雪芳）

？复习思考题

产后自汗、盗汗的预后及转归如何?

第七节 缺 乳

培训目标

1. 掌握缺乳的定义、诊断。
2. 熟悉缺乳的鉴别诊断、治疗方法。

古医籍精选

ER-9-13

哺乳期内,产妇乳汁甚少或全无,不能满足哺育婴儿的需要,称为"缺乳"。亦称"乳汁不行"或"乳汁不足"。

病例摘要

　　患者,女性,28 岁,已婚。足月剖宫产后 20 天,乳汁不足 2 天。2 天前因与家人生气后出现乳汁量少,质稠,伴胸胁胀闷,食欲不振,睡眠差。

问题 1

通过病史采集,我们目前可以获得的临床信息有哪些? 为了进一步明确诊断及证型,需要补充哪些病史内容?

剖宫产后 20 天,乳汁不足 2 天,首先需要考虑的是缺乳。

为了进一步明确诊断,需补充了解以下病史:

询问乳汁的色、质。

询问乳房是否疼痛,有无胀感,疼痛的性质:刺痛、胀痛或灼热肿胀。

询问伴随症状:头晕、发热等。

收集中医望、闻、问、切四诊内容:参考"十问歌",询问既往史等,以助于根据患者的需求选择治疗方案和进行鉴别诊断。

完善病史

　　患者 G_1P_1,2 天前生气后出现乳汁量少,色白质稠,乳房胀硬、疼痛,二便正常,无头晕、发热等不适。舌淡红,苔薄白,脉弦细。

产后泌乳过少的因素

ER-9-14

知识点一

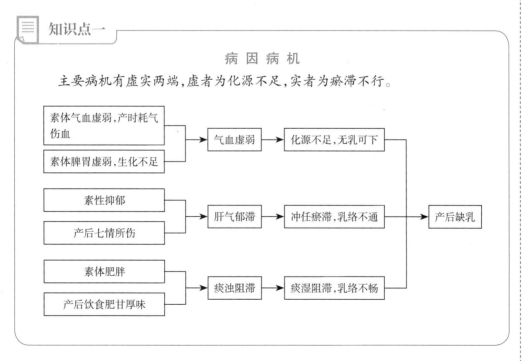

病 因 病 机

主要病机有虚实两端,虚者为化源不足,实者为瘀滞不行。

```
素体气血虚弱,产时耗气
伤血                          ┐
                              ├→ 气血虚弱 → 化源不足,无乳可下 ┐
素体脾胃虚弱,生化不足         ┘                                │
                                                                │
素性抑郁                      ┐                                 │
                              ├→ 肝气郁滞 → 冲任瘀滞,乳络不通 ├→ 产后缺乳
产后七情所伤                  ┘                                 │
                                                                │
素体肥胖                      ┐                                 │
                              ├→ 痰浊阻滞 → 痰湿阻滞,乳络不畅 ┘
产后饮食肥甘厚味              ┘
```

笔记

知识点二

诊 断 要 点

1. 病史　了解产妇体质情况,询问产时有无失血过多、滞产等病史,产后饮食起居、情绪、哺乳方法与次数等情况。

2. 症状　哺乳期内,乳汁甚少,或全无,不足以喂养婴儿。

3. 检查

(1) 乳房检查:乳腺发育正常,乳房柔软无胀痛,或胀硬而痛;乳汁清稀,或浓稠。

(2) 乳房 B 超和血清性激素测定:了解乳腺组织的发育情况、形态有无异常,血清激素水平有无异常,协助排查先天性乳腺发育不良或乳房手术史致乳络损伤者。

问题 2

为了进一步明确诊断,体格检查需要注意哪些问题?

在全身体格检查的基础上,着重进行乳房局部检查,了解乳腺发育是否正常,是否有乳房手术史导致乳络受损;乳房柔软无胀痛,或胀硬而痛,有无红肿热痛;乳汁清稀或浓稠。注意有无乳头凹陷或乳头皲裂所致哺乳困难。

问题 3

为了进一步明确诊断,需要进一步完善哪些辅助检查?

必要时可进行血常规、乳房 B 超及血清性激素测定以排除急性乳腺炎、先天性乳腺发育不良或乳房手术致乳络受损者。

辅助检查结果

血常规未见明显异常。

问题 4

该患者的中西医诊断是什么?

中医诊断:缺乳(肝气郁滞证)

西医诊断:产后泌乳过少

 知识点三

鉴 别 诊 断

应与乳痈、先天性乳腺发育不良、乳房手术史致乳络损伤胎相鉴别。鉴别要点见表 9-11。

表 9-11　缺乳的鉴别诊断

鉴别要点＼病名	缺乳	乳痈	先天性乳腺发育不良	乳房手术史致乳络损伤
主要症状	哺乳期乳汁不足,甚至全无,不能满足婴儿需求,伴有乳房胀痛或不胀	哺乳期乳汁不下,初期多有恶寒发热,乳房胀硬疼痛,继而化脓成痈	哺乳期乳汁不足,甚至全无,不能满足婴儿需求,伴乳房单侧或双侧过小,致婴儿吸吮困难	哺乳期乳汁不足,甚至全无,不能满足婴儿需求,并有乳房手术史
乳房检查	乳房柔软无胀痛,或胀硬而痛;乳汁清稀或浓稠	乳房红肿热痛,一般单侧发病	胸部平坦,触诊腺体组织不甚明显,可伴同侧胸大肌发育不良或缺如,乳头发育正常或凹陷	乳房柔软无胀痛,或胀硬而痛;可见乳房手术瘢痕
辅助检查	血常规无异常	体温增高,血常规示白细胞总数及中性粒细胞数增加	血常规无异常,乳房彩超示乳腺腺体组织少,血清性激素无异常	血常规无异常

知识点四

辨 证 论 治

1. 根据乳房有无胀痛、乳汁稀稠程度,结合全身症状及舌脉之征进行辨证。

2. 本病治法以调理气血、通络下乳为大法。虚者补气养血,实者疏肝解郁或健脾化痰,均可配合通乳之品。治疗中应注意产妇的体质、病程、全身状况与舌脉情况,补虚不要过于滋腻以防滞邪碍胃,开郁化痰不要过于耗散以防伤正。同时保证产妇充分休息,心情愉快,指导产妇正确哺乳。分证论治见表 9-12。

表 9-12　缺乳辨证与治法特点

	气血虚弱证	肝气郁滞证	痰浊阻滞证
主要症状	产后乳汁甚少或全无,无法满足婴儿需要		
	乳汁清稀,乳房柔软无胀感;面色无华,倦怠乏力,食欲不振	平时乳汁正常或偏少,伤于情志后,乳汁骤减或点滴全无,乳汁稠,乳房胀硬而痛;或有微热,精神抑郁,胸胁胀痛,食欲减退	乳房硕大或下垂不胀满,乳汁不稠;形体肥胖,胸闷痰多,纳少便溏,或食多乳少
舌脉	舌质淡,苔白,脉细弱	舌质黯红,苔薄黄,脉弦细或弦数	舌质淡胖,苔腻,脉细滑
治法	补气养血,通络下乳	疏肝解郁,活络通乳	健脾化痰,通络下乳

续表

	气血虚弱证	肝气郁滞证	痰浊阻滞证
方药	通乳丹(《傅青主女科》)加党参、白术 通乳丹:人参 黄芪 当归 麦冬 木通(易通草) 桔梗 七孔猪蹄	下乳涌泉散(《清太医院配方》): 当归 白芍 川芎 生地黄 柴胡 青皮 花粉 漏芦 木通 通草 桔梗 白芷 穿山甲 王不留行 甘草	苍附导痰丸(《叶天士女科诊治秘方》): 茯苓 法半夏 陈皮 甘草 苍术 香附 胆南星 枳壳 生姜 神曲
加减	若头晕心悸者,加阿胶、熟地;纳少便溏者,加焦三仙、鹿角霜	若身有微热者,加黄芩、蒲公英;乳房胀甚者,加橘络、丝瓜络、香附;若乳房胀硬热痛,触之有块者,加夏枯草、蒲公英、赤芍、瓜蒌。若势欲成脓者,可按"乳痈"处理	若气虚明显者,加黄芪、党参、白术

问题 5

该患者的下一步治疗方案如何?

1. 按需哺乳,喂养方法得当。

2. 调畅情志,睡眠充足,劳逸结合;注意饮食均衡、富于营养,多喝肉汤,不偏食。

3. 中医辨证治疗

(1) 四诊合参,证属肝郁气滞证,以疏肝解郁、通络下乳为法,辨证予药,方选下乳涌泉散加减。

(2) 针灸疗法:主穴:膻中、乳根。配穴:少泽、天宗、合谷。

(3) 外治法:局部用热水或葱汤熏洗乳房,或橘皮煎水热湿敷乳房,以宣通局部气血;若乳房有硬块者,可用蒲公英捣烂外敷。

【临证要点】

1. 缺乳属于产后病,勿忘产后多虚多瘀的特点,注意补虚与祛邪的关系。用药不宜攻伐太过,滋补不可过于温热滋腻厚味。

2. 在治疗中还应注意产妇恶露情况。产后恶露为胞宫中的余血浊液,与冲任气血相关,产后恶露过多可影响乳汁的化生,故要同时治疗。

3. 产后调理很重要,从饮食、情志、劳逸方面注意;还需注意乳房护理,哺乳前可用温毛巾擦拭乳头、乳房;产后半小时内开始哺乳,以刺激泌乳。

【难点、疑点】

本病如能及时治疗,使脾胃功能、气血津液恢复如常,则乳汁可下;但先天乳腺发育不良,或乳房手术致乳络损伤者,或患者对于哺乳的信心不足,掌握的哺乳知识不足等因素均能影响治疗效果,需要仔细辨别。此外在治疗过程中,还要注意病情的变化,如乳汁壅滞、排出不畅者,可能转化为乳痈,临证时,要根据病史、症状、检查等辨别寒热虚实,做出准确的判断。

诊治流程图：

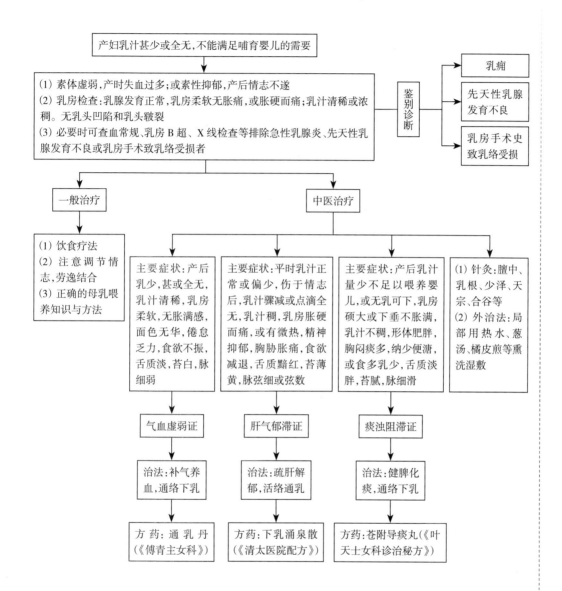

附：回乳

产后不需哺乳，或因产妇有疾，不宜授乳，或婴儿已届断奶之时者，可予回乳。最简单的回乳方法是停止哺乳，不刺激乳头，不排空乳房，少食汤汁，但仍有半数产妇会感到乳房胀痛，一般 2~3 日缓解。

1. 内服药

（1）麦芽煎：炒麦芽 60~90g，煎汤频服。

（2）免怀散（《济阴纲目》）：红花、赤芍、当归尾、川牛膝。水煎服，连服 3 剂。

2. 外敷药　朴硝 250g，分装纱布袋内，置两乳房外敷，待湿硬后更换之。

3. 针刺疗法　针刺足临泣、悬钟等穴位,两侧交替,每日一次,用弱刺激手法,7日为一个疗程。

(刘　弘)

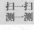
扫一扫
测一测

? 复习思考题

产后缺乳的预防和护理很重要,请简述。

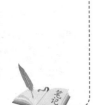

第十章

妇科杂病的诊治

凡不属于经、带、胎、产疾病范畴,而又与女性的解剖、生理、病理特点密切相关的疾病,称为妇科杂病,包括癥瘕(含子宫肌瘤、卵巢肿瘤)、子宫内膜异位症与子宫腺肌症、不孕、卵巢早衰、多囊卵巢综合征、盆腔炎性疾病、阴挺、阴疮等。

妇科杂病可有或无症状,但多表现与经、带、胎、产疾病相似的症状,但病因病机、诊断及治疗等各有特点。诊断常须借助妇科检查、多种辅助检查以明确。

妇科杂病的治疗方法强调个体化治疗,须充分考虑患者的心理、目前的生活计划、意愿进行。方法多种,包括辨证论治、口服或外用中药,针灸治疗、物理治疗等。部分疾病若需要手术治疗,应结合患者年龄、生育要求、预后情况、手术获益度等等情况决定手术方式。

妇科杂病本虚标实多见,治疗的关键不单是祛除病邪,还要顾护患者的正气,以利于患者的康复。

第一节 癥 瘕

 培训目标

1. 掌握癥瘕的定义。
2. 掌握癥瘕的诊断要点与鉴别诊断、癥瘕的善恶辨识要点。
3. 掌握癥瘕的辨证论治。

妇女下腹胞中结块,伴有或胀,或痛,或满,或阴道异常出血者,称为"癥瘕"。癥者,坚硬成块,固定不移,推揉不散,痛有定处,病属血分;瘕者,痞满无形,时聚时散,推揉转动,痛无定处,病属气分。癥瘕有良性和恶性之分,下腹部包块病种繁多,病情复杂,若未明诊断不可盲目施治,应予高度重视。本节讨论良性癥瘕。

病例摘要

患者,女性,35岁,因经量增多经期延长1年来诊。13岁月经初潮,月经规律,量中,痛经(－)。1年前无明显诱因出现经量增多经期延长。本次月经持续9天,现经净5天。盆腔超声提示:宫体6.5cm×5.5cm×5.0cm,子宫形态不规则,前壁可见2.3cm×2.1cm×1.6cm中低回声,宫底部可见3.1cm×3.0cm×1.2cm及1.5cm×1.6cm×1.0cm中低回声。提示:多发性子宫肌瘤。该患者6年前盆腔超声提示子宫肌瘤,之后定期超声复查,未治疗。舌紫黯,苔薄白,脉弦涩。

问题1

通过病史采集,我们目前可以获得的临床信息有哪些?为了进一步明确诊断及证型,需要补充哪些病史内容?

女性,经量增多经期延长1年。盆腔超声提示:多发性子宫肌瘤。

为了进一步明确诊断,需补充了解以下病史:

询问月经周期、经期,月经的量、色、质,经行伴随症状。

询问伴随症状:腹痛、饮食及二便情况等。

收集中医望、闻、问、切四诊内容:询问既往史、个人生活史、婚育史等情况,有助于进行诊断及鉴别诊断。

完善病史

患者13岁月经初潮,月经4~5天/28~32天,量中,痛经(－)。1年来月经经期逐渐变为7~9天,经量较既往经量增加1/3,有血块,经行腹痛,块下痛减。经前乳胀,精神抑郁,经来后逐渐消失。本次月经持续9天,现经净5天。经净复查盆腔超声提示:宫体6.5cm×5.5cm×5.0cm,子宫形态不规则,前壁可见2.3cm×2.1cm×1.6cm中低回声,宫底部可见3.1cm×3.0cm×1.2cm及1.5cm×1.6cm×1.0cm中低回声。提示:多发性子宫肌瘤。该患者6年前盆腔超声提示子宫肌瘤,后定期超声复查,肌瘤逐渐增大。已婚,孕1产1,现避孕套避孕。妇科检查:外阴阴道正常,宫颈光滑,子宫体前位,增大如孕7周,质硬,双侧附件未扪及异常。

知识点一

病 因 病 机

主要病机是脏腑功能失调,气机阻滞,从而形成瘀血、痰饮、湿浊,停聚于小腹,日积月累而成。

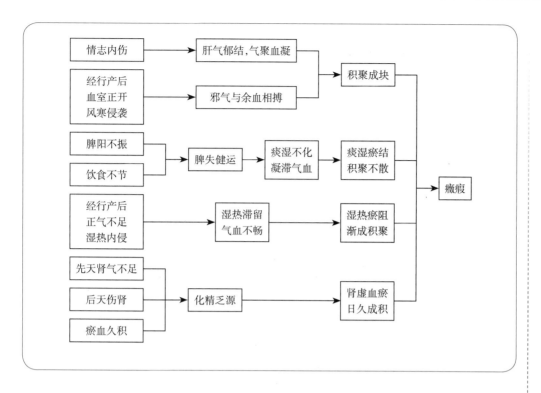

诊 断 要 点

1. **病史**　有情志抑郁,经行产后感受外邪,或月经不调、带下异常等病史。

2. **症状**　下腹部或胞宫有肿块,可伴有胀满、疼痛、月经改变、带下异常等症状。

3. **体征**　妇科检查或腹部检查时可扪及包块,质地或硬或软,推之活动或不移,可有压痛。

4. **辅助检查**　B超、CT、MRI等检查可协助诊断。血清肿瘤标志物检查、宫颈细胞学检查等检查有助于诊断。必要时宫腔镜检查。

问题2

为了进一步明确诊断,体格检查需要注意哪些问题?

在全身体格检查的基础上,着重了解腹部体检和妇科检查。腹软,无压痛及反跳痛,是否触及包块情况。妇科检查可及子宫增大,结节感。

问题3

为了进一步明确诊断,需要进一步完善哪些辅助检查?

应进一步完善血常规、凝血全套、盆腔MRI检查、宫腔镜检查＋诊断性刮宫。

辅助检查结果

该患者血常规检查及凝血功能检查未见异常。盆腔MRI平扫及增强扫描检查结果提示：子宫肌瘤（浆膜下及肌壁间肌瘤）。宫腔镜检查提示正常宫腔；诊断性刮宫病理报告：增生期子宫内膜。

问题4

该患者的中西医诊断是什么？

中医诊断：癥瘕（气滞血瘀证）

西医诊断：子宫肌瘤

 知识点三

鉴别诊断

1. 癥瘕应与妊娠子宫和尿潴留鉴别。子宫肌瘤、良性卵巢肿瘤、盆腔炎性包块、陈旧性宫外孕等疾病属于中医癥瘕范畴，临床诊疗上亦应注意鉴别。鉴别要点见表10-1。

表 10-1　癥瘕鉴别诊断

鉴别要点	病名 癥瘕				妊娠子宫	尿潴留
	子宫肌瘤	卵巢肿瘤（良性）	盆腔炎性包块	陈旧性宫外孕		
病史症状	月经量多、经期延长、压迫症状等	多无特殊病史。多无月经改变。常偶然发现	急性或慢性盆腔感染史，月经改变或痛经。急性发作时可有发热、腹痛	停经及不规则阴道流血史，腹痛甚至有昏厥史	有停经史早孕反应	排尿不畅史。月经无改变
位置大小性质	位于下腹正中子宫上，一般不大，活动好，多为实质性	位于少腹一侧，偶有双侧，大小不一，多为囊性，表面光滑，活动好	位于一侧或双侧少腹，大小不一，活动差，囊性或实质性	位于一侧少腹、子宫旁，大小不一，质地较实，界限较清	妊娠腹型	下腹部，较表浅，固定，囊性肿物，边界不清
妇科检查	子宫增大，质硬，或表面不规则	子宫正常，附件区触及肿块，一般无压痛	脓性白带，宫颈举痛，宫体压痛，宫旁组织增厚压痛，附件区可触及包块、压痛	宫颈举痛，宫旁可触及包块，固定不动，质稍硬，压痛	子宫大小与停经月份符合	子宫附件未见异常
辅助检查	盆腔超声可见实性低回声或等回声结节。血常规：可有贫血	盆腔超声可见实性或囊性包块，边界清	盆腔超声可见附件区炎性或不规则液性包块，周界不清。血常规：急性期白细胞计数升高、血沉快	血HCG曾升高，后降至正常。血常规：可有贫血，或白细胞升高	盆腔超声检查可见胎心、胎体。血、尿HCG为阳性	一般无异常

2. 癥瘕有良性、恶性之分。鉴别要点见表 10-2。

表 10-2 癥瘕辨识要点

鉴别内容	良性肿物	恶性肿瘤
病史	病程长,逐渐长大	病程短,迅速长大
症状	可伴月经不调、痛经、下腹部疼痛、不孕等	早期无症状,继之可有阴道不规则流血、排液恶臭,晚期伴发热、消瘦、贫血、腹痛等
一般情况	良好	逐渐出现恶病质
妇科检查	肿块形态多规则,活动好,偏囊性,边界清	肿块形态不规则,固定,边界不清,实性或囊实性,表面结节状不平
腹水	一般无腹水	常伴腹水,血性,可查到癌细胞
肿瘤标志物	正常或轻度升高	明显升高
B 超	肿块边界清,囊实性	边界不清晰,肿块囊实性或内有杂乱光团、光点

知识点四

辨 证 论 治

1. 根据下腹胞中结块及伴随症状,结合全身症状及舌脉之征进行辨证。

2. 下腹部包块病种繁多,证情复杂,癥瘕有良性、恶性之分,临床辨证应重在辨善恶、虚实、气病、血病,新病、久病。

3. 善证之病在气者,以理气行滞为主,佐以理血;病在血者,以活血破瘀散结为主,佐以理气;新病体质较强者,宜攻宜破;久病体质较弱者,可攻补兼施,随证施治。良性肿瘤之瘤体较大,也需手术切除。

4. 恶证应尽快手术,术后或放、化疗期间,可配合中医药治疗。

5. 需遵循"衰其大半而止"的原则,不可猛攻峻伐,以免损伤元气。

6. 分证论治见表 10-3。

表 10-3 癥瘕辨证与治法特点

	气滞血瘀证	痰湿瘀结证	湿热瘀阻证	肾虚血瘀证
主要		胞中结块		
症状	触之有形,小腹胀满,月经先后不定,经血量多有块,经行难净,色黯;精神抑郁,胸闷不舒,面色晦暗,肌肤甲错	触之不坚,固定难移,经行量多,淋漓难净,经间带下增多;胸脘痞闷,腰腹疼痛	热痛起伏,触之痛剧,痛连腰骶,经行量多,质黏稠,经期延长,带下量多,色黄如脓,或赤白兼杂;身热口渴,心烦不宁,大便秘结,小便黄赤	触之疼痛,月经后期,量或多或少,经色紫黯有块,经行腹痛较剧,婚久不孕或反复流产;腰酸膝软,头晕耳鸣

续表

	气滞血瘀证	痰湿瘀结证	湿热瘀阻证	肾虚血瘀证
舌脉	舌质紫黯,或有瘀斑,苔薄白,脉沉弦涩	舌体胖大,紫黯,有瘀点、瘀斑,苔白厚腻,脉弦滑或沉涩	舌黯红有瘀斑,苔黄腻,脉弦滑数	舌黯,苔薄白,脉弦细或沉涩
治法	行气活血,化瘀消癥	化痰除湿,活血消癥	清热利湿,化瘀消癥	补肾活血,消癥散结
方药	香棱丸(《济生方》):木香 丁香 小茴香 枳壳 川楝子 青皮 三棱 莪术	苍附导痰丸(《叶天士女科诊治秘方》)合桂枝茯苓丸(《金匮要略》) 苍附导痰丸:茯苓 半夏 陈皮 甘草 苍术 香附 胆南星 枳壳 生姜 神曲 桂枝茯苓丸:桂枝 茯苓 牡丹皮 桃仁 赤芍	大黄牡丹汤(《金匮要略》):大黄 芒硝 丹皮 桃仁 冬瓜子	金匮肾气丸(《金匮要略》)合桂枝茯苓丸(《金匮要略》) 金匮肾气丸:地黄 山药 山萸肉 泽泻 茯苓 丹皮 桂枝 附子 桂枝茯苓丸:桂枝 茯苓 牡丹皮 桃仁 赤芍
加减	若经行量多,或淋漓不止者,加炒蒲黄、五灵脂、血余炭;若月经后期量少,加牛膝、泽兰、川芎;若经行腹痛者,加延胡索;若体质壮实者,可用大黄䗪虫丸(《金匮要略》)	若脾胃虚弱,正气不足者,加党参、白术、黄芪;若胸脘痞闷食少者,加鸡内金、神曲;若腰痛者,加续断、桑寄生	若带下秽臭者,加椿根皮、黄柏、茵陈;若腹痛剧烈者,加延胡索、川楝子;若腹胀满者,加厚朴、枳实	若出血甚者,加三七末、仙鹤草;若腰酸甚者,加怀牛膝、川断、杜仲、补骨脂;若头晕耳鸣者,加天麻、钩藤、枸杞子、磁石

问题5

该患者的下一步治疗方案如何?

1. 中医辨证治疗　四诊合参,证属气滞血瘀证,以行气活血,化瘀消癥为法,辨证予药,方选香棱丸加减。

2. 西医治疗　根据患者临床症状和意愿可选择药物治疗、手术治疗或介入、子宫肌瘤消融术等治疗方法。

【临证要点】

1. 癥瘕之辨证,重在辨善证、恶证,气病、血病,新病、久病。若未明诊断不可盲目施治,应予高度重视。

2. 本病宜辨病与辨证相结合,同时维护月经周期,扶正祛邪兼顾。

3. 治疗用药需考虑体质强弱、病之久暂;既须化瘀消癥,亦须攻补适度,当以岁月求之,不可急于求成。

4. 善证宜药物治疗,恶证应尽快手术,配合放疗、化疗。善证之病在气者,以理气行滞为主,佐以理血;病在血者,以活血破瘀散结为主,佐以理气。

【难点、疑点】

下腹部包块病种繁多,证情复杂,癥瘕有良性、恶性之分,故治疗时未明诊断不可盲目施治,应予高度重视。临床上可选择B超、磁共振、宫腔镜、腹腔镜、子宫输卵管造影等协助诊断。治疗上,对于有生育要求者,应维护月经周期,或消癥和助孕并举,孕育时定期观察癥瘕的变化,防止变性。无生育要求者,重在消癥散结,兼以理气、活血、除湿、清热等法。围绝经期是癥瘕的好发阶段,但子宫肌瘤、子宫腺肌瘤在绝经后可逐渐缩小;若肿块在绝经后增大,应警惕恶变。癥瘕病程较长,病情复杂,虚实并见,治疗不可一味活血破血、散瘀消癥,需要在气血聚散行止上用功夫。

诊治流程图:

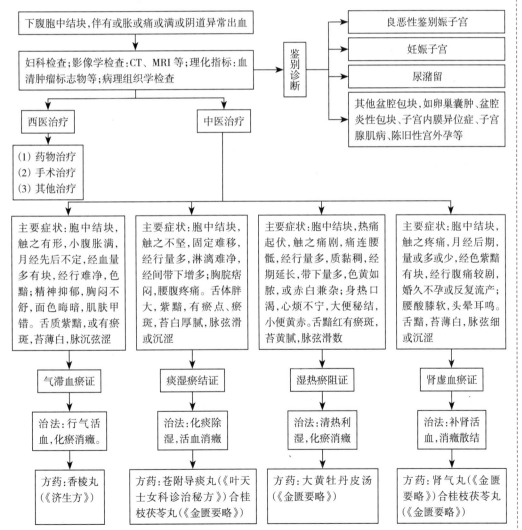

（王晓滨）

扫一扫
测一测

 复习思考题

女性患者来诊时诉盆腔超声提示盆腔包块,接诊时需要了解哪些内容? 临床诊治要注意什么?

第二节　子宫肌瘤

PPT 课件
10章02节PPT

📖 培训目标

1. 掌握子宫肌瘤的中医辨证论治与转归。
2. 熟悉子宫肌瘤的诊断要点及鉴别诊断。

子宫肌瘤由平滑肌细胞增生而成,兼有少量纤维结缔组织。是女性生殖器最常见也是人体最常见的良性肿瘤。多见于 30~50 岁的妇女,以 40~50 岁发病率最高,20 岁以下少见,绝经后肌瘤大多可逐渐萎缩。

子宫肌瘤
分类示意图
ER-10-2

子宫肌瘤按生长部位分为宫体肌瘤(约占 90%)和宫颈肌瘤;按其与子宫肌层关系,分为肌壁间肌瘤、浆膜下肌瘤和黏膜下肌瘤。子宫肌瘤常为多个,各种类型肌瘤可见于同一子宫,则称为多发性子宫肌瘤。

子宫肌瘤属中医学"癥瘕"(或石瘕)范畴,因其症状不同,而兼有"月经过多""经期延长""崩漏""痛经"或"带下病"等。

病例摘要

古医籍精选
ER-10-3

患者,女性,46 岁。2014 年 10 月 22 日初诊。主诉:腰酸伴月经量多 2 个月,发现下腹部肿物 1 个月。患者 2 个月前无明显诱因出现腰部酸胀,月经量增多,伴大血块,1 个月前自觉平卧时下腹正中可触及肿物。刻下症:腰骶酸胀,带下量偏多,质稀,下肢酸软。既往月经规律,7 天 /28 天,LMP:2014 年 9 月 29 日,经量较多。孕 2 产 1。舌质淡黯,苔白,脉沉缓。

问题 1

通过病史采集,我们目前可以获得的临床信息有哪些? 为了进一步明确诊断及证型,需要补充哪些病史内容?

患者以腰酸、月经量多下腹部肿块为主症,伴有带下量多,初步考虑为妇科癥瘕。

为了进一步明确诊断,需补充了解以下病史:

西医学
病因病理
ER-10-4

收集中医望、闻、问、切四诊内容:参考"十问歌",询问既往史、目前有无生育要求等,以助于根据患者的需求选择治疗方案和进行鉴别诊断。

完善病史

患者无发热、恶心、呕吐、头晕、痛经,饮食和二便正常,经后乏力;肿物质地较硬,活动度好,近 1 个月未见明显增大。患者平时无痛经,目前工具避孕,无生育要求。

知识点一

病　因　病　机

主要病机是正气不足,或外邪内侵,或内有七情、房室、饮食所伤,脏腑功能失调,气机阻滞,形成瘀血、痰浊等病理产物,停聚于冲任胞宫,日积月累而成。

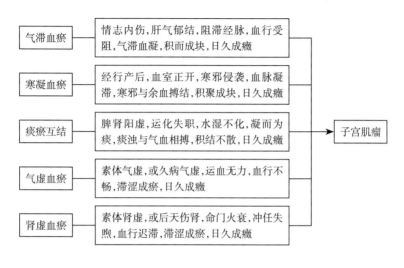

气滞血瘀 — 情志内伤,肝气郁结,阻滞经脉,血行受阻,气滞血凝,积而成块,日久成癥

寒凝血瘀 — 经行产后,血室正开,寒邪侵袭,血脉凝滞,寒邪与余血搏结,积聚成块,日久成癥

痰瘀互结 — 脾肾阳虚,运化失职,水湿不化,凝而为痰,痰浊与气血相搏,积结不散,日久成癥 → 子宫肌瘤

气虚血瘀 — 素体气虚,或久病气虚,运血无力,血行不畅,滞涩成瘀,日久成癥

肾虚血瘀 — 素体肾虚,或后天伤肾,命门火衰,冲任失煦,血行迟滞,滞涩成瘀,日久成癥

知识点二

诊　断　要　点

1. 病史　有情志抑郁、经行产后感受外邪、月经不调、带下异常等病史。

2. 症状　多无明显症状,常在查体时偶然发现。症状与肌瘤部位、大小、生长速度、有无变性等关系密切,与肌瘤数目多少关系不大。

(1) 月经异常:主要表现为月经过多、经期延长,多见于大的肌壁间肌瘤及黏膜下肌瘤,因于肌瘤使宫腔增大,子宫内膜面积增加并影响子宫收缩,同时肌瘤压迫附近静脉丛使其充血扩张。子宫肌瘤还可伴有内膜增生过长导致月经紊乱(崩漏)。月经量多日久可继发贫血,出现乏力、头晕、心悸等。

(2) 下腹包块:当膀胱充盈将宫体推向骨盆上方,或子宫肌瘤达3个月妊娠子宫大小时,可于腹部触及质地较硬的宫体或肿块。较大的黏膜下肌瘤可脱出于阴道口而被发现。

(3) 带下增多:肌壁间肌瘤使宫腔面积增大,内膜腺体增加,伴有盆腔充血,致使带量增多。黏膜下肌瘤若感染、坏死,可在月经过多同时,有大量脓血性排液及腐肉样组织排出,伴臭味。

(4) 压迫症状:肌瘤可压迫膀胱引起尿频、尿急、排尿困难、尿潴留;压迫直肠引起下腹坠胀不适、便秘;若压迫输尿管,可引起肾盂积水、腰背疼痛。

(5) 其他:常见下腹坠胀、腹痛、腰背酸痛、痛经、不孕、流产、继发性贫血等；浆膜下肌瘤蒂扭转可出现急腹痛；肌瘤红色变性可突发剧烈腹痛伴发热。

3. 体征　与肌瘤的大小、位置、数目以及有无肌瘤变性相关。

(1) 妇科检查：肌壁间肌瘤宫体增大，表面不规则，单个或多个结节状突起；肌瘤多发时，子宫不规则增大，甚至形态改变。浆膜下肌瘤可扪及质硬、球状块物，与子宫有蒂相连，可活动。黏膜下肌瘤子宫常均匀增大；有时肌瘤位于扩张的宫口内，或脱出于阴道内，呈粉红色、实质、表面光滑；伴感染则表面有渗出、溃疡或脓血兼臭味。

(2) 全身体格检查：肌瘤较大时，可在下腹部扪及实质性肿块。

4. 辅助检查　大部分子宫肌瘤通过 B 超检查即可诊断。磁共振检查可准确判断肌瘤大小、数量和位置。必要时还可通过宫腔镜、腹腔镜、子宫输卵管造影等协助诊断。

问题2

为了进一步明确诊断，体格检查需要注意哪些问题？

重点在于妇科检查行双合诊或三合诊查明盆腔肿物的质地、大小、数目、位置和与子宫的关系。本案患者全身体格检查及妇科检查情况如下：

体格检查：平卧位下腹正中可触及一较硬实性肿物。

妇科检查：外阴婚产型；阴道畅；宫颈光滑，柱状，无接触出血，无举痛；宫体后位，增大如孕 3 个月，表面不平，质稍硬，活动可，无压痛；附件区无异常。

问题3

为了进一步明确诊断，需要进一步完善哪些辅助检查？

应进一步完善血常规、凝血功能、B 超检查、阴道分泌物常规。

辅助检查结果

该患者查血常规：RBC4.86×10^{12}/L，HGB107g/L。凝血功能正常。B 超检查：子宫增大 9.6cm×7.6cm×8.2cm，内膜厚 1.2cm，肌壁间回声不均，内可见多个低回声团块，最大约 3.6cm×2.8cm，双附件区未见异常。阴道分泌物常规：清洁度 I°，未见滴虫和假丝酵母菌，BV 阴性。

问题4

该患者的中西医诊断是什么？

中医诊断：

1. 癥瘕

2. 月经过多

3. 带下病（肾虚血瘀证）

西医诊断：

1. 多发性子宫平滑肌瘤

2. 继发贫血（轻度）

知识点三

鉴别诊断

主要与妊娠子宫、卵巢囊肿、子宫腺肌病、子宫恶性肿瘤等疾病相鉴别。鉴别要点见表 10-4。

表 10-4　子宫肌瘤的鉴别诊断

鉴别要点 \ 病名	子宫肌瘤	妊娠子宫	卵巢囊肿	子宫腺肌病	子宫恶性肿瘤（子宫肉瘤、子宫内膜癌等）
主要症状	月经量多或经期延长，可伴带下量多、尿频、便秘等压迫症状	有停经史及早孕反应	月经一般无变化	月经量多或经期延长，继发性痛经渐进性加重	腹痛，不规则阴道流血，好发于围绝经期或绝经后女性
妇科检查	子宫增大，质硬，或表面不规则	子宫增大符合孕周，质软	多为偏于一侧的囊性肿物，可与子宫分开	子宫均匀增大，质硬	可有子宫增大变软，或子宫压痛，或宫颈菜花样赘生物
辅助检查	超声可见子宫实性低回声或等回声结节；血常规可提示贫血	尿或血 HCG 阳性，超声提示宫内妊娠	超声、MRI、腹腔镜探查可见附件区囊性肿物	超声检查可见子宫肌层异常回声多呈弥漫性，CA125 水平可升高	超声、磁共振、宫颈细胞学检查、宫腔镜、组织病理学检查等

此外还应与卵巢子宫内膜异位囊肿、盆腔炎性包块、子宫畸形等相鉴别，通过病史、体征和相关辅助检查予以诊断。

知识点四

辨证论治

本病宜辨病与辨证相结合，同时维护月经周期，扶正祛邪兼顾。治疗以祛痰化瘀，散结消癥为主，"衰其大半而止"，切忌猛攻峻伐，以免损伤元气。结合患者体质强弱、病之久暂，当以岁月求之，不可急于求成。分证论治见表 10-5。

表 10-5　子宫肌瘤辨证与治法特点

	气滞血瘀证	寒凝血瘀证	痰湿瘀结证	气虚血瘀证	肾虚血瘀证
主要症状	下腹部结块				
	小腹胀痛或刺痛，经前乳房胀痛；月经先后不定期，或经血不畅，色黯有块，经期长；面色晦暗，胸闷不舒，精神抑郁，肌肤甲错	腰腹冷痛喜温；月经后期，经行不畅，色黯有块，经期延长；带下增多，四肢不温	下腹坠痛或胀满不适；月经后期，量多或少，色紫黯有块，带下量多；体形肥胖，胸脘痞闷，呕恶痰多	下腹空坠感；月经量多，色淡夹块，或经期延长；面色少华；神疲乏力，气短懒言，纳少便溏。	下腹隐痛或刺痛；月经量多或少，紫黯有块；面色晦暗，头晕耳鸣，腰膝酸软，婚久不孕或曾反复流产
舌脉	舌质紫黯，或有瘀点瘀斑，脉沉弦涩	舌质紫黯，苔薄白润，脉沉紧	舌体胖大，色紫黯有瘀点瘀斑，苔白腻，脉沉滑或细滑	舌淡黯，尖边有瘀点瘀斑，脉细涩	舌黯，舌边瘀点瘀斑，脉沉涩
治法	行气活血，化瘀消癥	温经散寒，化瘀消癥	化痰除湿，活血消癥	补中益气，化瘀消癥	补益肾气，化瘀消癥
方药	膈下逐瘀汤（《医林改错》）或大黄䗪虫丸（《金匮要略》）　膈下逐瘀汤：当归 川芎 赤芍 桃仁 红花 枳壳 延胡索 五灵脂 丹皮 乌药 香附 甘草 大黄䗪虫丸：大黄 黄芩 甘草 桃仁 杏仁 白芍 生地 干漆 虻虫 水蛭 蛴螬 䗪虫	桂枝茯苓丸（《金匮要略》或少腹逐瘀汤（《医林改错》）　桂枝茯苓丸：桂枝 茯苓 赤芍 丹皮 桃仁 少腹逐瘀汤：肉桂 小茴香 干姜 延胡索 没药 当归 川芎 赤芍 蒲黄 五灵脂	开郁二陈汤（《万氏女科》）合消瘰丸（《医学心悟》）　开郁二陈汤：陈皮 茯苓 香附 苍术 川芎 半夏 青皮 莪术 槟榔 甘草 木香 生姜 消瘰丸：玄参 牡蛎 浙贝母	补中益气汤（《脾胃论》）合桂枝茯苓丸（《金匮要略》）　补中益气汤：人参 黄芪 当归 白术 陈皮 升麻 柴胡 甘草 桂枝茯苓丸：桂枝 茯苓 赤芍 丹皮 桃仁	金匮肾气丸（《金匮要略》）合桂枝茯苓丸（《金匮要略》）　金匮肾气丸：干地黄 山药 山茱萸 茯苓 丹皮 泽泻 桂枝 附子 桂枝茯苓丸：桂枝 茯苓 赤芍 丹皮 桃仁
加减	若经行量多，或淋漓不止者，加炒蒲黄、五灵脂祛瘀止血；胸胁胀痛、烦躁抑郁者加夏枯草、荔枝核疏肝理气	若经期延长，淋漓不净者，加艾叶炭、三七粉温经止血	若脾胃虚弱，正气不足者，加党参、白术、黄芪健脾益气；胸脘痞闷食少者，加鸡内金、神曲消积导滞	若月经量多，经期延长者，加仙鹤草、煅龙骨、煅牡蛎以止血；头晕心悸，气血两虚者，黄芪加量，加阿胶、白芍益气养血	若出血甚者，加三七粉、仙鹤草化瘀止血；腰酸甚者，加怀牛膝、川断、杜仲补肾强腰；头晕耳鸣者，加天麻、钩藤、枸杞子、磁石平肝补肾

问题 5

该患者的下一步治疗方案如何?

1. 中医辨证治疗

(1) 四诊合参:证属肾虚血瘀证,以补益肾气,化瘀消癥为法,辨证予药,方选金匮肾气丸合桂枝茯苓丸加减。经期加三七粉、仙鹤草以化瘀止血。

(2) 中成药:金匮肾气丸,每次 6g,每日 2 次,桂枝茯苓胶囊,每次 3 粒,每日 3 次。经期口服龙血竭片,每次 4~6 片,每日 3 次,或云南白药胶囊,每次 1~2 粒,每日 4 次,以减少经量,缩短经期。

2. 补血治疗　复方阿胶浆,每次 20ml,每日 3 次;或益气维血颗粒,每次 1 袋,每日 3 次。根据贫血程度酌情补充铁剂。

【临证要点】

1. 子宫肌瘤为育龄期女性多发病、常见病。体积小、无症状者可暂时观察,不予治疗,定期复查超声,尤其是接近绝经期患者,因大多肌瘤在绝经后自然萎缩;体积较大,或导致月经异常、压迫症状、腹痛、不孕、反复流产者,应积极治疗。如果药物保守治疗无效,或肌瘤增长迅速,怀疑恶变,当采取手术治疗。

2. 临证须辨病与辨证相结合。注意与妊娠子宫及子宫腺肌病、卵巢囊肿、子宫恶性肿瘤等疾病相鉴别。治疗宜扶正祛邪兼顾,"衰其大半而止"。伴有月经量多、经期延长者应分期论治,经期酌加祛瘀止血药物。

3.子宫肌瘤是激素依赖性肿瘤,一旦发现应慎用性激素类制剂。平时宜避免过劳,调节情绪,清淡饮食和适度锻炼,不盲目进补。

【难点、疑点】

子宫肌瘤是妇科常见病,诊治难点在于根据肌瘤的部位、大小、增长速度和有无变性,并结合患者症状、年龄、生育要求等情况制定个性化治疗方案。对于经过药物保守治疗无效,肌瘤持续增长或继发贫血难以纠正,或考虑肌瘤是导致不孕的主要原因,或怀疑肌瘤发生恶变者,应积极采取手术治疗。

诊治流程图:

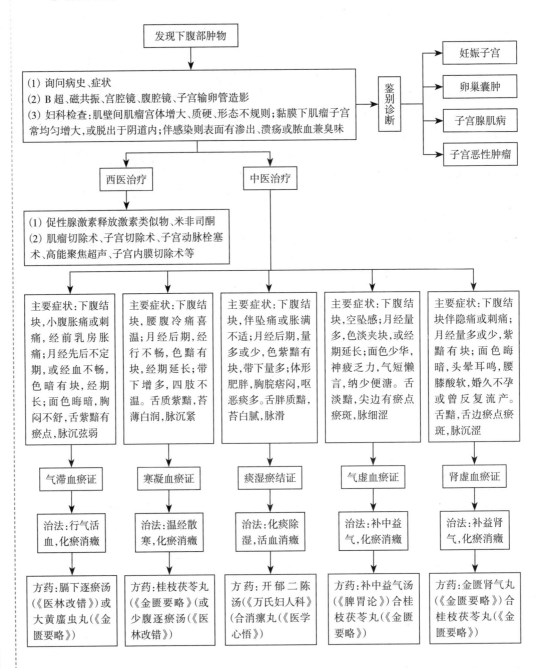

扫一扫
测一测

(王铁枫)

❓ 复习思考题

女性患者,32岁,子宫异常增大,可能由哪些情况引起? 如何鉴别?

第三节　卵巢肿瘤

培训目标

1. 掌握卵巢肿瘤的诊断要点和鉴别诊断。
2. 掌握卵巢肿瘤的治疗原则。
3. 熟悉卵巢肿瘤的辨证论治。

PPT 课件

　　卵巢肿瘤是妇科常见肿瘤,其发病范围广泛,组织类型复杂,约占女性生殖器肿瘤的 1/3,可发生在任何年龄,而不同年龄组卵巢肿瘤的组织学分布有所不同。卵巢肿瘤有良性、交界性和恶性之分,卵巢恶性肿瘤是女性生殖器三大恶性肿瘤之一,早期病变不易发现,晚期又缺乏有效的治疗手段,所以卵巢恶性肿瘤病死率位居妇科恶性肿瘤的首位。

　　卵巢组织成分非常复杂,是全身各脏器中原发肿瘤类型最多的器官,不同类型卵巢肿瘤的组织学结构和生物学行为,存在很大的差异。大致分为上皮性肿瘤、性索间质肿瘤、生殖细胞肿瘤以及杂类和继发性肿瘤。其中上皮性肿瘤最为常见,占原发性卵巢肿瘤的 50%~70%。

　　卵巢肿瘤为西医学病名,中医学对卵巢肿瘤没有明确记载,根据其相关症状、体征,可归属中医学"肠覃""癥瘕"或"积聚"等范畴。

古医籍精选

病例摘要

　　患者女性,56 岁,已婚,已绝经 3 年,2011 年 6 月 3 日就诊。近 1 个月自觉腹部胀满,胃纳差。

问题 1

接诊此患者,我们目前已获得哪些病史资料? 还需要补充哪些病史,作哪些体格检查?

　　患者为绝经期妇女,腹部膨隆胀满,胃纳差。

　　为了进一步明确诊断,需补充了解以下病史:

　　询问腹部胀满膨隆的发生发展过程,有无伴腹痛,阴道分泌物的状况,二便的情况。

　　进一步询问绝经前的月经的情况,绝经前是否有妇科疾病,如子宫肌瘤,卵巢肿瘤病史等。

　　询问既往病史,家族史。

　　进行体格检查,明确腹部膨隆,是否因存在盆腔肿物而致,有无腹水存在。全身其他部位体检有无异常,如肝脾状况,淋巴结有无肿大等。

完善病史

　　患者已绝经 3 年,绝经前月经规律,量中,无痛经;每年体检,妇科 B 超无特殊;近3年未常规体检。绝经后无异常阴道出血,但近1个月阴道分泌物稍增多,质稀,无臭味。时有腰酸,夜尿2次。下腹胀,隐痛。已婚已育,孕4剖宫产1人流3。无其他特殊病史。母亲乳腺癌病史。有一兄有肠癌病史。

体格检查:心肺无特殊,右下腹部可扪及一肿物,上界至脐下2横指,边界清,囊性,尚活动。腹部叩诊无移动性浊音。腹水征(−)。肝脾肋下未及,双肾区无叩击痛。

妇科检查:外阴外观正常,阴道壁稍菲薄,无明显潮红,宫颈基本光滑,宫体前位,稍小,活动可,子宫右前方可扪及一囊性肿物,约11cm×15cm×16cm,边界清,可活动。左附件区未扪及包块。

 知识点一

病 因 病 机

主要病机是外感六淫之邪客于胞脉,或情志内伤不化,正气虚衰,日久气滞血结痰湿凝结,与血相搏,血败成毒,痰湿瘀毒积成癥瘕。

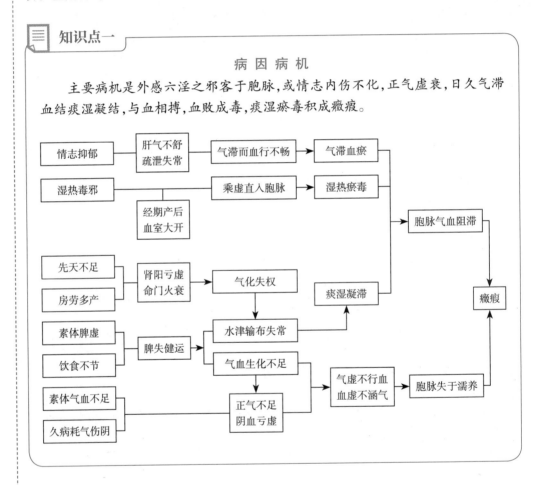

 知识点二

诊 断 要 点

1. 病史 不同性质的卵巢肿瘤病势转化不同,病程长短不同。

2. 症状 肿瘤较小时多无症状,肿瘤增大者,感腹胀,腹部或可扪及肿块,可出现尿频、便秘、气急、心悸,下肢水肿等不同的压迫症状,或伴有不规则阴道出血。部分恶性肿瘤患者可有消瘦、贫血等恶病质表现。

3. 体征　在双合诊和三合诊检查时,在子宫一侧或双侧可触及圆形或类圆形肿物,囊性或实性,表面光滑或有结节感。

4. 实验室检查　卵巢肿瘤的诊断较为复杂,初步确定肿物是否来自卵巢;其次要对肿物的良、恶性做出判断。临床诊断有困难时,应做以下辅助检查:

(1)影像学检查

1)B超检查:临床诊断符合率可达90%以上,对肿物来源做出定位,检测肿块的部位、大小、形态及其与子宫的关系,提示肿瘤性质;但直径<1cm的实性肿瘤不易测出。彩色多普勒超声扫描能检测卵巢及其新生组织的血流变化,有助于良恶性诊断。

2)X线腹平片:可检测卵巢畸胎瘤内牙齿、骨质及钙化囊壁。

3)盆腔CT、MRI、PET-CT:检查卵巢肿物大小,质地是否均匀、规则,囊壁或边界是否光滑清晰,是否向周围浸润或伴腹水,有无肝肺及腹膜后淋巴结转移。

(2)肿瘤标志物检查

1)血清CA125:敏感性较高,特异性较差。80%卵巢上皮性癌患者血清CA125水平异常升高;90%以上患者CA125水平高低与病情缓解或恶化一致,尤其是浆液性腺癌更有意义。

2)HE4:是一种新的肿瘤标志物。88%的卵巢癌患者都会出现HE4升高的现象。与CA125相比,HE4的敏感度更高、特异性更强,尤其是在疾病初期无症状表现的阶段。

3)血清AFP(甲胎蛋白):对卵巢内胚窦瘤有特异性价值。未成熟型畸胎瘤、混合性无性细胞瘤中含卵黄囊成分者,AFP也可升高,具有协助诊断价值。

4)CA19-9:是消化道肿瘤细胞系相关抗原,而在卵巢上皮性肿瘤在也有约50%的阳性表达。其中,卵巢黏液性囊腺癌的阳性表达率高达76%。

5)CEA(癌胚抗原):属于一种肿瘤胚胎抗原,在多种恶性肿瘤上均表达阳性。在妇科肿瘤方面,卵巢黏液性囊腺癌的阳性率最高,其次为Brenner瘤;在子宫内膜样癌及透明细胞癌上也有较高的阳性表达。

(3)性激素:颗粒细胞瘤、卵泡膜细胞瘤产生较高水平雌激素;浆液性、黏液性或纤维上皮瘤有时也分泌一定量的雌激素。

(4)细胞学检查:采集腹水或腹腔冲洗液查找癌细胞,对于进一步确定临床分期和选择治疗方案,以及随访观察疗效等具有意义。

(5)腹腔镜检查:可在腹腔镜下直视整个盆、腹腔及横膈等,直接观察肿块外观、大小,可疑部位进行多点活检,抽取腹腔液行细胞学检查。但肿物巨大或粘连性肿块禁忌此项检查,腹腔镜检查不能观察到腹膜后淋巴结。

问题2

为了进一步明确诊断,需要进一步完善哪些辅助检查?

应进一步完善各项肿瘤标志物检查,如:CA125、CA19-9、HE4、CEA、AFP 等,完善影像学检查 B 超检查、盆腔 CT 等。

辅助检查结果

该患者查血 CA125:625U/ml,CA19-9:335.7U/ml,HE4:264pmol/L,CEA、AFP 阴性。妇科 B 超提示子宫大小正常,内膜厚 5mm,右附件区囊性包块,11.5cm×12.5cm×15cm。内见实性区域,约 4cm×5cm×5cm。肿物血流丰富,RI:0.38。考虑来源于右侧卵巢,未排除恶性可能。盆腔 CT 提示:考虑右侧卵巢囊腺癌可能。余检查结果未见明显异常。

问题3

该患者的中西医诊断是什么?

中医诊断:癥瘕(肾虚湿滞)

西医诊断:卵巢肿瘤

知识点三

鉴 别 诊 断

卵巢肿瘤首先应考虑鉴别其良恶性的鉴别,其鉴别要点见表10-6。

表 10-6 卵巢良恶性肿瘤的鉴别诊断

鉴别要点　　肿瘤性质	良性肿瘤	交界性肿瘤	恶性肿瘤
包块部位与性质	多为单侧,囊性,光滑,活动	多为单侧,囊性,光滑,活动	多为双侧,多为混合性或实性,不规则,固定
一般情况	良好	良好	晚期恶病质
B 超	多为液性暗区,可有间隔光带,肿瘤边界清晰,无或有少量血流,分布在包膜或细隔,血流指数 RI>0.4	多为液性暗区,囊性可见少量实性的乳头状突起,肿瘤边界清晰,有少量血流,分布在包膜或其实性部分,血流指数 RI 在 0.4 左右	液性暗区内有杂乱光团、光点,肿瘤边界不清,包膜或实质部分血流丰富,血流指数 RI≤0.4
腹水	多无,纤维瘤时可有	无或少量	常有腹水。黄色澄清或血性,或可查找到癌细胞
CA125	正常	轻度升高	升高

卵巢良性肿瘤,肿物边界清晰,有其自身特点,在诊断时还应注意与盆腔其他来源的肿瘤或肿物相鉴别(表10-7)。

表 10-7　卵巢良性肿瘤的鉴别诊断

鉴别点 病种	病史	月经	肿块性质	妇科检查	B 超检查
卵巢良性肿瘤	病史可长可短,肿物短时间内变化不大	一般无改变	多为单侧,亦可见双侧,边界清晰,囊性,活动	肿块囊性,边界清晰,可活动,无压痛	囊性肿物,边界清,囊内无赘生物
卵巢瘤样病变	无特殊病史;2 个月内可消失,为滤泡囊肿或黄体囊肿	一般无改变	多为单侧,壁薄,直径多小于 5cm	肿块活动无压痛	肿块液平面反射为主不随体位变
输卵管卵巢炎性肿块	常有盆腔感染或不孕病史	无改变或经期腹痛加重	单侧或双侧,囊性,边界不清,活动受限	粘连不动,有触痛	囊性或囊实,波型欠规则
子宫肌瘤	多发或浆膜下肌瘤囊性变,月经量多或有贫血史	多有月经改变	肿瘤可随子宫移动,质地较硬,边界清	子宫增大外凸或不规则	实质肿块,边界清,波型衰减
妊娠子宫	停经,早孕反应HCG 阳性	停经,孕前月经正常	宫颈变软,误将宫体认为肿瘤	宫颈着色,子宫增大,质软宫体旁无肿块	宫内可见妊娠囊

　　卵巢恶性肿瘤,肿物多以混合性或实性为主,可伴腹水,在诊断时还应注意与一些有相似症状的疾病相鉴别(表 10-8~表 10-12)。

表 10-8　卵巢恶性肿瘤与卵巢子宫内膜异位症的鉴别诊断

异同点 病种	相似点	不同点			
		月经	肿块性质	妇科检查	B 超检查
卵巢子宫内膜异位症	直肠子宫陷凹结节	多有痛经,月经量增多者居多	肿物为囊性,欠活动	肿块囊性,边界清或欠清,多有压痛	液性肿块,内部为均匀云雾状低回声
卵巢恶性肿瘤	CA125 均可见升高	无痛经,经量可无改变	肿物多为囊实性	肿块边界清或欠清,多无压痛	肿物内见实性占位

表 10-9　卵巢恶性肿瘤与结核性腹膜炎的鉴别诊断

异同点 病种	相似点	不同点				
		月经	肿块性质	妇科检查	B 超检查	腹水 ADA (腺苷脱氨酶)
结核性腹膜炎	腹水消瘦	有经量减少者居多	盆腹腔内粘连性肿物形成	肿块位置较高或散在,妇科检查扪诊不明显	盆腔增强的回声斑输卵管串珠状增粗	明显升高
卵巢恶性肿瘤		经量可无改变	肿物多为囊实性	肿块可扪及边界清或欠清	肿物内见实性占位,血流丰富	正常

表 10-10　卵巢恶性肿瘤与盆腔脓肿的鉴别诊断

异同点 病种	相似点	不同点			
		发热	肿块性质	妇科检查	B超检查
盆腔脓肿	盆腔肿物，固定不移 CA125 均可见升高	高热	肿物形态不规则	阴道灼热感明显肿物触痛明显	肿物内部为密度不均的云雾状低回声
卵巢恶性肿瘤		无合并感染时无发热	肿物多为囊实性	肿块多无压痛	肿物内见实性占位

表 10-11　卵巢恶性肿瘤与盆腔非生殖道肿瘤的鉴别诊断

鉴别点 病种	腹水	临床特殊症状	肿瘤标志物	直肠指检	B超检查	CT 检查
卵巢恶性肿瘤	多有	可伴月经性状改变	CA125、HE4升高,CA19-9、CEA 可升高	直肠指检时可扪及肠管受外压	肿物内见实性占位,血流丰富	囊实性肿物,位于子宫一侧
结肠恶性肿瘤	多有	黏液血便	CA19-9、CEA明显升高	低位时直肠指检可扪及环肠管生长的肿物	肠管反射异常,混合性肿物,血流丰富。可探及双侧卵巢显影正常	肠腔内囊实性占位,局部肠壁增厚
腹膜后肿瘤	无	可伴腰前疼痛	CA125 无明显升高	低位直肠指检时可扪及肠管受外压	囊性或实性肿物。与子宫关系不密切,可探及双卵巢显象正常	输尿管多受压,肿物与子宫关系不密切

表 10-12　卵巢原发性恶性肿瘤与卵巢转移性肿瘤的鉴别诊断

鉴别点 病种	腹水	既往病史	肿瘤性状
卵巢原发恶性肿瘤	多有	无特殊	多为单发、囊实性肿物,边界不清,活动差。CA125、HE4、CA19-9 升高
卵巢转移性肿瘤	多有	消化道恶性肿瘤史或乳腺恶性肿瘤	多为双发、实性肿物,边界清,表面光滑,活动良好。CA125、CA19-9 可见轻度升高。若为乳腺癌转移性时 CA15-3 升高明显

知识点四

并　发　症

1. 蒂扭转　为常见并发症,约 10% 的卵巢肿瘤可发生蒂扭转;是妇科常见急腹症之一。好发于中等大小、瘤蒂较长、活动度大,重心偏向于一侧的肿瘤。常在体位突然改变或妊娠期、产褥期子宫大小、位置改变时发生(图 10-1)。典型症状为突然发生下腹部一侧剧痛,伴恶心、呕吐,甚至休克。妇科检查扪及张力压痛肿块,以蒂部最明显。有时不全扭转可自然复位,腹痛随之缓解。治疗原则是确诊后尽快行肿瘤切除术。

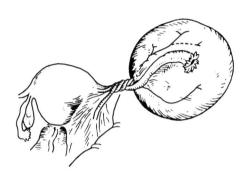

图 10-1　卵巢囊肿蒂扭转

2. 破裂　有 3% 的卵巢肿瘤可发生破裂,包括外伤性破裂和自发性破裂两种。外伤性破裂常在腹部受撞压、性交、分娩、妇科检查及穿刺后引起;自发性破裂常在肿瘤发生恶性变,肿瘤快速、浸润性生长穿破囊壁所致。小囊肿破裂时患者仅有轻度腹痛;大囊肿破裂时常有剧烈腹痛伴恶心呕吐;也可致不同程度的腹腔内出血、腹膜炎,甚至休克。考虑肿瘤破裂时应立即手术,尽量吸净囊液,行细胞学检查,彻底清洗盆腹腔;切除标本行病理学检查。

3. 感染　较少见;多继发于卵巢肿瘤蒂扭转或破裂,也可来自邻近器官感染灶的扩散。可出现腹痛、发热,腹部压痛、反跳痛及肌紧张,腹部肿块增大,白细胞升高等。治疗原则是抗感染,手术切除肿瘤,清除感染灶。

4. 恶变　肿瘤位于宫旁两侧,迅速生长,周边浸润,应考虑有恶变可能。

知识点五

卵巢恶性肿瘤的转移途径

卵巢恶性肿瘤的转移特点是外观局限的肿瘤,可在腹膜、大网膜、腹膜后淋巴结、横膈等部位有亚临床转移。横膈为转移的好发部位,尤其右膈下淋巴丛密集,故最易受侵犯。

卵巢恶性肿瘤的转移途径主要通过直接蔓延及腹腔种植,肿瘤细胞可直接侵犯包膜,累及邻近器官,并广泛种植于盆腹膜及大网膜、横膈、肝表面。

淋巴道也是重要的转移途径,有3种方式:

1. 沿卵巢血管经卵巢淋巴管向上到腹主动脉旁淋巴结。
2. 沿卵巢门淋巴管达髂内、髂外淋巴结,经髂总至腹主动脉旁淋巴结。
3. 偶有沿圆韧带入髂外及腹股沟淋巴结。

血行转移少见,晚期可转移到肺、胸膜及肝。

知识点六

辨 证 论 治

根据新病久病、体质强弱、病变性质以确定是否手术治疗。良性肿瘤且包块不大,可采取中医辨证施治(表10-13、表10-14)。非经期、新病、体质较强者,可攻可破,勿忘扶正;经期、久病、体质较弱者,以扶正为主或攻补兼施。需遵循"衰其大半而止"的原则,不可攻伐峻猛,损伤元气。

良性肿瘤包块较大者,亦应考虑手术。恶性肿瘤应尽量手术治疗。围手术期可采用中药治疗。并注意情志疏导,帮助患者树立信心,保持良好心态,定期复查,善后调理。

表 10-13 卵巢肿瘤的证候分型

中医证型	主症	经带情况	全身症状	舌脉象
气滞血瘀	少腹包块,下腹或有疼痛	月经先后无定期,色黯有块。经行腹痛,经前乳房胀痛。带下或量少	头痛,烦躁易怒,精神抑郁,胸闷不舒,面色晦暗	舌质紫黯,有瘀点或瘀斑;脉沉弦或弦涩
脾虚痰凝		月经后期,量多或少,或经血淋漓不断。带下量多,质稀	体倦乏力,头晕,纳呆,大便溏	舌胖淡黯,苔薄白腻;脉沉迟或滑
肾虚湿滞		月经正常或后期,量中或少。带下质稀,量多或少。	头晕耳鸣,腰膝酸软,小便频数,夜尿多	舌淡黯,苔薄白;脉沉迟或沉细
湿热瘀毒		月经量多,色红质稠。带下量多,赤白相兼或黄绿如脓,有臭味	低热起伏,口渴心烦,大便秘结,小便黄	舌黯红,有瘀斑,苔黄腻;脉弦滑或滑数
气血两亏		月经量少,质稀色淡。带下质稀	面色苍白或萎黄,神疲乏力、气短,头晕,失眠心悸	舌质淡红,苔薄白;脉沉细或细弱
脾胃不和		月经量正常或减少。带下质稠	食欲不振,恶心呕吐,脘腹胀满,纳呆嗳气	舌淡,苔薄白腻;脉细滑或细弱

表 10-14　卵巢肿瘤的中医辨证论治

中医证型	治法	方药	加减用药
气滞血瘀	行气活血化瘀消癥	膈下逐瘀汤(《医林改错》):当归 川芎 赤芍 桃仁 枳壳 延胡索 五灵脂 丹皮 乌药 香附 甘草	伴有头晕乏力、气短者,可加黄芪、党参、鸡血藤;腰膝酸痛者,可加川续断、桑寄生;带下量多、色黄有味者,可加败酱草、生薏米、黄柏
脾虚痰凝	健脾渗湿化痰散结	胃苓汤(《丹溪心法》):苍术 厚朴 陈皮 甘草 白术 茯苓 猪苓 泽泻 桂枝 生姜 大枣	月经先期,经色淡,面色无华者,可加熟地、白芍;月经后期,色黯有块,腹痛恶寒喜暖者,可去桂枝加肉桂、益母草、桃仁;经血淋漓不断者,可加党参、升麻、乌贼骨、茜草炭
肾虚湿滞	补益肾气利湿散结	知柏地黄丸(《医宗金鉴》):知母 黄柏 丹皮 熟地黄 山茱萸 山药 泽泻 茯苓	伴有盗汗,虚烦不寐者,可加生牡蛎、地骨皮、生地;腹部胀痛或刺痛者,可加香附、桃仁、乌药;神疲乏力、便溏者,可加黄芪、党参、苍术
湿热瘀毒	解毒祛湿化瘀消癥	大黄牡丹汤(《金匮要略》)合桂枝茯苓丸(《金匮要略》) 大黄牡丹汤:大黄 芒硝 丹皮 桃仁 冬瓜子 桂枝茯苓丸:桂枝 茯苓 丹皮 桃仁 赤芍	低热腹痛,带下如脓或大便不爽者,可加土茯苓、败酱草、生薏米;夜间口干,手足心热者,可加沙参、玉竹、茵陈;下腹剧痛者,可加三棱、莪术、延胡索;月经过多,伴有瘀块者,可加仙鹤草、炒槐花、三七粉
气血两亏	补气养血化瘀散结	八珍汤(《正体类要》)合桂枝茯苓丸(《金匮要略》) 八珍汤:熟地 当归 川芎 生地 党参 白术 茯苓 甘草 桂枝茯苓丸:桂枝 茯苓 丹皮 桃仁 赤芍	月经量多或崩漏不止者,可去当归、川芎、桃仁,加阿胶、祈艾炭、黄芪;伴头晕者,加用天麻、黄芪
脾胃不和	健脾和胃行气散结	香砂六君子汤(《古今名医方论》):人参 白术 茯苓 甘草 半夏 陈皮 木香 砂仁 生姜 大枣	嗳腐吞酸者,可加瓦楞子、黄连;胃脘疼痛者,可加鸡内金、荷梗

问题 4

该患者是否需要手术治疗? 如何确定手术方案及围手术期中医治疗方案?

1. 患者盆腔包块存在,较大,CA125、CA19-9、HE4 均升高,有剖腹探查的手术指征。

2. 在充分评估患者全身情况,排除手术禁忌证后,予剖腹探查。术中盆腔来源,切除肿物后送术中冰冻病理,根据病理类型,决定手术范围。

术中冰冻切片病理示:(右附件)卵巢交界性黏液性囊腺瘤,局灶癌变。故行卵巢癌全面分期的手术。

原发性卵巢恶性肿瘤的手术——病理分期

ER-10-9

卵巢癌全面分期手术的范围
ER-10-10

常用的卵巢癌化疗方案
ER-10-11

3. 围手术期中医辨证治疗

(1) 术前四诊合参,证属肾虚湿滞证,以补肾益气、化湿消癥为法,辨证予药。

(2) 术后分阶段治疗。腑气未通时予以益气行气通腑,腑气通后按益气补肾活血为法辨证予药。

问题 5

该患者术后石蜡切片病理确诊卵巢中分化黏液性囊腺癌(I_C 期),下一步治疗方案如何?

1. 根据化疗原则,该患者术后予 TP 方案化疗。

2. 围化疗期中医辨证治疗以益气调中、补肾扶正为主。

3. 术后密切随访。

📖 知识点七

卵巢恶性肿瘤术后随访计划

1. 随访时间　术后 1 年内每月 1 次;第 2 年每 3 个月 1 次;第 3~5 年根据病情每 4~6 个月 1 次;5 年后每年 1 次。

2. 监测内容　注意有无异常阴道出血,有无再发盆腔肿物,有无淋巴结肿大,及术后并发症的监控,如:术后肠梗阻,泌尿系相关器官损伤,下肢血栓等。注重全身和盆腔检查,重视生活质量评估。重视定期理化检查,如:B 超检查,必要时作 CT 或 MRI;肿瘤标志物测定,如 CA125、HE4、CA19-9、CEA、AFP 等,以及根据需要监测雌、孕、雄激素等。

【临证要点】

1. 卵巢肿瘤一经发现,应结合多种诊断方法,初步鉴别其良恶性。肿瘤标志物检查是常用的诊断手段,若各项癌标未见明显升高,肿瘤直径 <5cm,可在短期(1~2 个月)内观察,在观察期内应排除卵巢生理性囊肿。治疗上可采用中医药辨证治疗,而当药物治疗无效或肿瘤逐渐增大,应行手术治疗。若各项癌标明显升高者,应尽早手术探查。若因各种原因无法手术者,应采取介入活检,尽早明确肿瘤性质,确诊恶性者,应予以相应治疗(如:化疗、放疗、靶向治疗、中医药治疗等)。

2. 卵巢肿瘤患者的手术治疗,需要根据患者年龄、对生育的要求、体质强弱、肿瘤性质与分期、全身状况等综合分析,而确定手术范围;若术后确诊为恶性肿瘤,则根据肿瘤性质及分期确定术后化疗方案。术中冰冻切片病理检查是必须的,但卵巢肿瘤体积较大,临床上不可避免地会出现冰冻切片与石蜡结果有差异的情况,术前应告知患者及家属。

3. 晚期的卵巢恶性肿瘤,若术前评估已无法满意肿瘤细胞减灭术,则可先行新辅助化疗。2~3 个疗程化疗后再次评估是否可行中间型肿瘤细胞减灭术。

4. 中医药治疗,具有控制肿瘤增长、扶助正气、促进围手术期康复以及提高恶性肿瘤患者生活质量和免疫能力、延长生存期等作用。而把握围手术期中医药治疗的切入点,辨证论治,方可充分显示中医药"抑瘤增效"之良益。

5. 卵巢肿瘤术后应注重随访与监测。良性肿瘤进行非根治手术者,应定期体检,注意是否有复发。卵巢交界性及恶性肿瘤术后随访应更严格。

【难点、疑点】

卵巢肿瘤因其类型繁多,非切除后的病理不能确诊。如何快速有效地鉴别卵巢肿瘤的良恶性,是诊断的难点;如何权衡手术治疗与保守治疗的利弊得失;如何把握手术指征,选择手术时机,制定合理周全的手术策略,是治疗的难点与关键点。

中医药治疗,如何因病势而适当驱以"活血消癥"与"扶正固本"之力,是治之有效的关键,亦是难以把握之处。对于围手术期及围化疗期的患者,如何把握中医药治疗的切入点,充分体现中医药"扶正固本、抑瘤增效"的优势,亦是有待深入研究的重点。

诊治流程图：

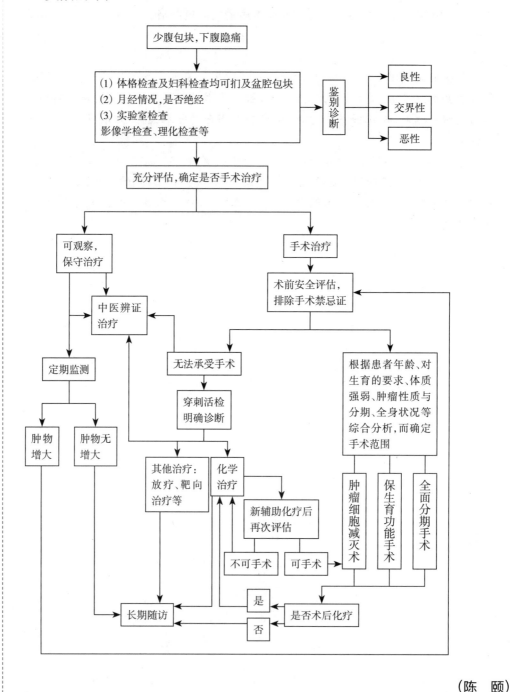

（陈 颐）

? 复习思考题

患者因盆腔包块来诊时，接诊时需要了解哪些内容？做些什么检查？如何鉴别肿物的良恶性？

第四节 子宫内膜异位症与子宫腺肌病

 培训目标

1. 掌握子宫内膜异位症与子宫腺肌病的中医辨证论治。
2. 熟悉子宫内膜异位症与子宫腺肌病的诊断要点及鉴别诊断。

PPT 课件

子宫内膜异位症(简称内异症)是指子宫内膜组织(腺体和间质)出现在子宫以外的部位所引起的一种疾病。卵巢型子宫内膜异位症形成囊肿者,称为子宫内膜异位囊肿(俗称"巧克力囊肿")。本病多发于 25~45 岁,发病率为该年龄段妇女的 10%~15%,是常见的妇科疾病。

子宫腺肌病是指子宫内膜腺体及间质侵入子宫肌层中,伴随周围肌层细胞的代偿性肥大和增生,形成弥漫病变或局限性病变的一种良性疾病。少数子宫内膜在子宫肌层中呈局限性生长形成结节或团块,称为子宫腺肌瘤。多发于 30~50 岁经产妇,约半数患者合并子宫肌瘤,约 15%~40% 合并内异症。

中医学古文献中无"子宫内膜异位症""子宫腺肌病"的病名记载,根据其主要临床表现,分属于"痛经""癥瘕""月经不调""不孕"等妇科疾病。

病例摘要

章某,女,31 岁。患者结婚 4 年,孕 3 产 1 人流 2,暂无生育要求。近 2 年来出现经行腹痛,呈进行性加剧,腹痛严重时常伴呕吐,遂来诊求治。诉头晕,心烦,乳胀,肛门坠胀痛、性交痛,大便秘结;舌黯红,脉弦涩。

查体:腹软,无压痛。

问题 1

接诊此患者,我们应该完善哪些检查?

应进一步完善妇科检查、血清肿瘤标志物检查及影像学检查。

完善检查结果:

妇科检查:宫颈光滑,宫体正常大小,后位,活动受限,右后穹隆扪及囊性肿物约 6cm×5cm×5cm,触痛明显。血清 CA125:225U/mL。B 超示右侧卵巢 5.1cm×3.9cm 液性暗区,内见细小光点。

问题 2

本例患者根据病史、证候等特点,临床应考虑的疾病诊断是什么?

中医诊断:

1. 痛经

2. 癥瘕(气滞血瘀)

西医诊断:

1. 盆腔子宫内膜异位症

2. 右侧卵巢子宫内膜异位囊肿

患者近 2 年来出现经行腹痛,呈进行性加剧,腹痛严重时常伴呕吐,符合痛经诊断。血清 CA125 升高、妇科检查发现子宫活动受限,右后穹隆扪及囊性块物,触痛明显,考虑盆腔子宫内膜异位症。B 超提示右侧卵巢 5.1cm×3.9cm 液性暗区,内见细小光点,考虑为卵巢型子宫内膜异位症,中医诊断为癥瘕。

内异症以"瘀血阻滞胞宫冲任"为基本病机,经脉不畅,瘀滞化热,故可见心烦,乳胀,肛门坠胀痛、性交痛,大便秘结,舌黯红,脉弦涩等证候,因此患者中医证型为气滞血瘀。

西医学
发病原因
ER-10-12

📋 知识点一

病因病机

血瘀是子宫内膜异位症及子宫腺肌病的病理基础,多由外邪入侵、情志内伤、素体因素或手术损伤等原因,导致机体脏腑功能失调,气血失和,冲任损伤,使部分经血不循常道而逆行,以致"离经"之血瘀积,留结于下焦,阻滞冲任、胞宫、胞脉、胞络而发病。

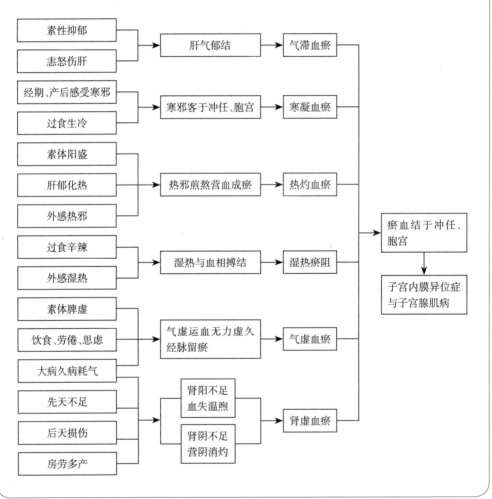

知识点二

诊 断 要 点

1. 子宫内膜异位症

(1) 病史:有进行性加剧的痛经病史,或有不孕史,或有剖宫产、人流术等手术史。

(2) 临床表现

1) 下腹痛和痛经:疼痛是内异症的主要症状,典型症状为继发性痛经、进行性加重,疼痛固定不移,多位于下腹、腰骶及盆腔,可放射至阴道、会阴、肛门或大腿内侧,常于经前1~2天开始,经期第1天最剧,以后逐渐减轻并持续至整个经期。若直肠子宫陷凹及子宫骶骨韧带有病灶时可伴有性交痛、肛门坠胀感。疼痛严重程度与病灶大小不一定呈正比,粘连严重的卵巢异位囊肿患者可能并无疼痛,盆腔内散在的小病灶却可导致剧烈的疼痛。少数患者可有长期持续性下腹疼痛,而于经期加重。但有27%~40%患者无痛经,因此痛经并不是内异症诊断的必需症状。

2) 月经异常:15%~30%的患者有经量增多、经期延长(或月经淋漓不尽或经前点滴出血)。

3) 不孕:约40%的患者伴发原发性或继发性不孕;也有约40%的患者妊娠后发生自然流产。

4) 其他特殊症状:①肠道内异症,可见腹痛、腹泻、便秘或周期性少量便血。严重肠道内异症病灶压迫可发生肠梗阻。②尿道内异症,经期可见尿频、尿痛,或一侧腰痛和血尿,甚至形成肾盂积水和继发性肾萎缩。③腹壁瘢痕内异症,腹壁切口瘢痕处有结节,经期肿胀增大,疼痛加重。④呼吸道内异症,可出现经期咯血,严重者可诱发气胸。⑤卵巢子宫内膜异位囊肿破裂,可发生急腹痛。多发生于经期前后、性交后或其他腹压增加的情况,症状类似输卵管妊娠破裂,但无腹腔内出血。

(3) 体征

1) 妇科检查:典型盆腔内异症双合诊检查时,子宫体多后倾、活动或固定,大小正常或稍大。宫颈后上方、子宫后壁、宫骶韧带或子宫直肠窝处可扪及硬性触痛性结节,经前尤为明显。若病变位于宫颈,可见宫颈表面有稍突出的紫蓝色小点或出血点,质硬光滑有触痛。若病变累及直肠阴道间隙时,可在阴道后穹隆触及、触痛明显,或直接看到局部隆起的小结节或紫蓝色斑点。

2) 其他:较大的卵巢内膜异位囊肿在腹部可扪及,妇科检查可扪及与子宫粘连的肿块。囊肿破裂时腹膜刺激征阳性。若病变累及腹壁切口、脐部等,在相应部位可触及较坚韧、不活动、边界不甚清楚的触痛性结节。

(4) 辅助检查

1) 实验室检查:血清CA125、CA19-9、抗子宫内膜抗体(EMAb),可协助诊断,并可作为疗效的评价指标。中度和重度内异症患者血清CA125值可升高,经期升高更明显。人附睾蛋白4(HE4)在内异症多在正常水平,可用于卵巢癌的鉴别诊断。

2) 影像学检查:超声检查是诊断卵巢异位囊肿和膀胱、直肠异位症的重要方法,可确定异位囊肿位置、大小和形状,其诊断敏感性和特异性均在96%以上。

必要时可行盆腔 CT 或 MRI 检查以协助诊断。

3）腹腔镜检查：腹腔镜检查是确诊盆腔内异症的标准方法。腹腔镜检查的最佳时间是经净后进行，除阴道或其他部位可直视的病变外，可在腹腔镜直视下消除或处理内异症病灶及松解粘连；对病灶进行活检。适合于内异症合并不孕症患者、妇科检查及超声检查无阳性发现的慢性腹痛及痛经进行性加重者、有症状特别是血清 CA125 水平升高者。

2. 子宫腺肌病

（1）病史：有月经量多、进行性加剧的痛经病史，或有多次妊娠、反复宫腔操作、分娩时子宫壁创伤和慢性子宫内膜炎史。

（2）症状：主要表现为经量增多和经期延长，以及继发性、进行性加剧的痛经，多位于下腹正中，常在经前 1 周开始，至月经结束。可有不明原因的月经中期阴道流血、性欲减退等症状。部分患者可无任何临床症状。

（3）体征：妇科检查可发现子宫呈均匀性增大或有局限性结节隆起，质硬有压痛，经期子宫增大，压痛明显。子宫体活动度在合并内异症时往往较差；合并子宫肌瘤时，则依肌瘤的大小、数目、部位而异。双附件可无明显异常。

（4）辅助检查

1）实验室检查：血清 CA125、CA19-9、子宫内膜抗体（EMAb）值测定可协助诊断子宫腺肌病。

2）影像学检查：盆腔 B 超和 MRI 检查有助于子宫腺肌病的诊断及鉴别。

 知识点三

鉴 别 诊 断

子宫内膜异位症应与子宫腺肌病、盆腔炎性包块、卵巢恶性肿瘤相鉴别；子宫腺肌病除与内异症鉴别外，还要与原发性痛经、子宫肌瘤相鉴别。鉴别要点见表 10-15。

表 10-15 子宫内膜异位症与子宫腺肌病的鉴别诊断

病名 鉴别 要点	子宫内膜 异位症	子宫腺 肌病	盆腔炎性包块	卵巢 恶性肿瘤	原发性 痛经	子宫肌瘤
主要症状	继发性渐进性加剧的痛经；月经异常、性交痛、不孕等	痛经症状与内异症相似，但多位于下腹正中且更剧烈，常与内异症并存	多有急性或反复发作的盆腔感染史，疼痛无周期性，平时亦有下腹部隐痛，可伴发热和白细胞增高等，抗生素治疗有效	早期无症状，有症状时多呈持续性腹痛、腹胀，与月经周期无关，病情发展快，一般情况差	痛经多发生于经前、经期，1~2 天内疼痛消失或明显缓解	月经过多、经期延长为主；黏膜下肌瘤出血过多伴腹痛，一般无痛经症状

续表

病名 鉴别 要点	子宫内膜 异位症	子宫腺 肌病	盆腔炎性包块	卵巢 恶性肿瘤	原发性 痛经	子宫肌瘤
妇科检查	典型盆腔内异症双合诊检查时，子宫体多后倾、活动或固定，大小正常或稍大。宫颈后上方、子宫后壁、宫骶韧带或子宫直肠窝处可扪及硬性触痛性结节，经前尤为明显	子宫呈球形增大，质硬，经期触痛；经期检查时，子宫触痛明显	子宫活动度差，附件区可扪及边界不清包块	除扪及盆腔内包块外，常有腹水。	无异常发现	子宫呈不同程度增大，欠规则，子宫表面有不规则突起，呈实性，若有变性则质地较软
辅助检查	妇科检查、B超、MRI、腹腔镜、血清 CA125	盆腔 B 超和 MRI 检查有助于子宫腺肌病的诊断及鉴别；血清 CA125、CA19-9、子宫内膜抗体（EMAb），必要时人附睾蛋白（HE4）	B 超、腹腔镜；急性期发热、血象升高	B 超：包块多为实性或混合性，形态不规则，边界不清楚；血清 CA125 多大于 200 U/ml；凡诊断不明确时应尽早剖腹探查	B 超检查	B 超和 MRI

问题 3

该患者应如何进一步治疗?

该患者痛经症状明显,子宫内膜异位囊肿直径超过 4cm,有手术指征,手术应以腹腔镜为首选。但手术后症状复发率高,故术后仍应辅助中西医药物治疗并长期管理。中医药在围手术期和术后预防复发、控制病情中也起到重要的作用,故应充分发挥中医特色,辨证论治。

该患者治疗方案:

患者行腹腔镜下右侧卵巢子宫内膜异位囊肿剔除术 + 右侧卵巢修补术 + 盆腔子宫内膜异位病灶电灼术 + 盆腔粘连松解术

术后诊断:子宫内膜异位症(ASRM 评分 Ⅳ期:46 分)

术后予皮下注射 GnRH-a(促性腺激素释放激素激动剂)6 个月治疗,预防复发。并予中药口服以理气活血、化瘀止痛。嘱患者应定期门诊随访。

本病的
西医治疗
ER-10-13

子宫内膜
异位症的
临床分期法
ER-10-14

知识点四

辨 证 论 治

子宫内膜异位症与子宫腺肌病分证论治见表10-16。

表10-16 子宫内膜异位症与子宫腺肌病辨证与治法特点

证型	气滞血瘀证	寒凝血瘀证	肾虚血瘀证	气虚血瘀证	热灼血瘀证
主要症状	经前或经期小腹胀痛或刺痛,拒按,甚或前后阴坠胀欲便;经血或多或少,经色黯有血块	经前或经期小腹冷痛或绞痛,拒按,得热痛减;经行量少,色紫黯有块,或经血淋漓不净,或月经期延后	经期或经行前后腹痛;月经先后不定期,经量或多或少	经期或经行前后腹痛,肛门坠胀不适;经量或多或少,色黯淡,质稀或夹血块	经期或经行前后发热,腹痛拒按,痛连腰骶;月经先期量多色红质稠有块或淋漓不尽
其他症状	盆腔有包块或结节,经前心烦易怒,胸胁乳房胀痛,口干便结	盆腔有包块或结节;形寒肢冷,大便不实	盆腔有结节或包块;腰膝酸软,腰骶刺痛,神疲肢倦,头晕耳鸣,面色晦暗,性欲减退,夜尿频	盆腔有结节或包块;面色淡而晦暗,神疲乏力,少气懒言,纳差便溏	口苦咽干,烦躁不宁,大便干结
舌脉	舌紫黯或有瘀斑瘀点,苔薄白,脉弦涩	舌淡胖而紫黯,苔白,脉沉迟而涩	舌黯淡,苔白,脉沉细涩	舌淡胖而边尖有瘀斑,苔薄白,脉沉涩	舌红,有瘀点瘀斑,苔薄黄,脉细数
治法	理气活血化瘀止痛	温经散寒化瘀止痛	补肾益气活血化瘀	益气温阳活血化瘀	清热和营活血止痛
方药	血府逐瘀汤(《医林改错》)或膈下逐瘀汤(《医林改错》) 血府逐瘀汤:生地黄 当归 川芎 赤芍 桃仁 枳壳 红花 牛膝 柴胡 甘草 桔梗 膈下逐瘀汤:川芎 延胡索 五灵脂 丹皮 乌药 香附 赤芍 枳壳 红花 当归 桃仁 甘草	少腹逐瘀汤(《医林改错》):小茴香 干姜 延胡索 没药 当归 川芎 官桂 赤芍 蒲黄 五灵脂	归肾丸(《景岳全书》)合桃红四物汤(《医宗金鉴》) 归肾丸:熟地 山药 山茱萸 茯苓 当归 盐杜仲 菟丝子 枸杞 桃红四物汤:桃仁 红花 川芎 赤芍 熟地	举元煎(方见月经过多)合桃红四物汤(《医宗金鉴》) 举元煎:人参 黄芪 白术 升麻 甘草;桃仁 红花 当归 川芎 桃红四物汤:白芍 熟地黄 桃仁 红花 川芎 赤芍 熟地	小柴胡汤(《伤寒论》)合桃核承气汤(《伤寒论》) 小柴胡汤:柴胡 黄芩 人参 半夏 生姜 大枣 甘草 桃核承气汤:桃仁 大黄 甘草 桂枝 芒硝

右上角：续表

证型	气滞血瘀证	寒凝血瘀证	肾虚血瘀证	气虚血瘀证	热灼血瘀证
加减	若疼痛剧烈者,加全蝎、土鳖虫、三棱、莪术活血通络止痛;痛甚伴有恶心呕吐者,加半夏、白芍和胃柔肝止痛;月经量多夹块者,去桃仁、红花加蒲黄、三七、益母草化瘀止血;肛门坠胀、便结者,加大黄化瘀通腑;前阴坠胀者,加柴胡、川楝子理气行滞	若恶心呕吐者,加吴茱萸、半夏温胃止呕;腹泻者,加肉豆蔻、藿香、白术健脾;腹痛甚,肢冷出汗者,加川椒、制川乌温通止痛;阳虚内寒者,加人参、熟附子、淫羊藿温补脾肾	若经行淋漓不净者,加茜草、乌贼骨化瘀止血;小腹冷痛喜温,畏寒肢冷者,加补骨脂、艾叶、肉桂温肾助阳;颧赤红唇赤,手足心热者,加地骨皮、鳖甲养阴清虚热	若腹痛甚腹冷者,加艾叶、小茴香、熟附片、干姜以温经止痛;腰膝酸软者,加续断、桑寄生以补肝肾强筋骨	若经行质稠,量多夹块者,加贯众、生蒲黄清热化瘀止血;下腹疼痛,有灼热感,带下黄稠者,加黄柏、土茯苓清热除湿

【临证要点】

1. 子宫内膜异位症是目前临床常见的难治性妇科疾病,患者常承受痛经、慢性盆腔痛、不孕、手术后复发甚至多次手术的折磨,严重影响身心健康和生活质量。手术或西药治疗均易复发,5 年复发率在 40% 以上;防止复发是临床亟需解决的问题及难点。

2. 中医药治疗优势在于减轻症状,降低复发,而并不抑制卵巢排卵。治疗原则为"瘀则化之,寒则温之,热则清之,虚则补之"或攻补兼施以减少复发率。

3. 青壮年气血尚盛,肾气未衰,宜攻为主,兼顾肾气;有生育要求者,宜补肾为主,兼以化瘀消癥。也可根据月经周期的不同阶段,采用周期疗法,经期或经前 1 周以调经止痛为主,平时重在化瘀消癥。

4. 本病疗程较长,药物多有攻伐之品,应注意治病不伤正气,适时配伍扶正之品;注意维护正常月经周期;同时定期检查 B 超及测定 CA125,注意随访评估。

 【难点、疑点】

子宫内膜异位症与子宫腺肌病是目前临床常见的难治性妇科疾病,手术或西药治疗均易复发,防止复发是临床亟需解决的问题及难点。而内异症的临床分期是选择适宜的治疗方法、判断预后的重要依据之一。

诊治流程图：

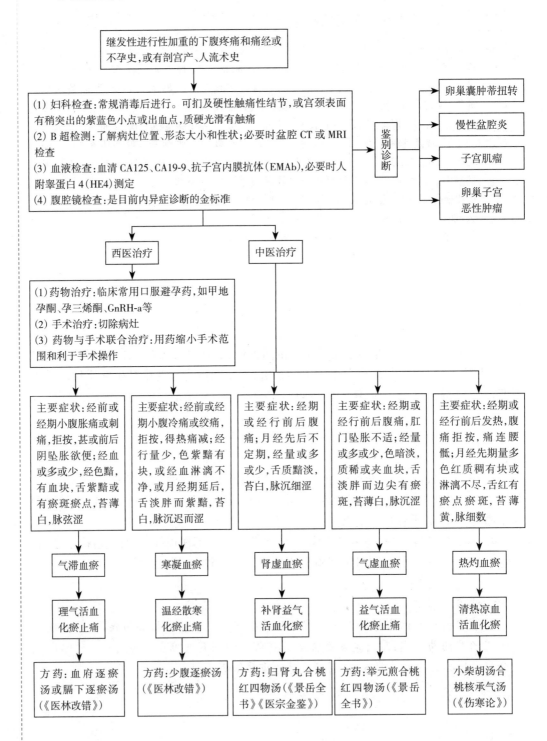

（许 昕 梁雪芳）

复习思考题

1. 中医药治疗子宫内膜异位症及子宫腺肌病的基本原则是什么?
2. 子宫腺肌病如何与内异症进行鉴别诊断?
3. 诊断子宫内膜异位症可借助哪些辅助检查?
4. 对于子宫内膜异位症的辨证施治需要注意哪些要点?

第五节　不　孕　症

培训目标

1. 掌握不孕症的定义、中医药辨证论治。
2. 熟悉不孕症的诊断要点及卵巢功能的评估检查方法。
3. 熟悉不孕症的西医治疗。

扫一扫
测一测

PPT 课件
10章05节PPT

不孕症是指婚后夫妇同居,正常性生活,未避孕 1 年以上而未孕者;或曾经孕育,之后未避孕 1 年以上未再孕者。前者为原发性不孕症,中医学称"全不产";后者为继发性不孕症,中医学称"断绪"。"曾经孕育"包括曾正常孕育,或异常孕育,如流产、早产、异位妊娠等。夫妇一方有先天性或后天性解剖上或功能上的缺陷,因无法矫正而不能受孕,称为绝对不孕;经过适当治疗仍可受孕者,称为相对不孕。

病例摘要

患者,女性,32 岁,已婚 4 年,未避孕未孕近 2 年。平素易疲劳,腰膝酸痛,余无不适。舌质淡红,苔薄白,脉沉细。G_0P_0。13 岁月经初潮,5~7 天 /25~32 天,量中,轻微痛经。

古医籍精选
ER-10-15

问题 1

通过病史采集,我们目前可以获得的临床信息有哪些? 为了进一步明确诊断及证型,需要补充哪些病史内容?

育龄期女性,月经基本规律,婚后未避孕未孕近 2 年,G_0P_0,首先需要考虑的是原发性不孕症。

为了进一步明确诊断,需补充了解以下病史:

询问男方精液常规等相关生殖系统健康是否检查。

询问有无流产、宫腔操作、盆腹腔手术、生殖道感染、结核等既往史。

询问有无盆腔 B 超、宫颈等常规检查。

收集中医望、闻、问、切四诊内容:参考"十问歌",询问饮食、二便等是否正常,以助于根据患者的需求选择治疗方案和进行鉴别诊断。

完善病史

患者已婚,孕0产0,未避孕亦未孕近2年,否认流产史及宫腔操作史,否认盆腔炎性疾病史及结核史。上个月常规检查盆腔B超、宫颈等未见异常。男方精液常规未查。

女性不孕因素

ER-10-16

知识点一

病 因 病 机

主要病机有虚实两端。虚者因冲任、胞宫失于濡养与温煦,难以成孕;实者因瘀滞内停,冲任受阻,不能摄精成孕。不孕虽有虚实之分,但临床中虚实夹杂者也不少见。

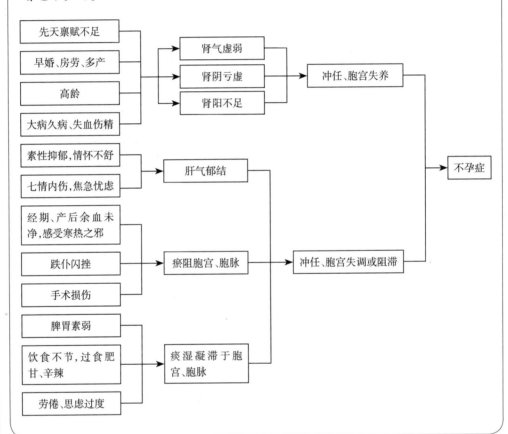

知识点二

诊 断 要 点

1. **病史** 询问初潮年龄,月经情况(周期、经期、血量、伴随症状),妊娠及生育史,带下情况,结婚及性生活史,有无宫腔操作史和盆腹腔手术史,有无结核病史,激素治疗等;配偶健康状况。

2. 症状　婚久不孕,无明显症状或伴有月经异常、带下异常、腰膝酸痛、下腹部疼痛等。

3. 检查

(1) 妇科检查:了解内外生殖器官发育情况,有无炎症与肿块等异常。

(2) 全身体格检查:了解患者的一般情况和第二性征发育情况。

(3) 盆腔 B 超:了解子宫、附件区有无肿瘤和子宫形态、内膜厚度、卵泡发育情况。

(4) 基础体温监测:了解排卵情况。

(5) 血清性激素测定:了解卵巢功能,排查高雄激素血症、高泌乳素血症、卵巢早衰等疾病。

(6) 输卵管造影术:了解输卵管通畅程度。

卵巢功能评估
ER-10-17

输卵管通畅
程度评估
ER-10-18

问题2

为了进一步明确不孕的原因,体格检查需要注意哪些问题?

体格检查需要注意发育及营养状况,身高、体重、BMI,甲状腺有无结节,第二性征如毛发、乳房发育等是否正常,有无多毛、痤疮等。

妇科检查注意外阴发育、阴毛分布,阴道和子宫颈有无异常分泌物;子宫体的位置、大小、形状、质地及活动度;附件区有无增厚、压痛;子宫直肠陷凹处有无触痛性结节;盆腔有无包块和压痛。

问题3

为了进一步明确诊断,需要进一步完善哪些特殊检查?

1. 基础体温测定。

2. 基础激素水平测定　月经周期第 2~4 天测定血清 FSH、LH、E_2、P、T、PRL。

3. B 超监测卵泡发育　常用经阴道 B 超,检查子宫内膜的厚度与分型;双侧卵巢内的窦卵泡数;优势卵泡的大小、形态;卵巢及附件区是否有异常回声等。

4. 输卵管通畅程度检查　月经干净后 3~7 天之内进行,可选择 X 线下子宫输卵管碘油造影或 B 超下子宫输卵管造影。

5. 其他检查　可考虑进行甲状腺激素、染色体、抗精子抗体、抗子宫内膜抗体等检查。

6. 男方检查精液常规及相关病史、生殖器官等检查。

7. 宫腔镜检查　必要时进行。

8. 腹腔镜检查　必要时进行。

辅助检查结果

该患者子宫输卵管碘油造影结果显示:子宫腔形态正常,无充盈缺损;双侧输卵管上举、迂曲,少量碘油行至伞端并溢出,盆腔内碘油弥散欠佳,考虑双侧输卵管通而不畅。

男方精液常规等相关检查未见异常。

男性精液常规
检查参考指标
ER-10-19

问题 4

该患者的中西医诊断是什么?

中医诊断:不孕症(肾气虚证兼瘀阻胞脉证)

西医诊断:原发性不孕症

 知识点三

鉴 别 诊 断

　　女性不孕症的诊断重在排查影响妊娠的各种原发疾病和明确不孕的具体因素(表 10-17)。不孕症包括以下 5 大因素:

　　1. 排卵功能障碍性不孕症　排卵障碍性异常子宫出血、多囊卵巢综合征、卵巢早衰、未破卵泡黄素化综合征、垂体微腺瘤等。

　　2. 输卵管因素不孕症　盆腔炎性疾病、异位妊娠、输卵管结核、阑尾炎等病史。

　　3. 子宫、宫颈、阴道等因素性不孕症　子宫肌瘤、子宫腺肌病、子宫内膜息肉、宫腔粘连、生殖器官发育不良或畸形等。

　　4. 子宫内膜异位症致不孕症。

　　5. 免疫因素 / 不明原因性不孕症　红斑狼疮、类风湿关节炎、桥本甲状腺炎等免疫性疾病。

　　此外还包括男方精液常规检查异常等。应先治疗原有疾病,在病情控制良好、全身健康状况恢复时再考虑妊娠。

黄体功能不健
的 BBT 特点

ER-10-20

表 10-17　不孕因素的鉴别

鉴别要点 \ 病名	排卵功能障碍性不孕症	输卵管因素不孕症	子宫、宫颈、阴道等因素性不孕症	子宫内膜异位症致不孕	免疫因素 / 不明原因性不孕症
主要症状	婚久不孕,月经周期规律或异常,甚至月经稀发、闭经,月经量多或量少,或阴道不规则出血	婚久不孕,或伴下腹部疼痛反复发作	婚久不孕,可有月经异常或下腹部隐痛、经行腹痛等	婚久不孕,可有经行腹痛或下腹进行性加重,或月经异常,或性交痛	婚久不孕
妇科检查	未见异常	未见异常,或子宫、附件区压痛	可触及子宫增大呈球形,或见阴道纵隔等异常	可发现阴道后穹隆处有蓝紫色结节,质硬而触痛;或子宫体活动欠佳;或附件区可触及囊性包块	未见异常
辅助检查	性激素测定、BBT、B 超、诊断性刮宫等可协助确诊	输卵管通畅程度检查、腹腔镜检查可协助确诊	B 超、宫腔镜、腹腔镜等可协助确诊	B 超、CA125、腹腔镜可协助确诊,必要时也可行盆腔 CT 和 MRI 检查	常规检查未见异常,血清免疫抗体、ABO 血清抗体、染色体、TORCH 检查等可见异常

知识点四

辨 证 论 治

1. 根据婚久不孕、月经、带下等症状,结合舌脉之征与辅助检查进行辨病与辨证,明确脏腑、气血、寒热、虚实。

2. 不孕症的病因复杂,需要重视患者禀赋、饮食、情志因素以及其他相关病史,综合考虑,衡量利弊,制定出自然、安全、合理的诊治方案。

3. 本病治法以温养肾气、调理气血为主。也可以结合考虑不同月经周期阶段(行经期、经后期、经间期、经前期)冲任胞宫气血阴阳的转化特点,进行方药加减。分证论治见表10-18。

表 10-18　不孕症辨证与治法特点

	肾气虚证	肾阳虚证	肾阴虚证	肝气郁结	瘀阻胞宫	痰湿凝滞
主要症状	婚久不孕					
	月经失调,腰膝酸软,头晕耳鸣	月经后期,畏寒,夜尿多,腰痛,带下如水,性欲减低	月经先期,五心烦热,失眠心悸,带下量少,腰膝酸软	月经先后不定期,胸乳胀痛,烦躁抑郁,经行不畅,经来腹痛	经行腹痛,经色紫黯,有血块,肛门坠胀,性交痛	形体肥胖,月经稀发,甚至闭经,带下量多,脘腹胀满
舌脉	舌质淡嫩,苔白,脉沉细,两尺无力	舌质淡黯,苔白润,脉沉细,两尺无力	舌质红,苔少,脉沉细或细数	舌质黯红,有瘀斑或瘀点,苔薄白,脉弦或细弦	舌质紫黯,有瘀斑或瘀点,脉沉弦或细涩	舌质胖嫩黯,边有齿痕,苔腻,脉滑或细滑
治法	补肾益气,调养冲任	温肾暖宫,调补冲任	滋肾养血,调理冲任	疏肝解郁,调经养血	化瘀散结,调经助孕	化痰祛湿,调经助孕
方药	毓麟珠(《景岳全书》):鹿角霜 川芎 白芍 茯苓 川椒 人参 当归 杜仲 甘草 菟丝子 熟地 白术	右归丸(《景岳全书》):制附子 肉桂 熟地黄 山药 黄 枸杞子 菟丝子 鹿角胶 当归 杜仲	养精种玉汤(《傅青主女科》):白芍 香熟地 山茱萸 白芍 当归	开郁种玉汤(《傅青主女科》):白芍 香附 当归 白术 丹皮 茯苓 花粉	桂枝茯苓丸(《金匮要略》):桂枝 茯苓 丹皮 赤芍 桃仁	苍附导痰丸(《叶天士女科诊治秘方》):茯苓 法半夏 陈皮 甘草 苍术 香附 胆南星 枳壳 生姜 神曲
加减	纳差加焦三仙;下腹坠胀加生黄芪	便溏加炒白术、补骨脂	口干口渴可加黄芩、麦冬、玄参	腰膝酸软明显可合寿胎丸	输卵管通而不畅可加蜈蚣、水蛭、路路通等;合并癥瘕可加皂角刺、石见穿等	行经期可加四物汤;经前期可合寿胎丸

女性不孕症
的西医治疗
ER-10-21

人工辅助
生殖技术
ER-10-22

问题5

该患者的下一步治疗方案如何?

1. 中医辨证治疗　四诊合参,结合辅助检查,证属肾气虚证兼瘀阻胞宫,以补肾益气,化瘀通络,调经助孕为法。方选毓麟珠合桂枝茯苓丸加减。

2. 中药保留灌肠　活血通络、芳香走窜中药水煎浓缩至100ml,药液以37~39℃保留灌肠,经期停用。也可以配合中药热敷、中药离子导入等其他外治法。

3. 继续监测排卵　可采用B超监测、基础体温测定等方法。

4. 必要时考虑人工辅助生殖。

【临证要点】

1. 不孕症病因复杂,临床表现纷繁多样,往往不是单独的一个病证,而是多种疾病的结局,可见于多囊卵巢综合征、子宫内膜异位症、高泌乳素血症、盆腔炎性疾病后遗症、卵巢早衰等。因此,必须综合分析,以明确病因、病位、病证特点,采用辨病与辨证相结合、局部与整体相结合、夫妇双方相结合等方法治疗,从而提高临床疗效。

2. 肾虚与肝郁是不孕症的常见病机特点,瘀血与痰湿是常见的病理产物,且互为因果。中医药治疗不孕症特色鲜明,强调"调经种子",调经之法,重在补肾疏肝,调理气血,祛痰除湿;并要注意个体化治疗,异病同治,同病异治,辨其虚实,因人施治。

3. 不孕症诊断一旦确立,首先应明确不孕的原因,可以通过排卵监测、输卵管通畅程度检查、男方精液常规等特殊检查结果判断。有些不孕的病因单一,有些是多种影响怀孕的因素同时存在,需要全面排查,才能制定切实有效的诊治方案。

4. 不孕症患者求子心切,情绪常受家庭、婚姻生活影响,且检查诊疗过程漫长,疗效也不令人满意,往往合并心理疾患,辅以心理治疗,身心兼顾,可提高受孕率。

【难点、疑点】

不孕症的病因尚未完全清楚,治疗效果也不令人满意。生殖器官发育不良,甚至有生理缺陷者,属于中医先天肾气不足,部分病例可通过手术矫治获得妊娠机会。年轻女性恶性肿瘤患者手术、放化疗后的生育能力保留也是难点之一。高龄所致卵巢功能低下、卵巢早衰、子宫内膜异位症、子宫肌瘤等疾病可增加治疗难度。如何防治女性生殖道衣原体等病原微生物隐匿性感染也是需要解决的难题之一。中西药物治疗、宫腔镜和/或腹腔镜手术治疗、辅助生殖技术治疗等均有一定的局限性。

诊治流程图：

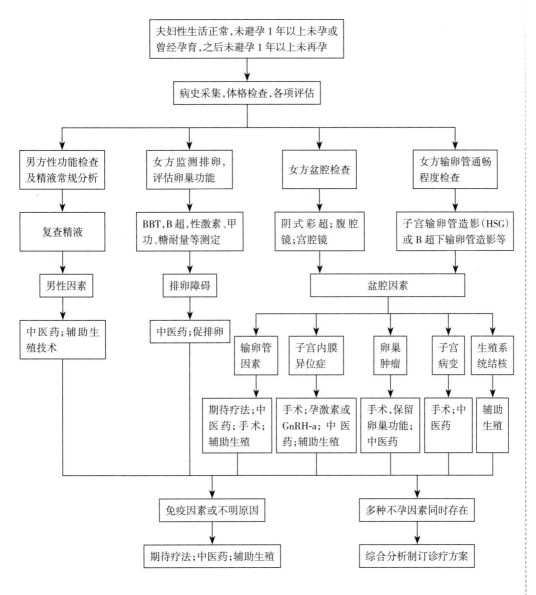

（刘　弘）

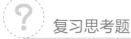复习思考题

患者来诊时诉婚久不孕，接诊时需要了解哪些内容？需考虑哪些疾病？

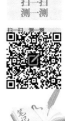

第六节　卵巢早衰

培训目标

1. 掌握卵巢早衰的中医辨证论治。
2. 熟悉卵巢早衰的诊断要点及鉴别诊断。

卵巢早衰(premature ovarian failure,POF)即卵巢功能过早衰竭,是指女性在 40 岁之前出现持续性闭经,促性腺激素水平过高,雌激素水平降低,并可伴有不同程度围绝经期症状。属中医"闭经""年未老经水断""血枯经闭"等范畴。

病例摘要

患者女性,35 岁。月经延后、经量减少渐至闭经 1 年余。于当地医院查血清激素(月经第 3 天):促卵泡激素(FSH)46.7IU/L,黄体生成素(LH)12.10IU/L,雌二醇(E_2)20.00pmol/l,孕酮(P)1.95nmol/l,睾酮(T)<0.69nmol/l。舌质淡紫,有紫斑,脉细弦。

问题 1

通过病史采集,我们目前可以获得的临床信息有哪些? 为了进一步明确诊断需做哪些辅助检查?

通过病史采集,我们知道这名患者月经延后、经量减少渐至闭经 1 年余,性激素检测显示 FSH 上升为 46.7IU/L,E_2 下降仅为 20.00pmol/l,须要考虑卵巢早衰的问题。

为了进一步明确诊断,需补充了解以下病史:

需要询问患者的月经史(包括月经的期、量、色、质)和婚育史。

询问伴随症状:有无潮热、多汗、多梦、阴道干涩、外阴萎缩等围绝经期症状及自身免疫性疾病的表现等。

收集中医望、闻、问、切四诊内容:参考"十问歌",询问既往史、婚育情况、目前有无生育要求等,以助于根据患者的需求选择治疗方案和进行鉴别诊断。

完善病史

患者 16 岁月经初潮,月经延后、经量减少渐至闭经 1 年余,月经 3~4 天 /60~120 天,血量少,伴有小血块,经行小腹隐痛。偶有潮热汗出,腰膝酸软,忧思多虑。舌质淡紫,有紫斑,脉细弦。患者正常性生活未避孕未孕 4 年,G_0P_0。

知识点一

病 因 病 机

病因分先后天两方面,先天多为禀赋不足而致肾精不足、气血虚弱,后天主要是劳逸无度、七情失调、饮食不节、久病失养而致肝脾肾脏腑功能失调、气血亏损、阴阳失衡。

　　病机主要是肝脾肾脏腑不调、气血精亏所致的冲任不盛、胞宫失养。

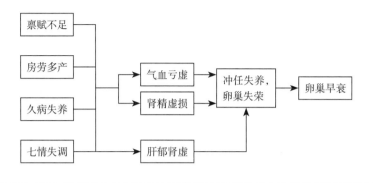

知识点二

诊 断 要 点

　　1. 发病年龄　青春期后至40岁之前。

　　2. 病史　激素、药物应用史;是否手术切除子宫或卵巢史;有无家族史等。

　　3. 症状　主要表现为月经不调、闭经、不孕,可伴有潮热、多汗、多梦、阴道干涩、外阴萎缩等绝经相关症状。兼证因脏腑功能病变不同而呈现多样化。

　　4. 体征　妇科检查可有外阴萎缩,子宫大小正常或偏小,全身体格检查未见明显异常。

　　5. 辅助检查

　　(1) 血清FSH>40IU/L,间隔1个月以上检测至少2次升高,则可确诊: E_2<50~70pmol/l。

　　(2) 超声可见卵巢体积明显缩小、无窦卵泡、卵巢实质回声增强及卵巢内血流减少等低卵巢储备的特征。

问题2

为了进一步明确诊断,体格检查需要注意哪些问题?

体格检查:全身常规检查无异常,腹软,全腹部无压痛及反跳痛。

妇科检查:外阴正常,阴道通畅,宫颈光滑,子宫前位,偏小,双附件未扪及异常。

问题3

为了进一步明确诊断,需要进一步完善哪些辅助检查?

应进一步完善B超及窦卵泡数检测、抗米勒管激素(AMH)检测。

辅助检查结果

卵巢功能检查:抗米勒管激素(AMH)0.06 ng/ml。

　　B超检查(月经第10天):子宫前位,大小49mm×40mm×34mm,子宫内膜5mm,左卵巢20mm×19mm,右卵巢22mm×21mm。

卵巢低反应
的基础知识
ER-10-24

问题 4

该患者的诊断是什么?

中医诊断:闭经(肾虚肝郁证);不孕症(肾虚肝郁证)。

西医诊断:卵巢早衰;女性不孕症。

 知识点三

鉴 别 诊 断

应与子宫性闭经、下丘脑 - 垂体性闭经鉴别,并与生理性闭经,如妊娠停经、围绝经期停经等相鉴别(表 10-19)。

表 10-19　卵巢早衰鉴别诊断

	卵巢早衰	子宫性闭经	下丘脑 - 垂体性闭经	妊娠性闭经
年龄	<40 岁	育龄期	育龄期	育龄期
血 HCG	阴性	阴性	阴性	阳性
潮热、盗汗症状	可有	无	无	无
血清性激素	FSH>40 伴低雌激素	无异常	FSH、LH 低下或 PRL 升高	无异常
头颅和蝶鞍部 MRI	无异常	无异常	可有下丘脑或垂体肿瘤或空蝶鞍	无异常
妇科检查	可有外阴萎缩、阴道分泌物减少	可有宫腔、宫颈粘连或下生殖道发育异常或子宫缺如	可有第二性征发育不全或衰退	阴道黏膜和宫颈阴道部呈紫蓝色,可有黑加征、可有子宫增大
B 超检查	卵巢体积明显缩小、无窦卵泡、卵巢实质回声增强及卵巢内血流减少	可有宫腔、宫颈粘连或下生殖道发育异常或子宫缺如或子宫内膜异常	可有卵巢及子宫发育不良或萎缩	可有胚囊及胚芽,可见子宫增大

 知识点四

辨 证 论 治

1. 根据患者既往月经周期及量、色、质等情况,结合全身症状及舌脉进行辨证。

2. 根据患者禀赋、体质、情志因素以及其他病史、服药史、生育史等情况以审证求因。

3. 虚则补之、实则泻之，本病虚实夹杂并以虚为主，因此当以补虚为要，肾精不足者治以补肾益精，气血亏虚者治以益气养血；并且结合症情，若有实证则泻而通之，如肝气郁滞者治以疏肝理气。

卵巢早衰辨证与治法特点见表 10-20。

表 10-20　卵巢早衰辨证与治法特点

	肾精亏虚证	气血亏虚证	肾虚肝郁证
主要症状	女性 <40 岁，月经不调、闭经，不孕，绝经相关症状		
	经色红或淡，以肾阴虚表现为主，潮热汗出、五心烦热、腰膝酸软、失眠健忘	经血色黯，面色无华、神疲乏力、气短懒言	经行可有血块，腰膝酸软、头晕耳鸣、两胁及乳房胀痛，情志焦虑或抑郁
舌脉	舌红少苔 脉细	舌淡苔白 脉细弱	舌紫有瘀斑瘀点 脉弦涩
治法	滋补肝肾 养血调经	益气扶脾 养血调经	补肾疏肝 活血调经
方药	左归丸（《景岳全书》）合二至丸（《医便》） 左归丸：熟地黄 山药 枸杞 山萸肉 菟丝子 鹿角胶 龟甲胶 川牛膝 二至丸：女贞子 墨旱莲	人参养荣汤（《太平惠民和剂局方》）合右归丸（《景岳全书》） 人参养荣汤：人参 黄芪 白术 茯苓 陈皮 甘草 熟地黄 当归 白芍 五味子 远志 肉桂 右归丸：制附子 肉桂 熟地 山药 山茱萸 枸杞 菟丝子 鹿角胶 当归 杜仲	逍遥散（《太平惠民和剂局方》）合归肾丸（《景岳全书》） 逍遥散：柴胡 当归 白芍 白术 茯苓 薄荷 生姜 甘草 归肾丸：熟地 山茱萸 山药 枸杞 当归 菟丝子 杜仲 茯苓

问题 5

该患者的下一步治疗方案如何？

1. 注意作息规律，饮食均衡，起居正常，避免受风遇寒。

2. 中医辨证治疗　四诊合参，证属肾虚肝郁证，以补肾疏肝，活血调经为法，辨证予药，方选逍遥散合归肾丸加减。

3. 激素补充治疗（hormone replacement therapy，HRT）：

可予戊酸雌二醇 2mg 口服，连续服药 21 天，月经后半周期予地屈孕酮 10mg 口服，每日 2 次，连续服用 14 天；或予雌二醇 - 雌二醇地屈孕酮（2/10）每日 1 粒，连续服用 28 天。

4. 口服多元维生素、叶酸等。

5. 有生育要求的患者需要辅助生殖技术（ART），如赠卵体外受精 - 胚胎移植（IVF-ET）。

早发性卵巢功能不全的管理
ER-10-25

【临证要点】

1. 发病年龄一般为青春期后至 40 岁之前。

2. 临床症状主要表现为月经不调、闭经、不孕,可伴有潮热、多汗、多梦、阴道干涩、外阴萎缩等症状。

3. 性激素检查及抗米勒管激素(AMH)检查异常,卵巢对促性腺激素不能正常反馈调节,机体呈现高促性腺激素、低雌激素水平的状态:血清 FSH>40IU/mL 间隔 1 个月以上检测至少 2 次升高,则可确诊;E_2<50~70pmol/l。

4. 超声可见卵巢体积明显缩小、无窦卵泡、卵巢实质回声增强及卵巢内血流减少等低卵巢储备的特征。

5. 本病以调补肝脾肾、恢复脏腑功能、滋补气血精微要点,务必使肾精充足、天癸化生有源,冲任充盛而荣养卵巢。

【难点、疑点】

卵巢早衰可表现为月经不调、闭经、不孕,绝经相关症状,对出现闭经者应与子宫性闭经、垂体性闭经、下丘脑性闭经等病理性闭经相鉴别。并与生理性闭经如妊娠停经相鉴别。虽可予人工周期使患者月经来潮,但对于恢复其卵巢功能,甚则对于有生育要求者,促使其怀孕,是治疗的难点,必要时需予辅助生殖技术,让患者尽早获益。

诊治流程图:

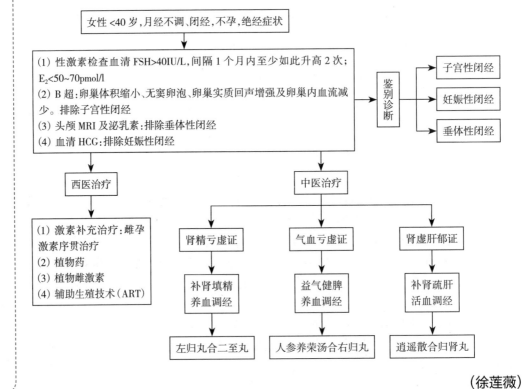

(徐莲薇)

复习思考题

1. 患者 35 岁,来诊时诉月经后期,量少,1 年余未行经,接诊时需要了解哪些内容? 需考虑哪些疾病?
2. 如何对卵巢早衰患者进行辨证论治?

扫一扫
测一测

自主学习

第七节 多囊卵巢综合征

培训目标

1. 掌握多囊卵巢综合征的辨证论治。
2. 熟悉多囊卵巢综合征的鉴别诊断。

PPT 课件

10章07节PPT

 知识点一

定 义

多囊卵巢综合征(polycystic ovary syndrome,PCOS)是一种发病多因性、临床表现呈多态性、常见的女性内分泌紊乱和 / 或糖脂代谢异常综合征。其雄激素过高和持续排卵障碍的主要特征,是导致月经和生殖功能异常的主要原因之一;可引发子宫内膜癌、糖尿病、心血管疾病等远期并发症。

中医学无多囊卵巢综合征的病名,其临床证候可分属于月经后期、月经过少、月经稀发、闭经、崩漏、不孕症等范畴。

古医籍精选

ER-10-26

病例摘要

某女,23 岁,未婚。月经稀发 3 年,停经 3 个月。13 岁初潮,月经稀发,每逾期旬余至半年不等。注射黄体酮则经来,量少,色黯,血块较多;停用黄体酮则停经如初。就诊时经闭 3 个月,面色黑黯,形体壮硕。

问题 1

通过病史采集,我们目前可以获得的临床信息有哪些? 为了进一步明确诊断及证型,需要补充哪些病史内容?

育龄期女性,否认性生活,月经稀发 3 年,注射黄体酮则经来,停用黄体酮则停经如初。现已停经 3 个月,面色黑黯,形体壮硕,首先需要考虑的是月经病。

为了进一步明确诊断,需补充了解以下病史:

询问平素月经的量、色、质、持续时间,有无痛经、血块、腰酸、乳胀等症状。

询问伴随症状:痤疮、脱发、体毛、黑棘皮等。

询问一般情况:体质量的改变(超重或肥胖患者应详细询问体质量改变情况)、饮食睡眠、二便和生活习惯等。

询问既往史：既往就诊的情况、相关检查的结果、治疗措施及治疗效果。

询问家族史：家族中糖尿病、肥胖、高血压、体毛过多的病史，以及女性亲属的月经异常情况、生育状况、妇科肿瘤病史。

按照十问歌收集中医望、闻、问、切四诊内容。

询问生育情况等，以助于根据患者的需求选择治疗方案和进行鉴别诊断。

完善病史

患者未婚未育，近2年需注射黄体酮才能月经来潮，量少，色黯，血块较多，痛经不显，经前乳房胀痛。近1年体重增加5kg，面部及后背部痤疮明显，平时学习压力大，入睡迟，饮食不规律，大便1~2次/d，质黏。舌胖大，色淡，苔厚腻，脉沉滑。

知识点二

病 因 病 机

主要病机为先天肾气不足，或后天脾气虚弱，痰湿阻滞冲任；或肾阴亏虚、肝经郁火、灼津炼液成痰，痰瘀互结壅阻胞宫和冲任所致。

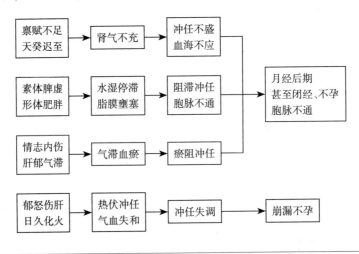

知识点三

诊 断 要 点

1. 病史　初潮后月经后期、稀发、闭经，或月经频发，淋漓不净、不孕、流产等病史，可伴有青春期多毛、痤疮、肥胖、黑棘皮等现象。

2. 临床表现

（1）月经失调：常表现为月经后期或闭经，闭经前可有月经过少、月经稀发。少数患者表现为月经先期、月经过多或不规则出血。

（2）生殖障碍：患者因排卵障碍而导致不孕，或出现妊娠丢失、流产等不良妊娠结局。

(3) 高雄激素症状：多毛，阴毛分布常呈男性型，脂溢性皮肤或脱发，痤疮多位于颜面、背部或小腹。

(4) 肥胖：约有半数以上患者表现为肥胖，体重指数 BMI≥25。

(5) 黑棘皮症：伴发胰岛素抵抗的患者，常在项背部、腋窝下、腹股沟等皮肤皱褶处出现灰褐色、乳头瘤样增厚斑块或细软绒毛状色素沉着。

3. 辅助检查

(1) 基础体温测定：多表现为持续单相型；有时类似黄体功能不健，但基础体温升高幅度过低、且黄体期过短而视同无排卵。

(2) B 超检查：可见子宫基本正常；卵巢体积均匀性增大，包膜回声增强，一侧或双侧卵巢内卵泡数目≥12 个，卵泡直径大多在 2~9mm 之间。连续监测未见优势卵泡发育和排卵迹象。

(3) 血清激素测定

1) 血清睾酮(T)、双氢睾酮、雄烯二酮浓度测定：睾酮水平升高，但通常不超过正常值上限的 2 倍，且与高雄激素症状的轻重程度无正相关关系。硫酸脱氢表雄酮(DHEAS)可轻度升高。

2) 血清 FSH、LH 测定：血清 FSH 值正常或偏低，LH 值升高，LH/FSH 比值≥2~3。不出现排卵前周期性 LH 峰值。

3) 血清 PRL 测定：部分患者血清 PRL 水平轻度升高。

4) 血清雌激素测定：雌二醇相当于早中卵泡期浓度，且水平相对恒定，多无周期性变化。

5) 其他：PCOS 肥胖患者，应测定空腹血糖、口服葡萄糖耐量试验(OGTT)及胰岛素水平(空腹正常值 <20mU/L，葡萄糖负荷后血清胰岛素最高浓度正常值 <150mU/L)，以排除胰岛素抵抗。

(4) 腹腔镜检查：一般用于 PCOS 不孕症患者。腹腔镜下可见卵巢增大，包膜增厚，表面光滑，呈灰白色，有新生血管。包膜下显露多个卵泡，但无排卵征象(排卵孔、血体或黄体)。卵巢组织病理检查，可确定诊断。

(5) 诊断性刮宫：有出血倾向或子宫内膜增厚者，应于月经前数日或月经来潮 6 小时内进行。子宫内膜可呈不同程度增生，无分泌期变化。年龄 >35 岁的患者应常规行诊断性刮宫，以早期发现子宫内膜不典型增生或子宫内膜癌。

问题 2

需要进一步做哪些辅助检查？

在全身体格检查的基础上，完善腹部 B 超、性激素、抗米勒管激素(AMH)、代谢指标的评估[口服葡萄糖耐量试验(OGTT)，测定空腹血糖、服糖后 2 小时血糖水平；空腹血脂指标测定；肝功能检查]、其他内分泌激素[酌情选择甲状腺功能、胰岛素释放试验、皮质醇、促肾上腺皮质激素(ACTH)、17- 羟孕酮测定]等。

辅助检查结果

体重 90kg,身高 168cm。基础性激素测定:T2.3nmol/L,SHBG23.6nmol/L,DHEAS 288ug/dl,LH23.23mIU/ml,FSH5.67mIU/ml。空腹胰岛素 43.1pmol/L。B 超:双侧卵巢多囊样改变。

患者无高血压、糖尿病史。查体:黑棘皮症(+);血压 100/75mmHg。

问题 3

该患者的中西医诊断是什么?

中医诊断:月经后期(痰浊凝滞证)

西医诊断:多囊卵巢综合征

知识点四

鉴 别 诊 断

应与肾上腺皮质增生、肾上腺皮质肿瘤、卵巢男性化肿瘤、卵泡膜细胞增殖症相鉴别。鉴别要点见表 10-21。

表 10-21　多囊卵巢综合征鉴别诊断

鉴别要点　　病名	肾上腺皮质增生	肾上腺皮质肿瘤	卵巢雄激素肿瘤	卵泡膜细胞增殖症
主要临床特征	血 DHEAS> 18.2μmol/L 或超过正常范围上限 2 倍	血 DHEAS> 18.2μmol/L 或超过正常范围上限 2 倍	多为卵巢单侧性、实性肿瘤且进行性大明显	肥胖及男性化更明显,睾酮水平异常升高,可达 5.2~6.9nmol/L,而 DHEAS 正常
辅助检查	ACTH 兴奋试验反应亢进,过夜地塞米松抑制试验,抑制率≤0.70	对 ACTH 兴奋试验、过夜地塞米松抑制试验,均无明显反应	B 超、CT 或 MRI 可协助诊断	腹腔镜下可见卵巢皮质卵泡膜细胞增生群,伴黄素化

知识点五

辨 证 论 治

PCOS 具有症状多样性特点,病程较长,虚实并见,涉及肝、脾、肾三脏功能失调及三焦气化失常,最终导致痰浊、瘀血为患,阻滞冲任、胞宫。临床宜四诊合参,分青春期和育龄期两个阶段治疗。青春期重在调经,恢复周期规律为本;育龄期在调经同时以助孕为要。根据月经稀发或闭经、不孕、肥胖、多毛、痤疮等特点辨证施治,可酌情配伍调畅气机、化痰软坚、化瘀消癥之品。

分证论治见表 10-22。

表 10-22 多囊卵巢综合征辨证与治法特点

	肾虚证	痰浊凝滞证	气滞血瘀证	肝经湿热证
主要症状	月经后期或稀发、经量少			
	或初潮迟至,色淡质稀,渐至停闭,或经期延长,甚至崩漏不止;婚久不孕,头晕耳鸣,腰膝酸软,夜尿偏多	色淡质稠,甚则停闭,或婚久不孕;形体肥胖,带下量多,毛发浓密,脘腹胀满,神疲肢重	或周期先后不定,经量或多或少,色黯红,有血块,渐至经闭、不孕;精神抑郁,心烦易怒,乳房胀痛,小腹胀满拒按,或胸胁胀痛	渐至经闭不行,或月经紊乱,婚久不孕;体型壮实,毛发浓密,面部痤疮,经前乳房胀痛,大便秘结,小便黄少,带下量多、质稠有味,或外阴时痒
舌脉	舌质淡黯,苔薄,脉沉细	舌体胖大,色淡,苔厚腻,脉沉滑	舌黯红,有瘀点、瘀斑,脉弦或沉涩。	舌尖边红,苔黄,脉弦或弦滑
治法	补肾调经	化痰祛浊,通络调经	行气活血,祛瘀通经	疏肝清热,祛湿调经
方药	右归丸(《景岳全书》):熟地黄 山药 山萸肉 枸杞子 菟丝子 鹿角胶 当归 杜仲 肉桂 制附子	苍附导痰丸(《叶天士女科诊治秘方》)合桃红四物汤(《医宗金鉴》) 苍附导痰丸:茯苓 陈皮 甘草 苍术 香附 胆南星 枳壳 生姜 神曲 桃红四物汤:桃仁 红花 当归 川芎 熟地 白芍	膈下逐瘀汤(《医林改错》):当归 川芎 赤芍 桃仁 红花 枳壳 延胡索 五灵脂 丹皮 乌药 香附 甘草	龙胆泻肝汤(《医方集解》):龙胆草 柴胡 栀子 黄芩 车前子 泽泻 木通 当归 生地 甘草
加减	夜间盗汗,舌质偏红,苔薄剥脱者,去肉桂、附子,加阿胶、地骨皮;经行少腹刺痛,经血有块,块出痛减者,可于经前、经期酌加桃仁、红花	面色无华,头晕乏力者,加党参、白术;胸膈满闷者,加郁金、薤白;大便溏薄者,加冬瓜皮、车前子;带下多、有臭味者,加黄柏、牛膝、薏苡仁	小腹畏寒,四肢不温者,酌加肉桂、小茴香、石楠叶;腰膝酸痛者,加桑寄生、川续断	大便黏滞不爽者,加薏苡仁、土茯苓;兼尿频、尿急者,加白芍、金银花;心烦少寐、苔少、脉细者,加百合、郁金、合欢皮

问题 4

该患者的下一步治疗方案如何?

1. 一般治疗

(1)嘱患者加强运动,控制饮食,减轻体重。

(2)先予黄体酮撤退性出血,继之中药治疗。

2. 辨证施治 化痰除湿,通络调经。选用苍附导痰丸加减。方药:苍术 10g,香附 10g,茯苓 10g,胆南星 10g,枳壳 6g,生山楂 10g,川续断 10g,郁金 10g,合欢皮 10g,陈皮 6g,甘草 3g。

3. 调护　治疗过程中,每3个月复查相关指标,了解病情转归。

【临证思路】

1. 育龄期及围绝经期 PCOS 的诊断　根据 2011 年中国 PCOS 的诊断标准,采用以下诊断名称:

(1) 疑似 PCOS:月经稀发或闭经或不规则子宫出血是诊断的必需条件。另外再符合下列 2 项中的 1 项:

1) 高雄激素临床表现或高雄激素血症。

2) 超声下表现为多囊卵巢(polycystic ovarian morphology,PCOM)。

(2) 确诊 PCOS:具备上述疑似 PCOS 诊断条件后还必须逐一排除其他可能引起高雄激素的疾病和引起排卵异常的疾病才能确定 PCOS 的诊断。

2. 青春期 PCOS 的诊断　对于青春期 PCOS 的诊断必须同时符合以下 3 个指标:

(1) 初潮后月经稀发持续至少 2 年或闭经。

(2) 高雄激素临床表现或高雄激素血症。

(3) 超声下卵巢 PCOM 表现。同时应排除其他疾病。

3. 排除诊断　排除其他类似的疾病是确诊 PCOS 的条件。

【难点、疑点】

多囊卵巢综合征是育龄期女性最常见的妇科内分泌紊乱疾病,其致病原因尚不清楚,临床表现高度异质,诊断标准、治疗方案均未达到统一。PCOS 作为慢性内分泌代谢性疾病,自青春期发病影响女性一生,虽难以根治但可有效控制,需要根据女性各个生理阶段进行对症处理,改善生活质量,并进行远期并发症的预防及长期管理,由于临床表现存在显著异质性、患者主诉及需求各异以及代谢紊乱程度不同,提倡个体化综合治疗。

诊治流程图：

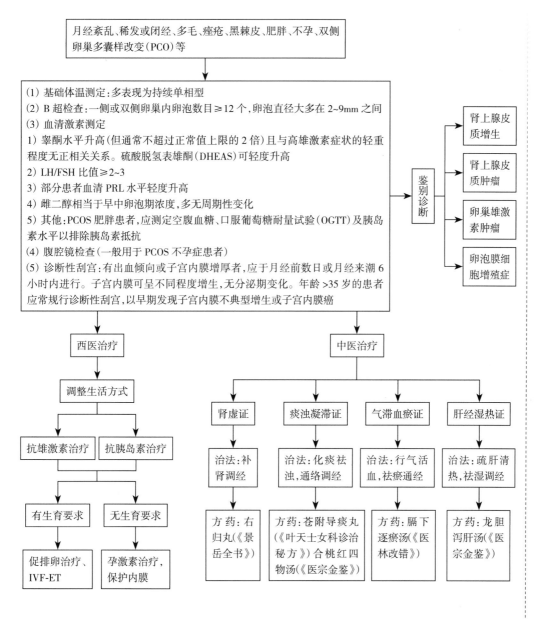

（任青玲）

 复习思考题

1. 试述多囊卵巢综合征患者超声检查特点有哪些？
2. 多囊卵巢综合征需行哪些检查协助诊断？

第八节 盆腔炎性疾病及其后遗症

一、盆腔炎性疾病

培训目标

1. 掌握盆腔炎性疾病的中医辨证论治。
2. 熟悉盆腔炎性疾病的诊断要点及鉴别诊断。

盆腔炎性疾病(pelvic inflammatory disease,PID)指一组女性上生殖道及其周围组织的感染性疾病,包括子宫内膜炎、输卵管炎、输卵管卵巢脓肿、盆腔腹膜炎。病变可局限于一个部位,或同时累及多个部位,最常见的是输卵管炎。本病多发于育龄期妇女,若治疗不及时可引起弥漫性腹膜炎、败血症、感染性休克,严重者甚至危及生命。

中医古籍中无此病名记载,在"热入血室""带下病""妇人腹痛""癥瘕"等病证中可见相关记载。

病例摘要

患者女性,34 岁,已婚。主因下腹疼痛 1 周,伴发热 2 天就诊。平素月经规律,现为月经周期第 12 天。

问题 1

为了进一步明确诊断,需要补充询问哪些内容?

育龄期女性应询问生育史、避孕情况。

询问发病的诱因:有无房事不洁史、经期产后摄生不慎史、妇产科手术史、慢性生殖道炎症史。

询问腹痛的部位、性质及程度:有无转移性右下腹痛。

询问发热的特点:低热、高热、午后潮热等。

询问伴随症状:有无恶心、呕吐、带下量多、阴道流血等。

收集中医望、闻、问、切四诊内容。

完善病史

患者平素月经规律,周期 28~30 天,经期 5~7 天,经量中等,轻微痛经,G_1P_1,平素工具避孕。本次发病前正值经期,患者出差劳累,未及时更换卫生巾。就诊时患者下腹正中疼痛明显,坠胀拒按,发热 2 天,最高体温 38.8℃,伴带下量多、色黄、有异味,无恶心、呕吐、阴道流血。纳差寐可,小便黄,大便秘结,舌红,苔黄厚,脉滑数。

知识点一

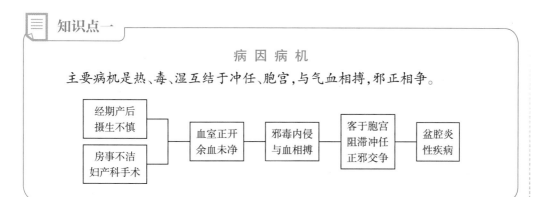

病 因 病 机

主要病机是热、毒、湿互结于冲任、胞宫,与气血相搏,邪正相争。

经期产后
摄生不慎

房事不洁
妇产科手术

血室正开
余血未净

邪毒内侵
与血相搏

客于胞宫
阻滞冲任
正邪交争

盆腔炎
性疾病

知识点二

诊 断 要 点

1. **病史**　近期有妇产科手术史,或经期产后摄生不慎史,或房事不洁史,或慢性生殖道炎症病史。

2. **症状**　常见症状有下腹部疼痛难忍、高热或伴寒战、带下量多臭秽;正值经期可有经量增多、经期延长;可伴有恶心呕吐,腹胀腹泻,尿频尿急等症状。

3. **体征**

(1) 妇科检查:阴道壁黏膜充血,可见多量脓性臭秽分泌物;宫颈充血、水肿、举痛,宫颈口可见脓性分泌物;子宫体正常或稍大,压痛明显,活动受限;宫体一侧或双侧压痛明显,可触及增厚或包块;后穹隆饱满、触痛,或有波动感。

(2) 全身体格检查:呈急性病容,体温升高,心率加快,下腹有压痛、反跳痛及肌紧张。

4. **辅助检查**

(1) 血常规检查可见白细胞总数及中性粒细胞百分比升高。

(2) 红细胞沉降率 >20mm/h,C 反应蛋白升高。

(3) 阴道、宫颈管分泌物涂片可见白细胞,或培养可见致病菌,并做药敏试验。

(4) 经阴道后穹隆穿刺可抽出脓液。

(5) 妇科彩超检查可见盆腔积液或包块。

(6) 腹腔镜检查发现 PID 征象。

问题2

为了进一步明确诊断,患者尚需哪些检查?

体格检查注意测量体温、心率、呼吸;重视腹部的视触叩听;行妇科检查,同时留取阴道、宫颈管分泌物进行涂片及培养,必要时行支原体、衣原体、淋病奈瑟菌检查;查血常规、红细胞沉降率、降钙素原、C 反应蛋白;查妇科彩超,如提示盆腔积液较多,同时妇科检查发现阴道后穹隆饱满、触痛、波动感,可行经阴道后穹隆穿刺术。

检查结果

患者体温 38.8℃,心率 96 次/min,呼吸 20 次/min,血压 100/70mmHg,急性病容,

双肺呼吸音清,心律齐,未闻病理性杂音;腹肌紧张,下腹正中压痛明显,反跳痛(+),麦氏点压痛(−)反跳痛(−),移动性浊音(−)。

妇科检查:外阴已婚已产型;阴道通畅,分泌物量多,色黄,脓性,有异味;宫颈充血,轻度糜烂样改变,宫颈口可见脓性分泌物流出,举痛(+);后穹隆触痛(+),无明显波动感;子宫前位,饱满,压痛明显,活动欠佳;宫旁两侧均压痛,未触及明显包块。

阴道分泌物涂片见到大量白细胞;细菌培养可见大肠埃希菌,药敏试验提示头孢他啶、头孢曲松、头孢替坦、头孢呋辛等敏感,氨苄西林、环丙沙星、庆大霉素、左氧氟沙星等耐药;人型支原体阳性,药敏试验提示多西环素、左旋氧氟沙星、米诺环素等敏感,阿奇霉素、克拉霉素、罗红霉素等耐药;血常规提示白细胞 14.2×10^9/L,中性粒细胞百分率89%;红细胞沉降率41mm/h;C反应蛋白72.88mg/L;支原体、衣原体、淋病奈瑟菌均阴性;妇科彩超提示盆腔积液23mm。

问题3

该患者的中西医诊断是什么?

中医诊断:盆腔炎(热毒炽盛证)

西医诊断:盆腔炎性疾病

 知识点三

鉴 别 诊 断

应与异位妊娠破裂或流产、卵巢囊肿扭转或破裂、急性阑尾炎相鉴别。鉴别要点见表10-23。

表 10-23 盆腔炎性疾病的鉴别诊断

鉴别要点＼病名	盆腔炎性疾病	异位妊娠破裂或流产	卵巢囊肿蒂扭转或破裂	急性阑尾炎
病史	近期有妇产科手术史,或经期产后摄生不慎史,或房事不洁史,或慢性生殖道炎症病史。	多有停经史	有卵巢囊肿病史	无
腹痛特点	下腹疼痛拒按	突发下腹部一侧撕裂样疼痛,并向全腹扩散,甚至晕厥	突发下腹一侧剧痛,多与剧烈活动或体位改变有关	转移性右下腹痛
阴道流血	无阴道流血,若正值经期可有经量增多、经期延长	量少,暗红色,可有蜕膜管型排出	无	无
伴随症状	高热或伴寒战、带下量多臭秽;可伴有恶心呕吐,腹胀腹泻,尿频尿急等症状	无高热	或伴恶心呕吐,无高热	伴发热、恶心呕吐

续表

鉴别要点 \ 病名	盆腔炎性疾病	异位妊娠破裂或流产	卵巢囊肿蒂扭转或破裂	急性阑尾炎
体征	腹肌紧张,下腹压痛及反跳痛;妇科检查阴道可见多量脓性臭秽分泌物,宫颈举痛,子宫体压痛明显,宫旁压痛明显,可触及增厚或包块;后穹隆触痛或有波动感	腹肌紧张,下腹压痛及反跳痛,叩诊可有移动性浊音;妇科检查宫颈举痛明显,后穹隆饱满触痛,宫体有漂浮感	下腹一侧固定压痛点或腹膜刺激征;妇科检查可在宫旁一侧触及包块,压痛明显	麦氏点压痛、反跳痛,妇科检查正常
辅助检查	HCG(-);血常规白细胞计数升高;B超可见盆腔积液或包块;后穹隆穿刺可抽出渗出液或脓液	HCG(+);血常规白细胞计数正常或稍高,血红蛋白下降;B超宫内未见胎囊,宫旁可见包块,盆腔大量积液;后穹隆穿刺可抽出不凝血液	HCG(-);血常规白细胞计数正常或稍高,血红蛋白正常或下降;B超可见一侧包块,或盆腔积液;后穹隆穿刺阴性或抽出血液	HCG(-);血常规有白细胞计数升高;B超可见阑尾区有渗出液或包块,子宫附件区无异常;后穹隆穿刺阴性

知识点四

辨 证 论 治

1. 本病起病急,病情重,病势凶险。临证需要中西医结合治疗,西医治疗以抗生素为主,需要根据药敏试验合理应用,必要时手术治疗。

2. 根据腹痛、带下、发热特点等,结合月经情况、全身症状及舌脉之征进行辨证。

3. 中医治疗以清热解毒为主,利湿化瘀为辅。分证论治见表10-24。

表10-24 盆腔炎性疾病的辨证与治法特点

	热毒炽盛证	湿热瘀结证
主要症状	高热寒战,下腹部疼痛拒按,带下量多,色黄或赤白兼杂如脓血,质黏稠,臭秽;月经量多或淋漓不净;咽干口苦,大便秘结,小便短赤	热势起伏,寒热往来,下腹部疼痛拒按,或胀满,带下量多,色黄质稠、臭秽;月经量多,经期延长或淋漓不止;口干不欲饮,大便溏或燥结,小便短赤
舌脉	舌红,苔黄厚,脉滑数	舌红有瘀点,苔黄腻,脉弦滑
治法	清热解毒,利湿排脓	清热利湿,化瘀止痛

续表

	热毒炽盛证	湿热瘀结证
方药	五味消毒饮(《医宗金鉴·外科心法要诀》)合大黄牡丹汤(《金匮要略》) 五味消毒饮:蒲公英 金银花 野菊花 紫花地丁 天葵子 大黄牡丹汤:大黄 丹皮 桃仁 冬瓜仁 芒硝	仙方活命饮(《校注妇人良方》)加薏苡仁、冬瓜仁 仙方活命饮:金银花 当归 赤芍 穿山甲 天花粉 贝母 防风 白芷 陈皮 乳香 没药 皂角刺 甘草
加减	带下臭秽如脓者加椿根皮、黄柏、茵陈,腹痛甚者加元胡、川楝子,盆腔脓肿已成者加红藤、皂角刺、白芷	带下量多者加椿根皮、黄柏、茵陈,月经量多者加炒地榆、仙鹤草,腹胀满者加厚朴、枳实。

盆腔炎性疾病的治疗方案
ER-10-30

问题 4

该患者的下一步治疗方案如何?

中西医结合治疗:

1. 四诊合参,证属热毒炽盛证,治以清热解毒,利湿排脓,予五味消毒饮合大黄牡丹汤,加椿根皮、黄柏、茵陈。

2. 临床症状减轻后,可以选择中成药巩固治疗,可选用妇乐颗粒每次 12g,每日 2 次或康妇炎胶囊每次 3 粒,每日 2 次。

3. 西医治疗

(1) 支持疗法:半卧位,给予高热量、高蛋白、高维生素饮食,补充液体,纠正电解质紊乱,物理降温。

(2) 根据药敏试验合理使用抗生素:予头孢替坦 2g,每 12 小时 1 次,静脉滴注;加多西环素 100mg,每 12 小时 1 次,静脉滴注或口服。临床症状、体征改善 24~48 小时后,改为多西环素 100mg,每 12 小时 1 次,口服 14 日。

(3) 如果抗生素控制不满意,形成盆腔脓肿,必要时手术治疗。

【临证要点】

1. 根据腹痛、发热、带下的症状,结合全身情况、舌脉进行辨证,以热毒炽盛、湿热瘀结为主。

2. 通过体格检查、妇科检查、辅助检查明确诊断。

3. 中医治疗以清热解毒为主,利湿化瘀为辅。

4. 西医以抗生素治疗为主,必要时手术治疗。

二、盆腔炎性疾病后遗症

 培训目标

1. 掌握盆腔炎性疾病后遗症的辨证论治。

2. 熟悉盆腔炎性疾病后遗症的诊断要点及鉴别诊断。

盆腔炎性疾病若未得到规范、彻底的治疗,会发生盆腔炎性疾病后遗症,以往称为"慢性盆腔炎",可导致不孕、输卵管妊娠、慢性盆腔痛、炎症反复发作,影响妇女的身心健康。

病例摘要

患者,女性,46岁,下腹疼痛间断发作半年余,牵连腰部酸痛,伴带下量多,月经量多,乏力。

问题1

为了进一步明确诊断及证型,需要补充哪些病史内容?

育龄期女性应询问月经史、生育史、避孕情况。

询问发病的诱因:有无 PID 史、妇科手术史、不洁性生活史。

询问腹痛的部位、性质及程度:有无转移性右下腹痛。

询问有无发热。

询问伴随症状:有无恶心、呕吐、带下量多、阴道流血等。

收集中医望、闻、问、切四诊内容。

完善病史

患者平素月经规律,周期 28~30 天,近半年经期延长 7~10 天,经量增多,色黯有血块,痛经明显,时常服用止痛片。$G_4P_1A_3$,放置宫内节育器 10 年。6 年前曾有 PID 病史,此后反复发作 2 次,半年前因工作压力大、睡眠差,开始下腹部间断疼痛,痛及腰骶,伴带下量多,色白,常常自觉乏力,且疲劳乏力后腹痛加重。纳少寐欠安,舌黯边有瘀点,苔白,脉弦细无力。

知识点一

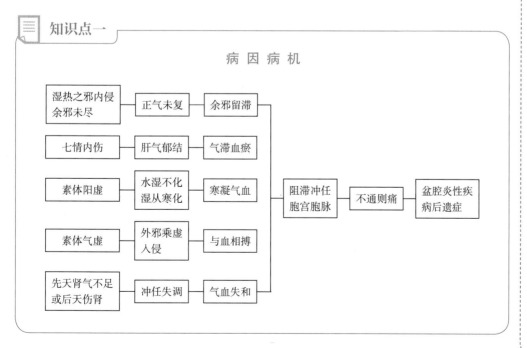

病 因 病 机

盆腔炎性疾病后遗症

知识点二

诊 断 要 点

1. 病史　既往有 PID 史,或有妇科手术史或不洁性生活史。

2. 症状　下腹部疼痛,痛引腰骶,可于经期前后、性交后、劳累后加剧;或伴有低热起伏,带下量多,月经不调,甚至导致异位妊娠、不孕。

3. 妇科检查　子宫常为后倾后屈位,粘连固定或活动受限,宫骶韧带可增粗、变硬,有触痛;子宫一侧或两侧片状增厚、有压痛,甚至可触及条索状增粗或囊性肿块。

4. 辅助检查

(1) 妇科彩超可见盆腔包块或盆腔积液。

(2) 子宫输卵管造影可见输卵管迂曲、阻塞或通而不畅。

(3) 腹腔镜检查可见盆腔粘连或输卵管积水等。

问题 2

为了进一步明确诊断,患者尚需哪些检查?

行妇科检查、查妇科彩超,必要时行腹腔镜检查。

检查结果

查体患者腹软,无明显压痛、反跳痛,麦氏点压痛(−)反跳痛(−)。

妇科检查:外阴已婚已产型;阴道通畅,分泌物量多,色白,质黏;宫颈中度糜烂样改变,举痛(−);子宫后倾后屈位,饱满,无明显压痛,活动受限;宫旁左侧可触及一 50mm×30mm 大小的包块,与子宫关系密切,轻压痛;宫旁右侧增厚,压痛不明显。

妇科彩超提示:左附件区不均回声包块,50mm×25mm,盆腔积液 19mm。

问题 3

该患者的中西医诊断是什么?

中医诊断:盆腔炎性疾病后遗症(气虚血瘀证)

西医诊断:盆腔炎性疾病后遗症

知识点三

鉴 别 诊 断

应与子宫内膜异位症、卵巢肿物、盆腔淤血综合征、慢性阑尾炎相鉴别。鉴别要点见表10-25。

表 10-25　盆腔炎性疾病后遗症的鉴别诊断

鉴别要点＼病名	盆腔炎性疾病后遗症	子宫内膜异位症	卵巢肿物	盆腔淤血综合征	慢性阑尾炎
主要症状	有 PID 史,或有妇科手术史或不洁性生活史;下腹部疼痛,痛引腰骶,可于经期前后、性交后、劳累后加剧;伴有低热起伏,带下量多,月经不调,甚至导致异位妊娠、不孕	经前经期腹痛,并呈进行性加重,肛门坠胀、性交痛	可有卵巢囊肿病史,平素下腹一侧隐痛,肿物增大可有腹胀、腹痛	长期慢性下腹痛、腰骶痛	右下腹疼痛为主,常伴恶心呕吐
妇科检查	子宫常为后倾后屈位,粘连固定或活动受限,宫骶韧带可增粗、变硬,有触痛;子宫一侧或两侧片状增厚,有压痛,甚至可触及条索状增粗或囊性肿块	子宫后壁、宫骶韧带可扪及痛性结节,一侧或两侧附件区可触及包块	宫旁可触及肿物,良性者多为囊性、光滑、活动;恶性者多为实性、表面不光滑、不活动	无异常	无异常,麦氏点压痛
辅助检查	B 超检查可见盆腔包块或盆腔积液;子宫输卵管造影可见输卵管迂曲、阻塞或通而不畅;腹腔镜检查可见盆腔粘连或输卵管积水等	B 超检查可见宫旁囊肿,内见点状细密回声;腹腔镜检查可明确诊断	B 超、MRI 有助诊断	盆腔静脉造影、腹腔镜有助诊断	B 超、MRI、腹腔镜检查有助诊断

知识点四

辨 证 论 治

本病多为余邪残留,与气血相搏结,阻滞于冲任胞宫,缠绵难愈,耗伤气血,日久形成虚实错杂之证。治疗以化瘀止痛为主,兼以湿热利湿、散寒除湿、行气、补气、温肾诸法。同时,注重内外合治,调和气血,避免复发。分证论治见表 10-26。

表 10-26　盆腔炎性疾病后遗症的辨证与治法特点

证型	湿热瘀结	气滞血瘀	寒湿凝滞	气虚血瘀	肾虚血瘀
疼痛特点	少腹隐痛,痛连腰骶,经行或劳累时加重	少腹胀痛或刺痛,经行疼痛加重	小腹冷痛坠胀,得热痛减,经行加重	下腹部坠痛或结块,痛连腰骶,经行加重	下腹疼痛绵绵不休或有结块,腰脊酸痛,经行加重
月经情况	月经量多或淋漓不尽,经行腹痛	经血量多,夹有血块,块下痛减	经行延后,经血量少,色黯	经血量多,色淡黯有小血块	经量多或少,经色紫黯有块。

续表

证型	湿热瘀结	气滞血瘀	寒湿凝滞	气虚血瘀	肾虚血瘀
带下情况	带下量多,色黄,质稠	带下量多	带下清稀	带下量多	带下量稍多,质稀
全身症状	低热起伏,纳呆呕恶,大便不爽,小便短赤	经前乳房胀痛,情志抑郁,婚久不孕	婚久不孕,畏寒神疲,小便频数	面色无华,神疲倦怠,纳呆多梦	头晕耳鸣,腰膝酸软,足跟痛
舌脉	舌质红,苔黄腻,脉弦数或滑数	舌紫黯,有瘀斑瘀点,苔薄,脉弦涩	舌黯淡,苔白腻,脉沉迟	舌黯稍红或有瘀点,脉细弦无力	舌黯或有瘀点,苔白,脉沉细尺无力
治法	清热利湿 化瘀止痛	理气活血 化瘀止痛	祛寒除湿 化瘀止痛	益气健脾 化瘀止痛	温肾活血 化瘀止痛
方药	银甲丸(《王渭川妇科经验选》):金银花 连翘 升麻 红藤 蒲公英 生鳖甲 紫花地丁 生蒲黄 椿根皮 大青叶 茵陈 琥珀末 桔梗	膈下逐瘀汤(《医林改错》):当归 川芎 赤芍 桃仁 枳壳 延胡索 五灵脂 丹皮 乌药 香附 甘草	少腹逐瘀汤(《医林改错》):小茴香 干姜 延胡索 没药 当归 川芎 官桂 赤芍 蒲黄 五灵脂	理冲汤(《医学衷中参西录》):生黄芪 党参 白术 山药 天花粉 知母 三棱 莪术 生鸡内金	温胞饮(《傅青主女科》)合失笑散(《太平惠民和剂局方》)加减温胞饮:巴戟天 补骨脂 菟丝子 肉桂 附子 杜仲 白术 山药 芡实 党参失笑散:蒲黄 五灵脂

问题 4

该患者的下一步治疗方案如何?

1. 四诊合参,证属气虚血瘀证,治以益气健脾,化瘀止痛,予理冲汤加减。

2. 中成药　妇乐颗粒、花红胶囊、妇科千金胶囊适用于湿热瘀结证;血府逐瘀胶囊适用于气滞血瘀证;桂枝茯苓胶囊适用于寒湿凝滞证;丹黄祛瘀胶囊适用于气虚血瘀证;女金胶囊适用于肾虚血瘀证。

3. 中药保留灌肠　辨证选方,保留灌肠。

4. 中药穴位贴敷　选用活血化瘀、清热解毒之品,研成粉末,以医用凡士林或酒调制,外敷下腹部,或特定穴位。

5. 盆腔治疗仪。

6. 针灸治疗　选足三里、三阴交、关元、气海、归来、肾俞、子宫等穴。

【临证要点】

1. 根据腹痛特点、月经情况、带下情况,结合全身症状、舌脉进行辨证,分为湿热瘀结证、气滞血瘀证、寒湿凝滞证、气虚血瘀证、肾虚血瘀证。

2. 中医治疗以化瘀止痛为主,兼以清热利湿、理气活血、祛寒除湿、益气健脾、温肾活血。

3. 若病情迁移,中医药多途径治疗效果更佳。

【难点、疑点】

　　盆腔炎性疾病发病急，病情重，病势凶险，临证需结合病史、临床表现、体格检查、妇科检查、辅助检查以明确诊断。治疗需中西医结合，控制病情是本病治疗的关键点。可根据病原体培养和药敏试验，合理使用抗生素。若脓肿形成或形成全身炎症反应综合征，则为妇科急重症，必要时手术治疗。术中分离粘连、减少副损伤是治疗难点。本病如治疗不及时、不彻底，则会发生盆腔炎性疾病后遗症，迁延难愈，可导致不孕、异位妊娠、慢性盆腔痛等，影响女性身心健康。

诊治流程图：

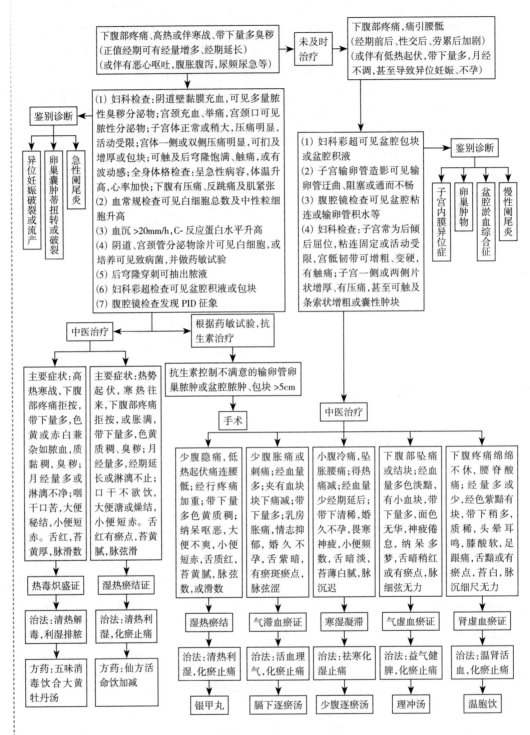

（闫　颖）

复习思考题

腹痛是盆腔炎性疾病的主要症状,临证需要与哪些疾病相鉴别?

第九节　阴　　挺

扫一扫
测一测

PPT 课件
10章09节PPT

培训目标

1. 掌握阴挺的中医辨证论治。
2. 熟悉阴挺的诊断要点及鉴别诊断。

子宫从正常位置沿阴道下降,甚至全部脱出于阴道口外,称为"阴挺",又称"阴菌""阴脱""产肠不收"等。本病与西医妇科学的"子宫脱垂""阴道前后壁膨出"相吻合。

病例摘要

古医籍精选
ER-10-31

患者女性,52 岁,绝经 3 年,阴道分娩 4 胎,长期从事体力劳动。近半年久站或拎重物时自觉阴道有块物脱出,休息后可自行回纳,腰酸、小腹坠胀感时作。

问题 1

根据上述描述,采集病史,我们目前可以获得哪些临床信息? 为了进一步明确诊断及证型,需要补充哪些病史内容?

中老年女性,久站或拎重物时自觉阴道有块物脱出,休息后可自行回纳,伴腰酸,小腹坠胀感。初步考虑的是阴挺,为了进一步明确诊断,收集中医望、闻、问、切四诊内容:参考"十问歌",询问既往史、婚育情况等,以助于根据患者的需求选择治疗方案和进行鉴别诊断。

完善病史

西医学
病因病理
ER-10-32

中老年女性,阴道分娩,G_4P_4。近半年久站或拎重物时自觉阴道有块物脱出,休息后可自行回纳,伴腰酸,小腹坠胀感。

 知识点一

病 因 病 机

本病主要病机是气虚下陷或肾虚不固致胞络受损,不能提摄胞宫。

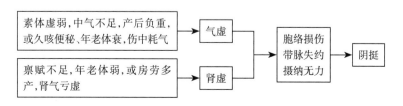

素体虚弱,中气不足,产后负重,或久咳便秘、年老体衰,伤中耗气 → 气虚

禀赋不足,年老体弱,或房劳多产,肾气亏虚 → 肾虚

气虚／肾虚 → 胞络损伤 带脉失约 摄纳无力 → 阴挺

笔记

知识点二

诊 断 要 点

1. **病史** 多有分娩损伤史,或产后过早操劳负重;长期慢性咳嗽、便秘努责史;或兼盆底组织退行性改变,营养不良等。

2. **临床表现** 阴道口有物脱出,久站、劳累后加重,卧床休息后可还纳;常伴小腹下坠隐痛,或腰骶疼痛,亦可见带下量多、黄水淋漓、小便频数、排尿困难,甚至尿潴留或尿失禁。

3. **妇科检查** 患者取膀胱截石位,嘱其向下屏气或用力咳嗽,判断子宫脱垂程度。一般子宫体正常大小;宫颈外口在坐骨棘水平以下,甚或整个子宫全部脱出于阴道口外;可伴有阴道前后壁膨出,或尿道膨出。

根据患者用力屏气时子宫下降的最低点为分度标准,子宫脱垂分为3度:

Ⅰ度 轻型:宫颈外口距处女膜缘小于4cm,未达处女膜缘。

　　　重型:宫颈外口已达处女膜缘,于阴道口可见子宫颈。

Ⅱ度 轻型:宫颈已脱出阴道口外,宫体仍在阴道内。

　　　重型:宫颈及部分宫体已脱出于阴道口外。

Ⅲ度 宫颈与宫体全部脱出于阴道口外。

问题2

需要做什么检查? 如何进行鉴别诊断?

在全身体格检查的基础上,妇科检查排除宫颈息肉、子宫黏膜下肌瘤、阴道囊肿等可能,对子宫脱垂和阴道膨出程度进行分度,选择恰当治疗方法。

患者检查结果

体格检查:全身常规检查无异常,腹软,全腹部无压痛及反跳痛,未叩及移动性浊音。

盆腔器官脱垂定量分期法（POP-Q法）
ER-10-33

妇科检查:外阴:经产式,阴道前后壁轻度膨出,阴道口可见宫颈,嘱患者咳嗽可见宫颈脱出阴道口,无宫颈举摆痛,子宫前位,略小,无压痛,双附件区未扪及异常。

问题3

为了进一步明确诊断,需要进一步完善哪些辅助检查?

应进一步完善B超及尿动力学检查。

辅助检查结果

该患者查B超及尿动力学检查未见明显异常。

问题4

该患者的中西医诊断是什么?

中医诊断:阴挺(气虚证)

西医诊断:子宫脱垂Ⅱ度　轻型

知识点三

鉴 别 诊 断

阴挺的鉴别诊断见表10-27。

表 10-27　阴挺鉴别诊断

疾病	妇科检查
宫颈延长	宫颈细长如柱状,宫体仍在盆腔内,阴道前后壁无膨出,阴道前后穹窿位置无下降
宫颈息肉 宫颈肌瘤 子宫黏膜下肌瘤	脱出物可越出阴道口,但脱出物下界见不到宫颈外口;阴道内可触及宫颈
阴道壁囊肿或肿瘤	肿物位于阴道壁,活动差;双合诊宫颈和子宫体位置正常

知识点四

辨 证 论 治

本病以虚为本,可根据"虚则补之,陷者举之,脱者固之"原则,分别治以补中气,补肾气,佐以固脱、升提;兼有湿热者,佐以清热利湿。重视局部熏洗外治,护理保健。必要时可施行手术治疗。

分证论治见表10-28。

表 10-28　阴挺的辨证与治法特点

	气虚证	肾虚证	兼湿热下注证
主要症状	子宫下移或脱出于阴道口外,阴道壁膨出		
	劳累加剧,小腹下坠,身倦懒言,面色少华,四肢无力,小便频数,带下量多,质稀色淡	日久不愈,腰膝酸软,小腹下坠,头晕耳鸣,小便频数,夜间尤甚,带下清稀	子宫下脱日久,局部破溃,红肿灼热,黄水淋漓,小腹坠痛。带下量多,色黄臭秽,小便黄赤
舌脉	舌质淡,苔薄,脉缓弱或虚细	舌黯淡红、苔白润,脉沉细、尺无力	舌质红,苔黄腻,脉弦滑或细滑数
治法	补中益气,升阳举陷	补肾固脱,益气升提	清热利湿
方药	补中益气汤(《脾胃论》)加金樱子、杜仲、续断 补中益气汤:人参 黄芪 白术 当归 陈皮 甘草 升麻 柴胡	大补元煎(《景岳全书》)加升麻、鹿角胶、金樱子 大补元煎:人参 山药 熟地 杜仲 当归 山茱萸 枸杞 炙甘草	龙胆泻肝汤(《医宗金鉴》):龙胆草 柴胡 当归 车前子 栀子 黄芩 泽泻 木通 生地黄 生甘草
加减	带下量多、色黄质黏腻者加黄柏、败酱草、薏苡仁;小便频数或失禁者加覆盆子、桑螵蛸	腰膝酸冷者加补骨脂、肉桂;带下量多、色白质稀者加海螵蛸、芡实	破溃出血者,加仙鹤草、旱莲草

问题 5

患者下一步治疗方案如何?

1. 卧床休息,可采取非手术治疗 提肛运动,用力收缩盆底肌肉 3 秒钟以上后放松,每次 10~15 分钟,每日 2~3 次,辅助生物反馈治疗效果更好。

2. 中医辨证治疗

(1) 四诊合参,证属气虚证,以补中益气、升阳举陷为法,方选补中益气汤加减。

(2) 中成药和针灸:补中益气丸和针灸可促进盆底肌张力恢复、缓解局部症状。针灸取穴百会、关元、维胞、维道、三阴交。用补法,每天 1 次,10 次为 1 疗程。

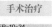

3. 手术治疗 该患者可选择子宫悬吊术(经腹腔镜利用生物材料吊带或缩短圆韧带,以悬吊子宫和阴道)或阴道前后壁修补术(曼氏手术,阴道前后壁修补、主韧带缩短及宫颈部分切除)或经阴道全子宫切除术。

【临证要点】

1. 中老年女性,出现久站或拎重物后阴道有物块脱出,休息后可自行还纳。

2. 了解有无分娩损伤、长期腹腔内压力增加、营养不良等病史;妇科检查辨别脱出物是否子宫颈或子宫,排除宫颈息肉、子宫黏膜下肌瘤脱出宫颈口、阴道囊肿等可能性。

3. 对子宫脱垂和阴道膨出程度进行分度,以便选择恰当治法。

【难点、疑点】

子宫脱垂和阴道膨出属Ⅱ、Ⅲ度的患者保守治疗效果欠佳,尤其是年龄大、体质差、合并压力性尿失禁者,对患者的生活质量影响较大。应根据患者的具体情况,选择合适的手术治疗方法。

诊治流程图：

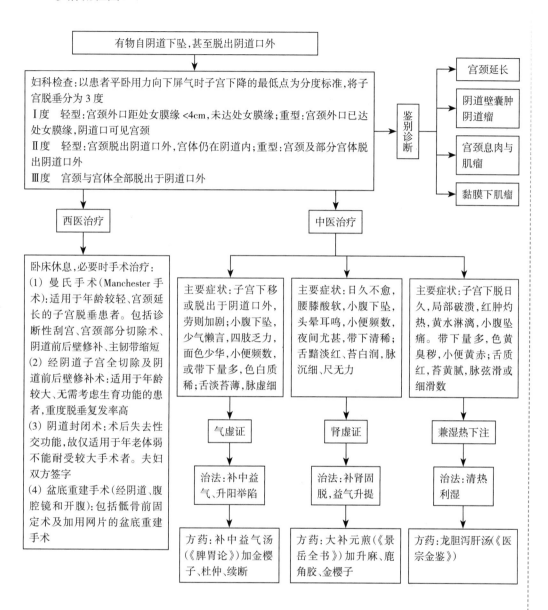

有物自阴道下坠,甚至脱出阴道口外

妇科检查:以患者平卧用力向下屏气时子宫下降的最低点为分度标准,将子宫脱垂分为3度
Ⅰ度 轻型:宫颈外口距处女膜缘<4cm,未达处女膜缘;重型:宫颈外口已达处女膜缘,阴道口可见宫颈
Ⅱ度 轻型:宫颈脱出阴道口外,宫体仍在阴道内;重型:宫颈及部分宫体脱出阴道口外
Ⅲ度 宫颈与宫体全部脱出于阴道口外

鉴别诊断

- 宫颈延长
- 阴道壁囊肿 阴道瘤
- 宫颈息肉与肌瘤
- 黏膜下肌瘤

西医治疗

卧床休息,必要时手术治疗:
(1)曼氏手术(Manchester手术):适用于年龄较轻、宫颈延长的子宫脱垂患者。包括诊断性刮宫、宫颈部分切除术、阴道前后壁修补、主韧带缩短
(2)经阴道子宫全切除及阴道前后壁修补术:适用于年龄较大、无需考虑生育功能的患者,重度脱垂复发率高
(3)阴道封闭术:术后失去性交功能,故仅适用于年老体弱不能耐受较大手术者。夫妇双方签字
(4)盆底重建手术(经阴道、腹腔镜和开腹):包括骶骨前固定术及加用网片的盆底重建手术

中医治疗

主要症状:子宫下移或脱出于阴道口外,劳则加剧,小腹下坠,少气懒言,四肢乏力,面色少华,小便频数,或带下量多,色白质稀;舌淡苔薄,脉虚细

气虚证

治法:补中益气、升阳举陷

方药:补中益气汤(《脾胃论》)加金樱子、杜仲、续断

主要症状:日久不愈,腰膝酸软,小腹下坠,头晕耳鸣,小便频数,夜间尤甚,带下清稀;舌黯淡红、苔白润,脉沉细、尺无力

肾虚证

治法:补肾固脱,益气升提

方药:大补元煎(《景岳全书》)加升麻、鹿角胶、金樱子

主要症状:子宫下脱日久,局部破溃,红肿灼热,黄水淋漓,小腹坠痛。带下量多,色黄臭秽,小便黄赤;舌质红,苔黄腻,脉弦滑或细滑数

兼湿热下注

治法:清热利湿

方药:龙胆泻肝汤(《医宗金鉴》)

（张　丽）

 复习思考题

扫一扫 测一测

患者来诊时诉阴道有块物脱出,接诊时需要了解哪些内容? 需考虑哪些疾病?

第十节 阴 疮

PPT 课件
10章10节PPT

古医籍精选
ER-10-35

培训目标

1. 掌握阴疮的中医辨证论治。
2. 熟悉阴疮的诊断要点及鉴别诊断。

妇人外阴部结块红肿,或溃烂成疮,黄水淋漓,局部肿痛,甚则溃疡如虫蚀者,称"阴疮",又称"阴蚀""阴蚀疮"。

西医学的外阴溃疡、前庭大腺炎症可参照本病辨治。

病例摘要

患者女性,42 岁,因"左侧外阴结块肿痛 5 天,发热 1 天"就诊。

问题 1

为了进一步明确诊断及证型,需要补充哪些病史内容?

询问月经史。

询问既往史:有无外阴感染、外阴溃疡、前庭大腺炎症等病史。

询问伴随症状:有无发热等。

收集中医望、闻、问、切四诊内容:参考"十问歌",询问饮食、二便等,以助于根据患者的需求选择治疗方案和进行鉴别诊断。

完善病史

前庭大腺炎症
ER-10-36

患者已婚,G_2P_2,既往月经规律,现为月经周期第 12 天,既往 10 余年前曾有左侧前庭大腺炎病史;此次左侧外阴结块肿痛 5 天,自行口服 3 天阿奇霉素,效果不显,昨日开始发热,最高体温 38℃;纳食可,寐欠安,心烦口苦,小便黄,大便秘结;舌红,苔黄,脉滑数。

知识点一

病 因 病 机

主要病机是湿热蕴结或寒湿凝滞,侵蚀阴户所致。

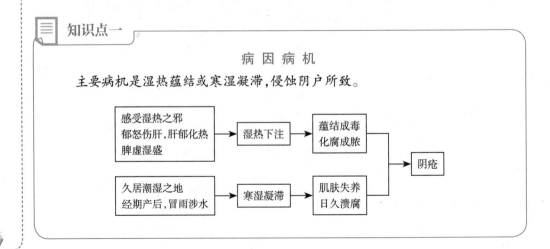

知识点二

诊 断 要 点

1. 病史　有经期产后外阴感染、外阴溃疡、前庭大腺炎症等病史。

2. 症状　外阴结块、红肿热痛,或坚硬破溃,脓水淋漓。

3. 妇科检查　外阴局部红肿、溃疡、糜烂,溃破流脓,或覆有脓苔;多见于小阴唇及大阴唇内侧,次为前庭黏膜及阴道周围;触诊有热感、压痛或波动感;腹股沟淋巴结可不同程度增大。

4. 辅助检查

(1) 血常规:可见白细胞、中性粒细胞计数增高。

(2) 特殊检查

1) 性病检查:梅毒、艾滋病血清学检测。

2) 外阴局部分泌物病原体培养。

3) 外阴局部活组织病理检查。

问题2

为明确诊断,该患者尚需哪些检查?

应做妇科检查、血常规等,作分泌物细菌培养以明确致病菌,从而指导用药。

检查结果

妇科检查:左侧大阴唇下部红肿结块,范围约 4cm × 3cm,表面有一个大小为 0.1cm × 0.1cm 的破裂口,有少许黄色脓性分泌物渗出。肿块触之灼热,压痛明显,有波动感。

血常规:提示白细胞 19.2×10^9/L,中性粒细胞百分率91%;

于大阴唇下部肿物破裂口取分泌物培养,提示可见大肠埃希菌,药敏试验提示头孢他啶、头孢曲松、头孢替坦、头孢呋辛等敏感,氨苄西林、环丙沙星、庆大霉素、左氧氟沙星等耐药。

问题3

该患者的中西医诊断是什么?

中医诊断:阴疮(湿热证)

西医诊断:左侧前庭大腺脓肿

知识点三

鉴 别 诊 断

应与非特异性外阴炎、外阴癌、白塞综合征、梅毒、软下疳、生殖器疱疹相鉴别。鉴别要点见表10-29。

表 10-29 阴疮的鉴别诊断

病名 鉴别要点	非特异性 外阴炎	外阴癌	白塞综合征	梅毒	软下疳	生殖器 疱疹
症状	外阴皮肤黏膜瘙痒、疼痛、烧灼感,于性交、排尿、排便时症状加重	肿物久治不愈,外阴瘙痒,结节状、菜花状、溃疡状	以口腔或外阴溃疡及眼部病变为主,生殖器溃疡可发生在外阴、阴道及宫颈	感染梅毒引起的外阴溃烂表现为硬下疳	表现为多发性溃疡	患部群集丘疹,烧灼感,破裂后糜烂及溃疡伴疼痛
局部检查	局部充血、糜烂,常有抓痕,严重者形成溃疡或湿疹	外阴结节或小溃疡,晚期可累及全外阴伴溃破,腹股沟淋巴结肿大	唇、舌、口腔黏膜可见溃疡;眼睛疼痛怕光,视网膜炎结膜炎表现	初起为小红斑或丘疹,进而形成硬结,表面破溃形成溃疡	边缘不规则、剧痛、有多量脓性恶臭分泌物,触之不硬	丘疹、糜烂、溃疡伴疼痛,腹股沟淋巴肿痛
实验室检查	无	病灶组织活检,病理结果可明确诊断	皮肤穿刺试验阳性	皮肤黏膜破损处病原学检查及梅毒血清学检查可确诊	溃疡面分泌物培养杜克雷嗜血杆菌培养阳性	皮肤黏膜破损处病毒抗原检测可确诊

知识点四

辨 证 论 治

1. 阴疮首辨阴阳 发病急,局部红肿热痛,甚至脓水淋漓,伴身热者,为湿热证属阳;若局部不痛不痒,破溃处质硬,日久不消,伴体虚赢弱者,为寒湿证属阴。

2. 治疗原则 可根据热者清之,寒者温之,坚者消之,虚者补之,下陷者托之的原则辨证处理。分证论治见表 10-30。

3. 内外合治 予清热解毒的中药,煎水,先熏洗后坐浴;阴疮初起未破溃者,外涂金黄膏;创面破溃久不收口者,外用生肌散。

表 10-30 阴疮辨证与治法特点

证型	湿热证	寒湿证
主症	外阴局部红肿热痛,溃破流脓,臭秽而稠	阴部肿溃,触之坚硬,色黯不泽,脓水淋漓,日久不愈
伴随症状	发热心烦,口苦咽干,大便秘结,小便黄赤	神疲体倦,食少纳呆
舌脉	舌红,苔黄腻,脉滑数	舌淡,苔白腻,脉细弱

续表

证型	湿热证	寒湿证
治法	泻肝清热,解毒除湿	散寒除湿,活血散结
方药	龙胆泻肝汤(《医宗金鉴》)加土茯苓、蒲公英、鱼腥草 龙胆泻肝汤:龙胆草 黄芩 柴胡 栀子 车前子 木通 泽泻 生地黄 当归 甘草	阳和汤(《外科全生集》)加苍术、茯苓、莪术、皂角刺 阳和汤:熟地 麻黄 鹿角胶 白芥子 肉桂 甘草 炮姜炭
加减	若热毒壅盛者,方用仙方活命饮(《校注妇人良方》):金银花 甘草 当归 赤芍 穿山甲 天花粉 贝母 防风 白芷 陈皮 乳香 没药 皂角刺 若创久不愈者,方用补中益气汤(《脾胃论》):人参 黄芪 白术 当归 陈皮 甘草 柴胡 升麻	若正虚邪盛者,方用托里消毒散(《外科正宗》):人参 白术 黄芪 甘草 茯苓 当归 白芍 川芎 金银花 白芷 皂角刺 桔梗

问题4

该患者的下一步治疗方案如何?

1. 根据患者局部及全身症状,结合舌脉,辨证为湿热证,予泻肝清热,解毒除湿之法,方用龙胆泻肝汤加减。

2. 妇科检查提示脓肿已成,需行扩大切开引流术。切口应选择在波动感明显处,尽量靠近最低位置,以便引流通畅,脓液送细菌培养。

3. 根据药敏试验合理使用抗生素　予头孢替坦 2g,每 12 小时 1 次,静脉滴注;加甲硝唑 0.5g,每 12 小时 1 次,静脉滴注。

【临证要点】

1. 阴疮主要病机是湿热蕴结或寒湿凝滞,侵蚀阴户所致。

2. 治疗要首辨阴阳。发病急,局部红肿热痛,甚至脓水淋漓,伴身热者,为湿热证属阳;若局部不痛不痒,破溃处质硬,日久不消,伴体虚羸弱者,为寒湿证属阴。

3. 西医治疗应根据药敏试验合理应用抗生素,对于脓肿形成者,宜切开排脓治疗。

 【难点、疑点】

　　阴疮的辨治难点是区分阴阳。发病急,局部红肿热痛,甚至脓水淋漓,伴身热者,为湿热证属阳;若局部不痛不痒,破溃处质硬,日久不消,伴体虚羸弱者,为寒湿证属阴。

　　其次辨别是否已形成脓肿,如果脓肿已成,应尽早切开引流,脓液送细菌培养,根据药敏试验合理应用抗生素。

　　临证尚需结合相关检查除外其他疾病所致的外阴结块破溃。

　　辨治准确,内外合治,中西医结合,方能取得速效。

诊治流程图：

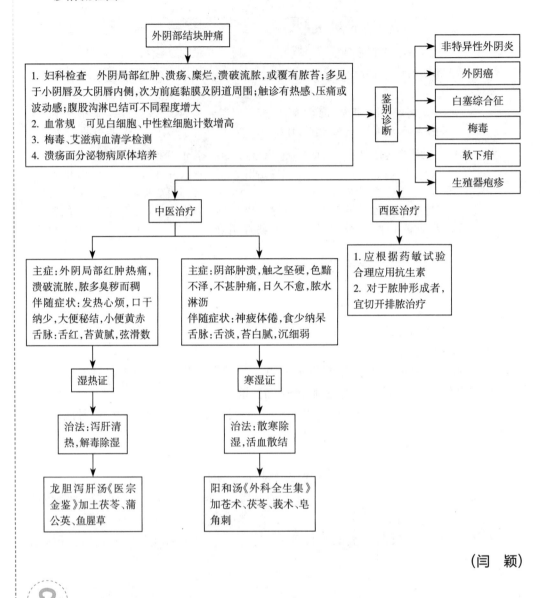

(闫 颖)

复习思考题

试述阴疮的辨治要点、治疗原则以及分型论治。

附录一 妇科常用方剂

一 画

一贯煎（《柳洲医话》） 沙参 麦冬 当归 生地 枸杞子 川楝子

二 画

二仙汤（《中医方剂临床手册》） 仙茅 淫羊藿 巴戟天 黄柏 知母 当归

二至丸（《医便》） 女贞子 旱莲草

人参养荣汤（《太平惠民和剂局方》） 人参 黄芪 白术 茯苓 远志 陈皮 五味子 当归 白芍 熟地 桂心 炙甘草

八物汤（《医垒元戎》） 当归 川芎 芍药 熟地黄 延胡索 川楝子 炒木香 槟榔

八珍汤（《正体类要》） 当归 白芍 川芎 熟地 党参 白术 茯苓 甘草

三 画

下乳涌泉散（《清太医院配方》） 当归 川芎 花粉 白芍 生地黄 柴胡 青皮 漏芦 桔梗通草 白芷 穿山甲 王不留行 甘草

大补元煎（《景岳全书》） 人参 山药 熟地 杜仲 当归 山茱萸 枸杞子 炙甘草

大黄牡丹汤（《金匮要略》） 大黄 芒硝 丹皮 桃仁 冬瓜子

大黄䗪虫丸（《金匮要略》） 大黄 黄芩 甘草 桃仁 杏仁 白芍 生地 干漆 虻虫 水蛭 蛴螬 䗪虫

小柴胡汤（《伤寒论》） 柴胡 黄芩 人参 法半夏 甘草 生姜 大枣

四 画

开郁二陈汤（《万氏妇人科》） 陈皮 苍术 茯苓 香附 川芎 半夏 青皮 莪术 槟榔 甘草 木香 生姜

开郁种玉汤（《傅青主女科》） 当归 白芍 香附 白术 丹皮 茯苓 天花粉

天王补心丹（《摄生秘剖》） 玄参 当归 天冬 麦冬 丹参 茯苓 五味子 远志 桔梗 酸枣仁 地黄 柏子仁 人参 朱砂

天麻钩藤饮（《杂病证治新义》） 天麻 钩藤 栀子 黄芩 杜仲 生石决明 川牛膝 益母草 桑寄生 夜交藤 朱茯神

五味消毒饮（《医宗金鉴》） 蒲公英 金银花 紫花地丁 天葵子 野菊花

止带方（《世补斋不谢方》） 猪苓 茯苓 车前子 泽泻 茵陈 赤芍 牡丹皮 黄

柏 栀子 牛膝

少腹逐瘀汤(《医林改错》) 肉桂 小茴香 干姜 延胡索 没药 当归 川芎 赤芍 蒲黄 五灵脂

内补丸(《女科切要》) 鹿茸 菟丝子 潼蒺藜 黄芪 白蒺藜 紫菀茸 肉桂 肉苁蓉 制附子 桑螵蛸

丹栀逍遥散(《内科摘要》) 柴胡 当归 白芍 白术 茯苓 煨姜 薄荷 甘草 牡丹皮 栀子

乌药汤(《兰室秘藏》) 乌药 香附 木香 当归 甘草

六君子加归芎汤(《万氏妇人科》) 人参 白术 茯苓 半夏 陈皮 甘草 当归 川芎 香附

五 画

玉女煎(《景岳全书》) 石膏 熟地黄 麦门冬 知母 牛膝

正气天香散(《证治准绳》) 香附 乌药 陈皮 甘草 干姜 紫苏

甘露消毒丹(《温热经纬》) 滑石 茵陈 黄芩 石菖蒲 川贝母 木通 藿香 射干 连翘 薄荷 白豆蔻

艾附暖宫丸(《仁斋直指方论》) 当归 生地黄 白芍 川芎 黄芪 肉桂 艾叶 吴茱萸 香附 续断

左归丸(《景岳全书》) 熟地 山药 枸杞 山茱萸 川牛膝 菟丝子 鹿角胶 龟甲胶

右归丸(《景岳全书》) 熟地黄 山药 山萸肉 枸杞子 菟丝子 鹿角胶 当归 杜仲 肉桂 制附子

龙胆泻肝汤(《医宗金鉴》) 龙胆草 柴胡 栀子 黄芩 车前子 泽泻 木通 当归 生地 甘草

平胃散《太平惠民和剂局方》 苍术 厚朴 陈皮 甘草

归肾丸(《景岳全书》) 熟地 山药 山茱萸 枸杞 茯苓 当归 杜仲 菟丝子

归脾汤(《济生方》) 白术 当归 茯神 黄芪 龙眼肉 远志 酸枣仁 木香 炙甘草 党参 生姜 大枣

四物合二陈汤(《陈素庵妇科补解》):当归 生地黄 赤芍药 川芎 陈皮 半夏 茯苓 海藻 红花 香附 牡丹皮 甘草

四物汤(《太平惠民和剂局方》) 熟地 当归 白芍 川芎

生化汤(《傅青主女科》) 当归 川芎 桃仁 炮姜 炙甘草

生脉散(《内外伤辨惑论》) 人参 麦冬 五味子

生铁落饮(《医学心悟》) 天冬 麦冬 贝母 胆南星 橘红 远志 连翘 茯苓 茯神 玄参 钩藤 丹参 辰砂 石菖蒲 生铁落

失笑散(《太平惠民和剂局方》) 炒蒲黄 五灵脂

仙方活命饮(《校注妇人良方》) 金银花 甘草 当归 赤芍 穿山甲 天花粉 贝母 防风 白芷 陈皮 乳香 没药 皂角刺

白术散(《全身指迷方》) 白术 茯苓 大腹皮 生姜片 橘皮

半夏白术天麻汤(《医学心悟》) 半夏 白术 天麻 陈皮 茯苓 炙甘草 生姜 大枣

半夏白术天麻汤(《脾胃论》) 黄柏 干姜 天麻 苍术 白茯苓 黄芪 泽泻 人参 白术 炒曲 半夏 橘皮

加味圣愈汤(《医宗金鉴》) 人参 黄芪 当归 川芎 熟地 白芍 杜仲 续断 砂仁

加味地骨皮饮(《医宗金鉴》) 生地 当归 白芍 川芎 牡丹皮 地骨皮 胡黄连

加味温胆汤(《医宗金鉴》) 陈皮 制半夏 茯苓 甘草 枳实 竹茹 黄芩 黄连 麦冬 芦根 生姜

加减一阴煎(《景岳全书》) 生地 熟地 麦冬 白芍 知母 地骨皮 甘草

圣愈汤(《兰室秘藏》) 人参 黄芪 熟地 当归 川芎 生地

六　画

托里消毒散(《外科正宗》) 人参 白术 黄芪 甘草 茯苓 当归 白芍 川芎 金银花 白芷 皂角刺 桔梗

当归地黄饮(《景岳全书》) 当归 熟地 山药 杜仲 牛膝 山茱萸 炙甘草

当归饮子(《外科正宗》) 当归 川芎 白芍 生地黄 防风 荆芥 黄芪 甘草 白蒺藜 何首乌

血府逐瘀汤(《医林改错》) 桃仁 红花 当归 生地黄 川芎 赤芍 牛膝 桔梗 柴胡 枳壳 甘草

安冲汤(《医学衷中参西录》) 黄芪 白术 生地 白芍 续断 乌贼骨 茜草 龙骨 牡蛎

阳和汤(《外科全生集》) 熟地 麻黄 鹿角胶 白芥子 肉桂 生甘草 炮姜炭

七　画

寿胎丸(《医学衷中参西录》) 桑寄生 续断 菟丝子 阿胶

苍附导痰丸(《叶天士女科诊治秘方》) 茯苓 陈皮 甘草 苍术 香附 胆南星 枳壳 生姜 神曲

杞菊地黄丸(《医级》) 枸杞子 菊花 熟地黄 山茱萸 牡丹皮 山药 茯苓 泽泻

两地汤(《傅青主女科》) 生地 地骨皮 玄参 麦冬 阿胶 白芍

身痛逐瘀汤(《医林改错》) 秦艽 川芎 桃仁 红花 甘草 羌活 没药 当归 五灵脂 香附 牛膝 地龙

肠宁汤(《傅青主女科》) 当归 熟地 人参 阿胶 山药 续断 肉桂 麦冬 甘草

免怀散(《济阴纲目》) 红花 赤芍 当归尾 川牛膝

完带汤(《傅青主女科》) 白术 山药 人参 白芍 苍术 甘草 陈皮 黑芥穗 柴胡 车前子

补中益气汤(《脾胃论》) 黄芪 炙甘草 人参 当归 陈皮 升麻 柴胡 白术

补肾地黄汤(《陈素庵妇科补解》) 熟地 麦冬 知母 黄柏 泽泻 山药 远志 茯神 丹皮 枣仁 元参 桑螵蛸 山萸肉 竹叶 龟板

补肾固冲丸(《中医学新编》) 菟丝子 续断 巴戟天 杜仲 当归 熟地 鹿角霜 枸杞子 阿胶 党参 白术 大枣 砂仁

八 画

苓桂术甘汤(《金匮要略》) 桂枝 茯苓 白术 炙甘草

固阴煎(《景岳全书》) 人参 熟地 山药 山茱萸 远志 炙甘草 五味子 菟丝子

知柏地黄丸(《医宗金鉴》) 知母 黄柏 熟地 山药 山黄肉 丹皮 茯苓 泽泻

固经丸(《医学入门》) 龟甲 白芍 黄芩 椿根皮 黄柏 香附

金匮肾气丸(《金匮要略》) 干地黄 山药 山茱萸 茯苓 丹皮 泽泻 桂枝 附子

参苓白术散(《太平惠民和剂局方》) 人参 白术 扁豆 茯苓 甘草 山药 莲肉 桔梗 薏苡仁 砂仁

九 画

荆穗四物汤(《医宗金鉴》) 荆芥 地黄 当归 川芎 白芍

胃苓汤(《太平惠民和剂局方》) 苍术 厚朴 陈皮 甘草 白术 茯苓 猪苓 泽泻 桂枝 生姜 大枣

香砂六君子汤(《古今名医方论》) 人参 白术 茯苓 甘草 半夏 陈皮 木香 砂仁 生姜

香棱丸(《济生方》) 木香 丁香 小茴香 枳壳 川楝子 青皮 三棱 莪术

香棱丸(《济生方》) 木香 丁香 京三棱 枳壳 青皮 川楝子 茴香 莪术

顺经汤(《傅青主女科》) 当归 熟地 沙参 白芍 茯苓 黑荆芥 丹皮

保阴煎(《景岳全书》) 生地 熟地 芍药 山药 川续断 黄芩 黄柏 甘草

胎元饮《景岳全书》 人参 杜仲 白芍 熟地 白术 陈皮 炙甘草 当归

独活寄生汤(《备急千金要方》) 独活 桑寄生 秦艽 防风 细辛 白芍 川芎 地黄 杜仲 牛膝 茯苓 桂枝 当归 人参 甘草

养荣壮肾汤(《叶氏女科证治》) 桑寄生 川续断 杜仲 独活 当归 防风 肉桂 生姜 川芎

养精种玉汤(《傅青主女科》) 当归 白芍 熟地黄 山黄肉

举元煎(《景岳全书》) 人参 黄芪 白术 升麻 甘草

宫外孕Ⅰ号方(山西医学院第一附属医院) 丹参 赤芍 桃仁

宫外孕Ⅱ号方(山西医学院第一附属医院) 丹参 赤芍 桃仁 三棱 莪术

十 画

泰山磐石散(《景岳全书》) 人参 黄芪 当归 续断 黄芩 川芎 白芍 熟地 白术 炙甘草 砂仁 糯米

桂枝茯苓丸(《金匮要略》) 桂枝 茯苓 赤芍 丹皮 桃仁

桃红四物汤(《医宗金鉴》) 桃仁 红花 当归 川芎 熟地 白芍

桃核承气汤(《伤寒论》) 桃仁 大黄 甘草 桂枝 芒硝

逐瘀止血汤(《傅青主女科》)　生地　大黄　赤芍　丹皮　归尾　枳壳　桃仁　龟甲

柴胡疏肝散(《景岳全书》)　柴胡　枳壳　炙甘草　白芍　川芎　香附　陈皮

逍遥散(《太平惠民和剂局方》)　白术　柴胡　当归　茯苓　炙甘草　白芍　薄荷　煨姜

健固汤(《傅青主女科》)　人参　白术　茯苓　薏苡仁　巴戟天

凉膈散(《太平惠民和剂局方》)　大黄　朴硝　甘草　山栀　薄荷叶　黄芩　连翘　竹叶

消风散(《外科正宗》)　荆芥　防风　当归　生地黄　苦参　炒苍术　蝉蜕　木通　胡麻仁　生知母　煅石膏　生甘草　牛蒡子

消瘰丸(《医学心悟》)　玄参　牡蛎　浙贝母

调肝汤(《傅青主女科》)　当归　白芍　山茱萸　巴戟天　阿胶　山药　甘草

通乳丹(《傅青主女科》)　人参　生黄芪　当归　麦冬　木通　桔梗　七孔猪蹄

通窍活血汤(《医林改错》)　赤芍　川芎　桃仁　大枣　红花　葱白　生姜　麝香

桑菊饮(《温病条辨》)　桑叶　菊花　连翘　薄荷　桔梗　杏仁　芦根　甘草

十　一　画

理冲汤(《医学衷中参西录》)　生黄芪　党参　白术　山药　天花粉　知母　三棱　莪术　生鸡内金

黄芪汤(《济阴纲目》)　黄芪　白术　煅牡蛎　白茯苓　防风　熟地黄　麦冬　甘草　大枣

黄芪桂枝五物汤(《金匮要略》)　黄芪　桂枝　白芍　生姜　大枣

救母丹(《傅青主女科》)　人参　当归　川芎　益母草　赤石脂　荆芥穗(炒黑)

银甲丸(《王渭川妇科经验选》)　金银花　连翘　升麻　红藤　蒲公英　生鳖甲　紫花地丁　生蒲黄　椿根皮　大青叶　茵陈　琥珀末　桔梗

脱花煎(《景岳全书》)　当归　川芎　肉桂　红花　牛膝　车前子

清肝止淋汤(《傅青主女科》)　当归　白芍　地黄　黑豆　丹皮　香附　黄柏　牛膝　阿胶　大枣

清肝引经汤(《中医妇科学》四版教材)　当归　白芍　生地　丹皮　栀子　黄芩　川楝子　茜草　牛膝　甘草　白茅根

清经散(《傅青主女科》)　牡丹皮　地骨皮　白芍　熟地黄　青蒿　白茯苓　黄柏

清热固经汤(《简明中医妇科学》)　生黄芩　焦栀子　大生地　地骨皮　地榆　阿胶(烊化)生藕节　陈棕炭　炙龟甲　牡蛎粉　生甘草

清热调血汤(《古今医鉴》)　牡丹皮　黄连　生地　当归　白芍　川芎　红花　桃仁　莪术　香附　延胡索

清暑益气汤(《温热经纬》)　西洋参　石斛　麦冬　黄连　竹叶　荷梗　知母　甘草　粳米　西瓜翠衣

十　二　画

葱豉汤(《肘后备急方》)　葱白　淡豆豉

痛泻要方(《丹溪心法》)　白术　白芍　陈皮　防风

温经汤(《妇人大全良方》)　人参　当归　川芎　桂心　莪术　牡丹皮　甘草　牛膝

温经汤(《金匮要略》)　人参　当归　川芎　白芍　桂枝　牡丹皮　吴茱萸　法半夏　阿胶　麦冬　生姜　甘草

温胞饮(《傅青主女科》)　巴戟天　补骨脂　菟丝子　肉桂　附子　杜仲　白术　山药　芡实　党参

滋水清肝饮(《医宗己任编》)　熟地黄　山药　山茱萸　白芍　茯苓　丹皮　泽泻　柴胡　当归　枣仁　山栀子

滋血汤(《证治准绳》)　人参　山药　黄芪　茯苓　川芎　当归　白芍　熟地

十　四　画

毓麟珠(《景岳全书》)　当归　川芎　白芍　熟地黄　党参　白术　茯苓　炙甘草　菟丝子　鹿角霜　杜仲　川椒

膈下逐瘀汤(《医林改错》)　当归　川芎　赤芍　桃仁　红花　枳壳　延胡索　五灵脂　丹皮　乌药　香附　甘草

十四画以上

增液汤(《温病条辨》)　生地、玄参、麦冬

癫狂梦醒汤(《医林改错》)　桃仁　柴胡　香附　木通　赤芍　半夏　大腹皮　青皮　陈皮　桑皮　苏子　甘草

附录二　妇科常见英文缩写

3-DUI	3-dimension ultrasound imaging	三维超声诊断法

A

AC	abdominal circumference	腹围
ACA	anticardiolipin antibody	抗心磷脂抗体
ACOG	American College of Obstetrics & Gynecology	美国妇产科医师学会
AD	abdominal diameter	腹径
ADH	antidiuretic hormone	抗利尿激素
AFE	amniotic fluid embolism	羊水栓塞
AFI	amniotic fluid index	羊水指数
AFLP	cute fatty liver of pregnancy	妊娠期急性脂肪肝
AFP	alpha fetoprotein	甲胎蛋白
AFV	amniotic fluid volume	羊水最大暗区垂直深度
AGC	atypical glandular cells	不典型腺上皮细胞
AI	artificial insemination	人工授精
AID	artificial insemination by donor	供精者精液人工授精
AIH	artificial insemination by husband sperm	丈夫精液人工授精
AIS	adenocarcinoma in sit	腺原位癌
AMH	anti-Müllerian Hormone	抗米勒管激素
AMPS	acid mucopolysaccharide	酸性黏多糖
APA	American Psychiatric Association	美国精神病学会
AR	autosome recessive	常染色体隐性遗传
ART	assisted reproductive technique	辅助生殖技术
AsAb	antisperm antibody	抗精子抗体
ASC	typical squamous cells	不典型鳞状细胞
ASCCP	American Society of Colposcopy and Cervical Pathology	美国阴道镜及宫颈病理协会
ASCUS	atypical squamous cell of undetermined significance	未明确诊断意义的不典型鳞状细胞
AUB	abnormal uterine bleeding	异常子宫出血
AUC	area under the curve	曲线下面积

B

BBT	basal body temperature	基础体温
BCG	bacille Calmette-Guerin	卡介苗
BFHR	FHR-baseline	胎心率基线
BPD	biparietal diameter	双顶径
bpm	beat per minute	每分钟心搏次数
BPS	biophysical profile scores	胎儿生物物理评分
BV	bacterial vaginosis	细菌性阴道病

C

CA125	cancer antigen 125	癌抗原 125
CA19-9	carbohydrate antigen 19-9	糖链抗原 19-9
CC	choriocarcinoma	绒毛膜癌
CC	clomiphene citrate	枸橼酸氯米芬
CCCT	clomiphene citrate stimulation test	氯米芬刺激试验
CCT	computer-assisted cytology test	计算机辅助细胞检测系统
CDC	centers for disease control	美国疾病控制中心
CEA	carcinoembryonic antigen	癌胚抗原
CEE	3 cyclopentyl-17-ethinyl estradiol ether	炔雌醇环戊醚
CEUS	contrast-enhanced ultrasound	超声造影
CHM	complete hydatidiform mole	完全性葡萄胎
CI	cornification index	角化指数
CIN	cervical intraepithelial neoplasia	宫颈上皮内瘤变
CIS	carcinoma in situ	原位癌
CMV	cytomegalovirus	巨细胞病毒
COH	controlled ovarian hyperstimulation	控制性超排卵与卵泡监测
CPD	cephalopelvic disproportion	头盆不称
CRL	crown-rump length	头臀径
CRP	c-reaction protein	C 反应蛋白
CRS	congenital rubella syndrome	先天性风疹综合征
CST	contraction stress test	宫缩应激试验
CT	Chlamydia trachomatis	沙眼衣原体
CT	chorionic thyrotropin	绒毛膜促甲状腺素
CT	computerized tomography	计算机体层扫描
CVR	contraceptive vaginal ring	阴道避孕环
CVS	chorionicvillussample	绒毛活检术

D

D&C	dilatation and curettage	刮宫术
DC	diagonal conjugate	对角径
DES	diethylstilbestrol	己烯雌酚
DHEA	dehydroepiandrosterone	脱氢表雄酮
DHEAS	dehydroepiandrosterone sulfate	硫酸脱氢表雄酮
DIC	disseminated intravascular coagulation	弥散性血管内凝血
DRSP	drospirenone	屈螺酮
DUB	dysfunctional uterine bleeding	功能失调性子宫出血
DV	ductus venosus	静脉导管

E

E	ethambutol	乙胺丁醇
E_1	estrone	雌酮
E_2	estradiol	雌二醇
E_3	estriol	雌三醇
EC	external conjugate	骶耻外径
ECC	endocervical curettage	子宫颈管内组织刮除
ED	early deceleration	早期减速
EDC	expected date of confinement	预产期
EE	ethinyl estradiol	炔雌醇
EI	eosinophilic index	嗜伊红细胞指数
EIN	endometrial intraepithelial neoplasia	子宫内膜上皮内瘤样病变
EMT	endometriosis	子宫内膜异位症
EP	ectopic pregnancy	异位妊娠
ER	estrogen receptor	雌激素受体
ESS	endometrial stromal sarcoma	子宫内膜间质肉瘤
ETT	epithelial trophoblastic tumor	上皮样滋养细胞肿瘤
EUROGIN	European Research Organization on Genital Infection and Neoplasia	欧洲生殖道感染和肿瘤研究组织

F

FAD	fetal activity acceleration detemination	胎儿活动加速测定
FAT	fetal acceleration test	胎心率加速试验
FDA	Food and Drug Administration	(美)食品及药品管理局
FECG	fetal electrocardiography	胎儿心电图
fFN	fetal fibronectin	胎儿纤维连接蛋白

FGF	fibroblast growth factor	成纤维细胞生长因子
FGR	fetal growth restriction	胎儿生长受限
FHR	fetal heart rate	胎心率
FIGO	International Federation of Gynecology and Obstetrics	国际妇产科联盟
FL	femur length	股骨长
FM	fetal movement	胎动
Fn	fibrinectin	纤维结合蛋白
FPFD	female pelvic floor dysfunction	女性盆底功能障碍
FPG	fasting plasma glucose	空腹血糖
FSH	follicle-stimulating hormone	卵泡刺激素
FSH-RH	follicle-stimulating hormone releasing hormone	卵泡刺激素释放激素

G

GAST	gonadotropin-releasing hormone agonist stimulation test	促性腺激素释放激素激动剂刺激试验
GDM	gestational diabetes mellitus	妊娠期糖尿病
GFR	glomerular filtration rate	肾小球滤过率
GIFT	gamete intrafallopian transfer	配子输卵管内移植
GIUT	gamete intrauterine transfer	配子宫腔内移植
Gn	gonadotropin	促性腺激素
GnRH	gonadotropin-releasing hormone	下丘脑促性腺激素释放激素
GnRH-a	gonadotropin releasing hormone analogue	促性腺激素释放激素激动剂
GS	gestational sac	妊娠囊
GTD	gestational trophoblastic disease	妊娠滋养细胞疾病
GTN	gestational trophoblastic neoplasia	妊娠滋养细胞肿瘤
GTT	gestational trophoblastic tumor	妊娠滋养细胞肿瘤
Gy	gray unit	辐射吸收剂量单位，1Gy=100rads

H

HC	head circumference	头围
HCA	the syndrome of hyperadrogenic chronic anovulation	雄激素过多持续无排卵综合征
HCG	human chorionic gonadotropin	人绒毛膜促性腺激素
HCT	heat color test	热色试验
HCT	human chorionic thyrotropin	（人）绒毛膜促甲状腺素
HDN	hemolytic disease of newborn	新生儿溶血性疾病
HE4	human epididymin protein 4	人睾丸分泌蛋白4

HELLP	hemolytic anemia, elevated liver enzymes and low platelets syndrome	溶血、肝酶升高及血小板减少综合征
HGH	human growth hormone	人生长激素
HM	hydatidiform mole	葡萄胎
HMG	human menopausal gonadotropin	尿促性素
HNPCC	hereditary non-polyposis colorectal cancer syndrome	遗传性非息肉结直肠癌综合征
HPG	human pituitary gonadotropin	（人）垂体促性腺激素
HPL	human placental lactogen	人胎盘催乳素
H-P-O axis	hypothalamus-pituitary-ovary axis	下丘脑 - 垂体 - 卵巢轴
HPRL	hyperprolactinemia	高催乳素血症
HPV	human papilloma virus	人乳头瘤病毒
HRT	hormone replacement therapy	激素替代治疗
HSAP	heat-stable alkaline phosphatase	耐热性碱性磷酸酶
HSG	hysterosalpingography	子宫输卵管造影
HSILs	high grade squamous intraepithelial lesions	高度鳞状上皮内病变
HSV	herpes simplex virus	单纯疱疹病毒
HyCoSy	hysterosalpingo-contrast sonography	子宫输卵管超声造影

I

IARC	International Agency for Research on Cancer	国际癌症研究机构
IC	intercristaldiameter	髂嵴间径
ICP	intrahepatic cholestasis of pregnancy	妊娠期肝内胆汁淤积症
ICSI	intracytoplasmic sperm injection	卵细胞质内单精子注射
IM	invasive mole	侵蚀性葡萄胎
IS	interspinal diameter	髂棘间径
ISGYP	International Society of Gynecological Pathologists	国际妇科病理学家协会
ISSVD	International Society for the Study of Vulvar Disease	国际外阴疾病研究协会
IT	intertuberous diameter	坐骨结节间径
ITP	idiopathic thrombocytopenic purpura	特发性血小板减少性紫癜
IUD	intrauterine device	宫内节育器
IUGR	intrauterine growth retardation	宫内发育迟缓
IUI	intrauterine insemination	宫腔内人工授精
IVF-ET	in vitro fertilization and embryo transfer	体外受精 - 胚胎移植
IVM	in vitro maturation	卵母细胞体外成熟

K

KI	karyopyknotic index	致密核细胞指数

L

L/S	lecithin/sphingomyelin	卵磷脂 / 鞘磷脂
LAG	large for gestational age	大于孕龄
LD	late deceleration	晚期减速
LD_{50}	median lethal dose	半数致死量
LE	letrozole	来曲唑
LEEP	loop electrosurgical excision procedure	环形电切术
LH	luteinizing hormone	黄体生成素
LHRH	luteinizing hormone releasing hormone	黄体生成激素释放激素
LMA	left mento anterior	颏左前
LMP	last menstrual period	末次月经日期
LMP	left mento posterior	颏左后
LMT	left mento-transverse	颏左横
LNG-IUD	levonorgestrel-releasing intrauterine device	左炔诺酮宫内节育器
LOA	left occipito anterior	枕左前
LOD	laparoscopic ovarian drilling	腹腔镜下卵巢打孔术
LOP	left occipito posterior	枕左后
LOT	left occipito transverse	枕左横
LPD	luteal phase defect	黄体功能不足
LRF	luteinizing hormone releasing factor	黄体生成激素释放因子
LSA	left sacro anterior	骶左前
LScA	left scapula-anterior	肩左前
LScP	left scapula-posterior	肩左后
LSILs	low grade squamous intraepithelial lesions	低度鳞状上皮内病变
LSP	left sacro posterior	骶左后
LST	left sacro transverse	骶左横
LUFS	luteinized unruptured follicle syndrome	未破卵泡黄素化综合征

M

MAS	meconium aspiration syndrome	胎粪吸入综合征
MCA	middle cerebral artery	大脑中动脉
MG	mycoplasma genitalium	生殖支原体
MH	mycoplasma hominis	人型支原体
MI	mechanical index	低机械指数
MI	maturation index	成熟指数
MMMT	malignant mesodermal mixed tumor	恶性中胚叶混合瘤

MMP	matrix metalloproteinase	基质金属蛋白酶
MP	mycoplasma pneumonia	肺炎支原体
MPA	Medroxyprogesterone	甲羟孕酮
MPC	mucopurulent cervicitis	黏液脓性宫颈炎
MRI	magnetic resonance imaging	磁共振成像

N

NCCN	National Comprehensive Cancer Network	美国国立综合癌症网络
NCI	National Cancer Institute	美国国立癌症研究所
NGU	non-gonococcal urethritis	非淋菌性尿道炎
NPF	natural family planning	自然避孕法
NST	non-stress test	无应激试验
NT	nuchal translucency	胎儿颈项后透明带厚度

O

OCCC	oocyte corona complex	卵母细胞—卵冠丘复合物
OCT	oxytocin challenge test	缩宫素激惹试验
OGTT	oral glucose tolerance test	口服葡萄糖耐量试验
OHSS	ovarian hyperstimulation syndrome	卵巢过度刺激综合征
OMI	oocyte maturation inhibition	卵母细胞成熟抑制因子

P

P	progesterone	孕酮
PAI	plasminogen activator inhibitor	纤溶酶原激活抑制物
PAIg	platelet associated immunoglobulin	血小板相关免疫球蛋白
PAPP-A	pregnancy associated plasma protein-A	妊娠相关性血浆蛋白
PCOS	polycystic ovarian syndrome	多囊卵巢综合征
PCR	polymerase chain reaction	聚合酶链反应法
PET	positron emission tomography	正电子发射体层显像
PFD	pelvic floor dysfunction	盆底功能障碍
PG	prostaglandin	前列腺素
PGD	preimplantation genetic diagnosis	人类胚胎种植前遗传学诊断
PI	pulsation index	搏动指数
PID	pelvic inflammatory disease	盆腔炎性疾病
PIF	prolactin inhibiting factor	催乳激素抑制因子
PIF	prolactin inhibitory factor	催乳素抑制因子
PMP	previous menstrual period	前次月经
PMS	premenstrual syndrome	经前期综合征

POF	premature ovarian failure	卵巢早衰
POP	pelvic organ prolapse	盆腔脏器脱垂
POP-Q	pelvic organ prolapse quantitative examination	盆腔器官脱垂定量分度法
PPD	postpartum depression	产褥期抑郁症
PPROM	preterm premature rupture of membrane	未足月前胎膜早破
PR	progestogen receptor	孕激素受体
PRL	prolactin	催乳激素
PROM	premature rupture of membrane	胎膜早破
PSTT	placental site trophoblastic tumor	胎盘部位滋养细胞肿瘤
$PS\beta_1G$	pregnancy specific $\beta1$-glycoprotein	妊娠特异性 $\beta1$ 糖蛋白

R

RI	resistance index	阻力指数
RMA	right mento anterior	颏右前
RMP	right mento posterior	颏右后
RMT	right mento transverse	颏右横
ROA	right occipito anterior	右枕前
ROP	right occipito posterior	右枕后
ROT	right occipito transverse	右枕横
ROT	roll over test	翻身试验
RPF	renal plasma flow	肾血浆流量
RSA	right sacro anterior	骶右前
RScA	right scapula anterior	肩右前
RScP	right scapula posterior	肩右后
RSP	right sacro posterior	骶右后
RST	right sacro transverse	骶右横
RVVC	recurrent vulvovaginal candidiasis	复发性外阴阴道假丝酵母菌病

S

S/D	systolic phase/diastolic phase	舒张期比值
SCCA	squamous cell carcinoma antigen	鳞状细胞癌抗原
SCJ	squamo-columnar junction	鳞柱交界
SGA	small for gestation age	小于孕龄儿
SGO	Society of Gynecologic Oncology	美国妇科肿瘤协会
SHBG	sex hormone binding globulin	性激素结合球蛋白
SI	shock index	休克指数
STD	sexually transmitted diseases	性传播疾病
SUI	stress urinary incontinence	压力性尿失禁

T

T	testosterone	睾酮
TBA	total bile acid	总胆汁酸
TBG	thyroxine binding globulin	甲状腺素结合球蛋白
TC	thoracic circumference	胸围
TCC	transitional cell carcinoma	移行细胞癌
TCT	thin-prep cytologic test	液基薄层细胞学检查
TD	thoracal diameter	胸径
TDF	testis-determining factor	睾丸决定因子
TET	tube embryo transfer	胚胎输卵管移植术
TIMP	tissue inhibitors of metalloproteinase	组织基质金属蛋白酶抑制物
TO	transverse outlet	出口横径
TOA	tubo-ovarian abscess	输卵管卵巢脓肿
tPA	tissue-type plasminogen activator	组织型纤溶酶原激活物
TRH	thyrotropin releasing hormone	促甲状腺激素释放激素
TSH	thyroid stimulating hormone	促甲状腺激素
TTTS	twin to twin transfusion syndrome	双胎输血综合征
TVL	total vaginal length	阴道总长度

U

UA	umbilical artery	胎儿脐动脉
UAE	uterine artery embolization	子宫动脉栓塞术
UCA	ultrasound contrast agent	微泡超声造影剂
UICC	International Union Against Cancer	国际抗癌协会
UPSC	uterine papillary serous carcinoma	子宫乳头状浆液性腺癌
UU	ureaplasmaurealyticum	解脲支原体
UV	umbilical veins	胎儿脐静脉

V

VD	variable deceleration	变异减速
VEGF	vascular endothelial growth factor	血管内皮生长因子
VIN	vulvar intraepithelial neoplasia	外阴上皮内瘤样变
VSM	vasculo-syncytial membrane	血管合体膜
VVC	vulvovaginal candidiasis	外阴阴道假丝酵母菌病

W

| WHO | world health organization | 世界卫生组织 |

Z

| ZIFT | zygote intrafallopian transfer | 合子输卵管内移植术 |

主要参考书目

[1] 曹泽毅 . 中华妇产科学[M]. 2 版 . 北京：人民卫生出版社，2004.

[2] The Rotterdam ESHRE/ASRM Sponsored PCOS Workshop Group. Revised 2003 consensus on diagnostic criteria and long-term health risks related to polycystic ovary syndrome（PCOS）[J]. Hum Reprod，2004，19（1）：41-47.

[3] 马丁，鲁秋云 . 妇产科疾病诊疗指南[M]. 北京：科学出版社，2005.

[4] 于传鑫 . 实用妇科内分泌学[M]. 上海：复旦大学出版社，2004.

[5] 马宝璋 . 妇科临床实习指南[M]. 北京：科学出版社，2006.

[6] 张玉珍 . 中医妇科学[M]. 北京：中国中医药出版社，2002.

[7] 罗颂平中西医结合妇产科学[M]. 广州：广东高等教育出版社，2007.

[8] 冯力民，贾晓芳 . 妇产科临床实习攻略[M]. 北京：清华大学出版社，2010.

[9] 罗元恺 . 罗元恺妇科学讲稿[M]. 北京：人民卫生出版社，2011

[10] 刘敏如，谭万信 . 中医妇产科学[M]. 2 版 . 北京：人民卫生出版社，2011.

[11] 丰有吉，沈铿 . 妇产科学[M]. 北京：人民卫生出版社，2006.

[12] 尤海荣，尤丽 . 中医妇科急症备要[M]. 北京：人民军医出版社，2011.

[13] 罗颂平，谈勇 . 中医妇科学[M]. 2 版 . 北京：人民卫生出版社，2012.

[14] 中华中医药学会 . 中医妇科常见病诊疗指南[M]. 北京：中国中医药出版社，2012.

[15] 国家中医药管理局医政司 . 22个专业95个病种中医诊疗方案(合订本)[M].北京：中国中医药出版社，2012.

[16] 夏桂成 . 夏桂成实用中医妇科学[M]. 北京：中国中医药出版社，2009

[17] 华克勤，丰有吉 . 实用妇产科学[M]. 3 版 . 北京：人民卫生出版社，2013.

[18] 乔杰 . 生殖医学临床诊疗常规[M]. 北京：人民军医出版社，2013.

[19] 中医师资格考试专家组 . 执业医师考试大纲细则[M]. 北京：中国中医药出版社，2013.

[20] 谈勇 . 中医妇科学[M]. 北京：中国中医药出版社，2016.

[21] 王小云，黄健玲 . 中西医结合妇产科学[M]. 3 版 . 北京：科学出版社，2018.

[22] 谢幸，孔北华，段涛 . 妇产科学[M]. 9 版 . 北京：人民卫生出版社，2018.

复习思考题答案要点与模拟试卷